Repetitorium Phlebologie

Helmut Nüllen · Thomas Noppeney

Repetitorium Phlebologie

Für die Zusatzweiterbildung – Prüfungs- und Praxiswissen

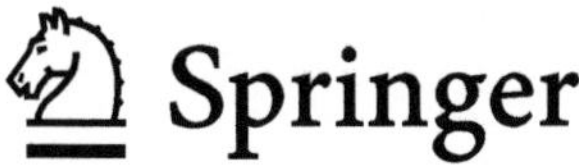 Springer

Helmut Nüllen
Dresden, Deutschland

Thomas Noppeney
Abt. für Gefäßchirurgie
und endovaskuläre Chirurgie
Universitätsklinikum Regensburg
Regensburg, Deutschland

ISBN 978-3-662-68384-2   ISBN 978-3-662-68385-9   (eBook)
https://doi.org/10.1007/978-3-662-68385-9

Die Deutsche Nationalbibliothek verzeichnet diese Publikation in der Deutschen Nationalbibliografie; detaillierte bibliografische Daten sind im Internet über ▶ https://portal.dnb.de abrufbar.

Planung/Lektorat: Fritz Kraemer
Springer ist ein Imprint der eingetragenen Gesellschaft Springer-Verlag GmbH, DE und ist ein Teil von Springer Nature.
Die Anschrift der Gesellschaft ist: Heidelberger Platz 3, 14197 Berlin, Germany

Wenn Sie dieses Produkt entsorgen, geben Sie das Papier bitte zum Recycling.

Vorwort

Das hier vorgestellte Buch *Repetitorium Phlebologie* ist kein Lehrbuch, sondern im echten Wortsinn ein Repetitorium. Als Herausgeber und Autoren zweier Lehrbücher zur Phlebologie ist uns diese Feststellung und Unterscheidung besonders wichtig. Der Springer-Verlag setzt mit der Vorlage dieses Repetitoriums eine seit Jahren in anderen Bereichen erfolgreiche Buchserie jetzt auch für die Phlebologie fort.

Dieses Buch ist nicht angelegt und auch nicht geeignet, um sich primäres Wissen anzueignen. Der Begriff „Repetitorium" leitet sich ab vom lateinischen „repetere" (wiederholen). Definitionsgemäß sollte der Nutzer eines Repetitoriums also bereits etwas gelernt haben.

Als Vorbereitung auf eine Prüfung, hier die Prüfung für die Zusatzbezeichnung „Phlebologie" gemäß den Bestimmungen der Weiterbildungsordnung für Ärzte (WBO), will man sich natürlich vergewissern, dass man den Wissensstoff des Ausbildungsganges parat hat und auf Abruf präsentieren kann. Hier erst kommt das Repetitorium ins Spiel.

Ein Repetitorium soll dem Nutzer mit dem Studium des Textes festgefügtes Wissen bestätigen und damit Sicherheit vermitteln, aber auch und insbesondere Unsicherheiten nehmen, Irrtümer korrigieren, Wissenslücken schließen und auch Vergessenes wieder bewusst machen. Der Nutzer soll nach dem Studium wissen, dass er den Stoff, wie er von der WBO als gefestigtes Wissen gefordert wird, beherrscht. Daher muss die Darstellung des phlebologischen Wissens im Repetitorium unbedingt umfassend und vollständig sein, ohne ein Lehrbuch sein zu wollen.

Wenn man in dem genannten Bestreben bei der Textentwicklung nicht in einer Stichwortliste enden will, macht dies die Entwicklung eines besonderen Stils in der Darstellung der Wissensinhalte erforderlich. Der Text soll knapp und präzise sein, d. h. Fakten aufführen, ohne diese immer und im Einzelnen detailliert zu begründen bzw. zu belegen. Wann immer möglich wurden in diesem Sinne systematische Aufzählungen und tabellarische Zusammenfassungen, Übersichten und Synopsen zur Darstellung der Wissensinhalte gewählt.

Auf direkte Literaturzitate wurde weitgehend verzichtet. Spezielle gewichtete (Original-)Literatur zu einzelnen Kapiteln wurde in reduziertem Umfang am Schluss eines Kapitels angefügt. Weiterführende Literatur findet sich darüber hinaus in einem Literaturverzeichnis im Anhang.

Ein Glossar bietet die Möglichkeit zur Darstellung weiterführender Zusammenhänge und Erklärungen. Damit soll vermieden werden, die zugehörigen Lerninhalte im eigentlichen Repetitoriumstext unnötig auszuweiten; vielmehr sollen durch die genannte Ausgliederung die eigentlichen Lerninhalte selektiv verdichtet werden. Im Text wird auf das Stichwort im Glossar mit dem Hinweis „(s. ▶ Kap. 31)" hingewiesen. Alle verwendeten Abkürzungen werden in einem gesonderten Verzeichnis zusammengefasst.

Auf gendergerechte Formulierungen wurde bewusst verzichtet zugunsten der besseren Lesbarkeit. Bei allen entsprechenden Formulierungen sind also immer männlich, weiblich und divers gleichberechtigt angesprochen. Die Diskussion um gendergerechtes Schreiben und Sprechen ist emotional stark aufgeheizt bzw. ideologisiert. Überraschend war für uns jedoch festzustellen, wie uneinheitlich bzw. kon-

trovers sich die wissenschaftlich motivierten Stellungnahmen in den Sprachwissen-
schaften und auch in der Soziologie darstellen (s. auch ▶ wikipedia.org). Wir haben
uns auch in Kenntnis dieser wissenschaftlichen Debatte bewusst für die o. g. prag-
matische Lösung entschieden.

Wir geben dieses Repetitorium in die Hände der geneigten Leserschaft, verbunden mit der Hoffnung, dass es nützen möge.

Die Autoren danken dem Springer-Verlag für die allzeit gute und vertrauens-
volle Zusammenarbeit.

Helmut Nüllen
Thomas Noppeney
Dresden und Nürnberg
Dezember 2024

Inhaltsverzeichnis

II   Phlebologische Krankheitsbilder

III   Spezielle Therapieverfahren

IV Sozialmedizin und Begutachtung

V Lymphologie

Abkürzungsverzeichnis

ABI	Ankle-Brachial Index; Knöchel-Arm-Index
ADP	Adenosin-Triphosphat
AIK	Apparative intermittierende Kompression
AP	Alkalische Phosphatase
APC	Aktiviertes Protein C
APS	Antiphospholipid-Syndrom
aPTT	Aktivierte partielle Thromboplastinzeit
ASVAL	Ambulatory Selective Varicose Vein Ablation
AT	Antithrombin
ATS	Antithrombosestrumpf
AU	Arbeitsunfähigkeit
a.-v.	Arteriovenös
AVF	American Venous Forum
AVK	Arterielle Verschlusskrankheit
AVM	Arteriovenöse Malformation
AVT	Armvenenthrombose
AWMF	Arbeitsgemeinschaft der Wissenschaftlichen Medizinischen Fachgesellschaften e. V.
AZ	Allgemeinzustand
BGB	Bürgerliches Gesetzbuch
BMG	Bundesministerium für Gesundheit
BMI	Body-Mass-Index
BO	Bochum-Studie
BR	Besenreiser
CAE	Cyanoacrylat-Embolisation
CDC	Center for Disease Control and Prevention
CEAP	Clinical, Etiologic, Anatomic, Pathophysiologic Classification
CHIVA	Cure Conservatrice et Hémodynamique de L'Insuffisance Veineuse en Ambulatoire
CI	Confidence Interval
CLVM	Kapillär-lymphatisch-venöse Malformation
CPP	Chronic Pelvic Pain
CRP	C-reaktives Protein
CTPA	CT-Pulmonalisangiographie
CVI	Chronisch venöse Insuffizienz
CVM	Kapillär-venöse Malformation
cw	Continuous Wave
DASH	DASH-Score (D-Dimere, Age, Sex, Hormone)
DD	Differenzialdiagnose/ Differenzialdiagnostik
d. F.	… der Fälle
DGA	Deutsche Gesellschaft für Angiologie
DGG	Deutsche Gesellschaft für Gefäßchirurgie
DGL	Deutsche Gesellschaft für Lymphologie
DGP	Deutsche Gesellschaft für Phlebologie
DGPL	Deutsche Gesellschaft für Phlebologie und Lymphologie
DIC	Disseminierte intravasale Gerinnung (Koagulation)
DPPG	Digitale Photoplethysmographie
DRQol	Disease Related Quality of Life
dvKUS	Duplexunterstützte vollständige Kompressionssonographie
DXI	Direkter Faktor-X-Inhibitor
eASVAL	Endovenous Ambulatory Selective Varicose Vein Ablation
ECM	Extracellular Matrix
EHE	Epitheloides Hämangioendotheliom
EHIT	Endovenous Heat Induced Thrombosis
ESPD	Endoskopisch subfasziale Perforans-Diszision

EVLA	Endovenöse Laserablation
EVSA	Endovenöse Heißdampfablation
EVTA	Endovenöse thermische Ablation
FA	Facharzt
FKDS	Farbcodierte Duplexsonographie
FU	Follow-up
FVL	Faktor-V-Leiden
GBE-Bund	Gesundheitsberichterstattung des Bundes
GdB	Grad der Behinderung
GdS	Grad der Schädigungsfolge
GKV	Gesetzliche Krankenversicherung
GOT	Glutamat-Oxalat-Transaminase
GPT	Glutamat-Pyrovat-Transaminase
GRV	Gesetzliche Rentenversicherung
GUV	Gesetzliche Unfallversicherung
HIT	Heparininduzierte Thrombozytopenie
HIV	Human Immunodeficiency Virus
HPV	Humane Papillomaviren
HRQoL	Health Related Quality of Life
HHV	Humanes Herpes-Virus
HZV	Herzzeitvolumen
ICD	International Statistical Classification of Diseases and Related Health Problems
iMVT	Isolierte Muskelvenenthrombose
INR	International Normalized Ratio
IPK	Intermittierende pneumatische Kompression
IPV	Insuffiziente Perforansvene(n)
ISSVA	International Society for the Study of Vascular Anomalies
ISTH	International Society on Thrombosis and Haemostasis
J	Jahre
KA	Keine Angaben
KVO	Klassische Varizenoperation
KPE	Komplexe Entstauungstherapie
KT	Kompressionstherapie
KV	Kompressionsverband
KW	Klinische Wahrscheinlichkeit
LDH	Lactatdehydrogenase
LE	Lungenembolie
LJ	Lebensjahr
LK	Lymphknoten
LL	Leitlinie
LQ	Lebensqualität
LRR	Lichtreflexionsrheographie
M	Malformation
MHz	Megahertz
MKS	Medizinischer Zweizug-Kompressionsstrumpf
ML	Manuelle Lymphdrainage
MOCA	Mechano-chemische Ablation
MRE	Multiresistente Erreger
MRGN	Multiresistente gramnegative Bakterien
MRSA	Multiresistente Staphylokokken
MTS	May-Thurner-Syndrom
MVT	Mesenterialvenenthrombose
N	Gesamtzahl einer Grundgesamtheit
n	Größe einer Stichprobe
NGF	Nerve Growth Factor
nm	Nanometer
NMH	Niedermolekulares Heparin
NO	Stickstoffmonoxid
NSAR	Nichtsteroidales Antirheumatikum
OA	Oberarm
OP	Operation
OR	Odds Ratio

OS	Oberschenkel
OVT	Oberflächliche Venenthrombose
PCD	Phlegmasia coerulea dolens
PCR	Polymerase-Kettenreaktion
PCS	Pelvic Congestion Syndrome
PDM	Phlebodynamometrie
PESI	Pulmonary Embolism Severity Index
PICC	Peripherally Inserted Central Venous Catheter
PKV	Private Krankenversicherung
POC	Point of Care
POCT	Point-of-Care Testing
PPG	Photoplethysmographie
PRO	Patient Reported Outcome
PROM	Patient Reported Outcome Measurement
proxKUS	Proximale Kompressionssonographie
PSA	Prostataspezifisches Antigen
PTS	Postthrombotisches Syndrom
PV	Perforansvene
PVI	Pelvic Venous Insufficiency
QoL	Quality of Life
REVAS	Recurrent Varices after Surgery
REVAT	Recurrent Varices after Treatment
RF	Risikofaktor
RFA	Radiofrequenz-Ablation
RKI	Robert Koch-Institut
SAVT	Schulter-Armvenenthrombose
SEPS	Subfascial Endoscopic Perforator Surgery
SER	Soziales Entschädigungsrecht
SFÜ	Saphenofemoraler Übergang
SGB	Sozialgesetzbuch
SPÜ	Saphenopoplitealer Übergang
SVS	Society for Vascular Surgery
TBVT	Tiefe Beinvenenthrombose
tcpO$_2$	Transkutaner Sauerstoffpartialdruck
TF	Tissue-Faktor
TIS	Thoracic Inlet Syndrome
TNM	Klassifikationssystem für maligne Tumoren
TOS	Thoracic Outlet Syndrome
TTP	Thrombotisch-thrombozytopenische Purpura
TVT	Tiefe Venenthrombose
TZ	Thrombinzeit
UA	Unterarm
UFH	Unfraktioniertes Heparin
UICC	Union Internationale contre la Cancer
UIP	International Union of Phlebology/L'Union Internationale de Phlébologie
µm	Mikrometer; ein Millionstel Meter
US	Unterschenkel
USA	United States of America
USD	Ultraschall-Doppler
V.	Vena
VC	Venöse Kapazität (Venous Capacity)
VCI	Vena cava inferior
VCSS	Venous Clinical Severity Score
vCT	Venöses Angio-CT
VFP	Vena femoralis profunda
VFS	Vena femoralis superficialis
VKA	Vitamin-K-Antagonisten
VM	Venöse Malformation
VMG	Versorgungsmedizinische Grundsätze
vMRA	Venöse Angio-MRA
VO	Venöser Abfluss (Venous Outflow)
VQI	Vascular Quality Initiative
VQI-VVR	Vascular Quality Initiative – Varicose Vein Registry
VSM	Vena saphena magna
VSP	Vena saphena parva
VT	Venenthrombose
VTE	Venöse Thromboembolie
Vv.	Venae
VVP	Venenverschluss-Plethysmographie

VVR	Varicose Vein Registry	WF	Wundfläche
VVSymQ	Varicose Vein Symptom	Ws.	Wahrscheinlichkeit
	Questionnaire	ZB	Zusatzbezeichnung
WBO	Weiterbildungsordnung		

Allgemeiner Teil

Inhaltsverzeichnis

Systematik der Gefäßmedizin und der Phlebologie

Die Bezeichnung „Gefäßmedizin" soll als der übergeordnete Sammelbegriff für die Lehre von den Gefäßerkrankungen verstanden werden. Die Zuständigkeit für die Lehre von den Gefäßerkrankungen ist in Deutschland über eine ganze Reihe von Fachgebieten verteilt, die meist auch nur bestimmte Teile und Aspekte des Fachbereichs „Gefäßerkrankungen" bearbeiten. Entsprechend der Weiterbildungsordnung für Ärzte (WBO) (s. ▶ Kap. 31) sind nach heutigem Stand die „Gebiete" innere Medizin/Angiologie (FA für Innere Medizin/Angiologie) und Gefäßchirurgie (FA für Gefäßchirurgie) zu nennen, deren Aufgabenbereich auf die Gefäßmedizin begrenzt ist. Besondere, an anatomische Grenzen gebundene Teilbereiche finden sich in der Neurologie (zerebrovaskuläre Erkrankungen) und in der Kardiologie (Koronargefäßerkrankungen).

Seit dem späten 19. Jahrhundert hat sich zusätzlich ein Teilbereich der Gefäßmedizin, beschränkt auf die Erkrankungen des Venensystems, separiert, der heute als „Phlebologie" bezeichnet wird (◘ Abb. 1.1).

Der Begriff „Phlebologie" leitet sich ab aus dem Griechischen (phlebos, logos) und bezeichnet die Lehre von den „Erkrankungen der Venen". Wahrscheinlich geht der Begriff zurück auf Raymond Tournay (1893–1984). Synonym wird der Begriff auch für die Bezeichnung des medizinischen Fachbereichs verwendet.

Die Bezeichnung „Phlebologie" (s. ▶ Kap. 31) ist gemäß den Bestimmungen der WBO als „Zusatzbezeichnung" definiert und darf nur in Zusammenhang mit einer sonstigen Facharztbezeichnung als Berufsbezeichnung geführt werden, wenn die entsprechende Weiterbildung absolviert wurde und die entsprechende Prüfung abgelegt wurde.

Nicht eindeutig zugeordneter und über lange Zeit nicht hinreichend gewürdigter Teilbereich der Gefäßmedizin ist die „Lymphologie".

Zur Phlebologie gehören alle funktionellen und morphologischen Normabweichungen und Varianten des Venensystems des Menschen einschließlich der venösen Thromboembolien (VTE) und ihrer Folgeerkrankungen. Nicht zur Phlebologie gerechnet werden spezielle organspezifische „venöse" Erkrankungen, wie z. B. Ösophagusvarizen, Budd-Chiari-Syndrom, pulmonale Hypertonie, Sinusvenenthrombose etc., die i. d. R. den jeweiligen Organfachgebieten zugeordnet sind.

Strittig ist, ob die Lymphödeme der Phlebologie zuzurechnen sind. In der Weiterbildungsordnung für die Zusatzbezeichnung Phlebologie wird die Weiterbildung in der Lymphologie expressis verbis vorgeschrieben.

Die zum 01.01.2023 erfolgte Fusion der Deutschen Gesellschaft für Lymphologie (DGL) mit der Deutschen Gesellschaft für Phlebologie (DGP) zu Deutschen Gesellschaft für Phlebologie und Lymphologie (DGPL) wird hier möglicherweise neue Standards setzen.

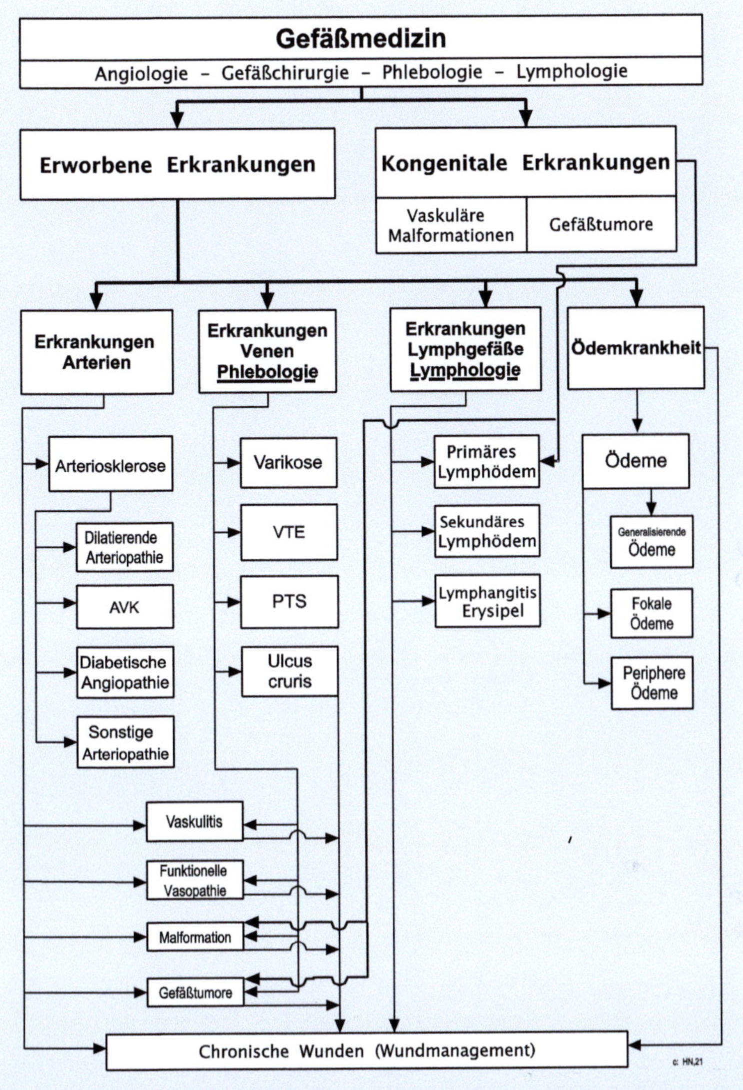

◻ Abb. 1.1   Systematik der Gefäßmedizin (Nüllen 2021)

Epidemiologie venöser Erkrankungen

Inhaltsverzeichnis

Studien zur Epidemiologie (s. ▶ Kap. 31) venöser Erkrankungen sind selten und zeigen in den Ergebnissen aufgrund der ausgewählten unterschiedlichen regionalen und geographischen Klientelen sowie der Unterschiede im Studiendesign eine große Varianz. Die meisten Studien beziehen sich allein auf die Varikose.

2.1 Venenerkrankungen

Epidemiologische Studien zu Venenerkrankungen im deutschen Sprachraum:
Baseler Studie 1981: historisch (s. ▶ Kap. 31), Tübinger Studie 1981: historisch (s. ▶ Kap. 31), Bonner Venenstudie 2003 (s. ▶ Kap. 31).

Einen Überblick über die Prävalenz chronischer Venenerkrankungen sowie möglicher Risikofaktoren geben ◘ Tab. 2.1 und 2.2.

2008 wurde bei 2,5 % der Versicherten der Barmer GEK-Krankenkasse erstmals die Diagnose „Venenerkrankung" (ICD-10: I80; I83; I87) dokumentiert. Dies würde bezogen auf *alle Versicherten der GKV* eine Zahl von 470.000 „Neuerkrankungen" für 2008 bedeuten (inzidente Fälle) (s. ▶ Kap. 31).

2.2 Varikose

Für die Prävalenz (s. ▶ Kap. 31) der Varikose variieren die Angaben in der älteren Literatur zwischen 1 und 73 % für Frauen sowie zwischen 2 und 56 % für Männer.

Globale Prävalenz der Varikose:
- C_1 >60 % (48,7–70,6 %)
- C_2 und mehr >20 % (21,8–29,4 %)

Ergebnisse der Bonner Venenstudie I
Die untersuchte Bevölkerungsgruppe zwischen 18 und 79 Jahren zeigte:
- Varizen bei jeder 3. Frau (36,6 %),
- Varizen bei jedem 5. Mann (19,3 %) (◘ Tab. 2.3).

◘ **Tab. 2.1** Prävalenz chronischer Venenerkrankungen, klassifiziert nach CEAP

Studie	Autor	Alter	M/W %	n	C_0	C_{1-6}	C_1	C_2	C_3	C_4	C_5	C_6
San Diego Popul.- Study (USA, 2003)	Criqui	40–79	35,3/64,7	2.211	19,9	80,1	51,6	23,3	5,8	6,2		
24-Cities Cohort Study (Italien, 2005)	Chiesa	18–90	14,1/85,9	5.178	22,7	77,3						
Bonner Venenstudie (Deutschland, 2003)	Rabe	18–79	43,9/56,1	3.072	9,6	90,4	59,1	14,3	13,4	2,9	0,6	0,1
The Polish Study (Polen, 2003)	Jawien	16–97	16,0/84,0	40.095	51,5	48,5	16,5	21,8	4,5	4,6	1,0	0,5
The French Study (Frankreich, 2004)	Carpentier	>18	67,7/32,3	409	48,7	51,3						
The Vein Consult Program (International) (UIP, 2012)	Rabe	~50,6	31,6/68,9	91.545	36,1	63,9	21,7	17,9	14,7	7,5	1,4	0,7

□ Tab 2.2 Prävalenz und Risikofaktoren bei chronischen Venenerkrankungen. (Mod. nach Rabe et al. 2003; Rabe und Pannier 2017)

	Bonner Venenstudie 2003	Guidelines 1.9.0 AVF 2017	Grade of Evidence Guidelines 1.9.0 AVF 2017
Prävalenz von Varizen in der erwachsenen Bevölkerung	23,2 %	>20 % (21,8–29,4)	A
Hautveränderungen oder Ulkus wg. CVI in der erwachsenen Bevölkerung	$C_4 + C_5$ 3,5 %	ca. 5 % (3,6–9,6)	A
Floride Ulzera	0,1 %	0,1–0,7 %	B
Abgeheilte Ulzera (Ulkusnarben)	0,6 %	0,6–1,4 %	B
Alter ist ein Risiko für Varizen und CVI	+	+	A
Risiken für Varizen: familiäre Belastung, weibl. Geschlecht, Multipara	+	+	A
Risiken für CVI: Alter und Übergewicht	+	+	A
Ohne Risiko für Varizen und/oder CVI: hormonelle Kontrazeptiva, Hormonersatztherapie	–	–	KA

□ Tab. 2.3 Prävalenz von Reflux (>500 ms) bei Probanden der Bonner Venenstudie; n = 3072. (Maurins et al. 2008)

Reflux	Total	Männer	Frauen
In oberflächlichen Venen	21,0 %	17,7 %	23,5 %
In tiefen Venen	20,0 %	23,1 %	17,6 %

— Ein präklinischer Reflux war verbunden mit einem Risiko von 30 % (95-%-KI: 13–53 %), in einem Zeitraum von 4 Jahren eine Stammvarikose zu entwickeln.

Die Ergebnisse zu Inzidenz, Progression und Risikofaktoren von Varikose und CVI sind in □ Tab. 2.5, 2.6 und 2.7 zusammengefasst.

Kernaussagen der Bochum-Studie
sind in □ Tab. 2.4 zusammengefasst (s. auch ► Kap. 31).
— Der Manifestation einer Stammvarikose geht ein venöser Reflux an der betroffenen Vene voraus (p = 0,039).
— Refluxe entwickelten sich vorwiegend während der Pubertät (BO II: 2,5 %, BO III: 18,5 %, BO IV: 25 %).

2.3 Venöse Thromboembolien (VTE)

Die Inzidenz (s. ► Kap. 31) der TVT in Deutschland wird i. d. R. mit ca. 1–2 ‰ pro Jahr angegeben bzw. geschätzt (Diehm 2014); bei z. Z. ca. 83 Mio. Einwohnern ca. also 80.000 bis 160.000 Neuerkrankungen pro Jahr (□ Tab. 2.8).

2

�‣ Tab. 2.4 Prospektive epidemiologische Studie über die Entstehung der Krampfadern (bei Kindern und Jugendlichen) – Bochum Studie (BO I-IV) (mod. n. Schultz-Ehrenburg et al. 2007; CEAP nur in BO IV; * in %)

Studien-Phase	BO I	BO II	BO III	BO IV		
Jahr	1982/83	1986/87	1990/91	2001/02		
Alter d. Probanden	10–12	14–16	18–20	29–31		
n	740	518	459	136		
weibl./männl	396/344	292/226	253/206	87/49		
Trunkuläre Varikose VSM *	0,0	1,6	2,0	11,0	C_0*	17,6
Reflux VSM	2,4	10,4	13,5	20,6	C_1	77,2
Trunkuläre Varikose VSP	0,0	0,2	1,3	1,5	C_2	28,7
Reflux VSP	0,1	1,9	6,3	5,9	C_3	8,1
SA-Varizen	0,0	0,8	5,0	17,7	C_{4a}	2,9
Perforans-Insuffizienz	0,0	4,1	5,2	25,7	C_{4b}	0,7
Retikuläre Varizen	10,7	30,3	35,3	74,3	C_5	0,0
Teleangiektasien	0,0	3,7	12,9	50,4	C_6	0,0

◣ Tab. 2.5 Progression von Varikose und CVI

Studie	FU	Progression	
Edinburgh Vein Study (Lee et al. 2015)	13,4 Jahre	57,8 %	Pro Jahr 4,3 %
Bonner Venenstudie II (Rabe und Pannier 2017)	6,6 Jahre	30,0 %	C_2-Probanden zu höheren C-Klassen
Waiting List (Brewster et al. 1991) n = 304 Patienten	~4,0 Jahre	64,0 %	Progression zu höheren C-Klassen
		5,2 %	Entwickelten oberflächliche Thrombose
		22,0 %	Progression zu C_4
		12,0 %	Progression zu C_6
Waiting List (Labropoulos et al. 2005) n = 110 Beine	19,0 M	11,2 %	7 Beine von C_2 zu C_3 = 6,0 %
			4 Beine von C_3 zu C_4 = 3,4 %
			2 Beine von C_4 zu C_6 = 1,7 %

Fowkes et al. (2003) (Review) finden eine jährliche Inzidenz der VTE weltweit von nur 0,5 ‰.

Risikofaktoren und Überlebenszeiten nach TVT und LE sind in ◣ Tab. 2.9 und 2.10 zusammengefasst, ◣ Abb. 2.1 zeigt die Mortalität der VTE im Vergleich zu anderen Todesursachen.

Darüber hinaus keine belegten Daten zur VTE für Deutschland.

Lungenembolie

- Seit 2005 ist die Letalität (s. ► Kap. 31) nach LE von 20,4 % auf 13,9 % abgesunken.
- Im gleichen Zeitraum ist die Inzidenzrate von 85 auf 109/100.000 Patientenjahre gestiegen.

Tab. 2.6 Inzidenz für Varikose und CVI

Studie	Inzidenz	t	Total	m	w
Framingham Study	Varizen	Pro Jahr		2,6 %	1,9 %
Bonner Venenstudie II (Rabe und Pannier 2017)	Varizen	6,6 Jahre	13,7 %		
	CVI	6,6 Jahre	13,0 %		
Edinburgh Vein Study (Robertson et al. 2012)	Reflux	13,0 Jahre	12,7 %		
	Reflux	1,0 Jahre	0,9 %		
	R. oberfl. Venen	13,0 Jahre	8,8 %		
	R. tiefe Venen	13,0 Jahre	2,6 %		

Tab. 2.7 Risikofaktoren für Varikose und CVI (mod. n. Rabe und Pannier 2017)

Risikofaktor	Varizen	CVI
Höheres Lebensalter	+	+
Familiäre Belastung	+	+
Weibliches Geschlecht	+	±
Schwangerschaften	+	±
Übergewicht	±	+
Orale Kontrazeption	–	–
Hormonelle Ersatztherapie	–	–

+ = gesichert; ± = unsicher; – = nicht bedeutsam

— In den jüngeren Jahrgängen ist die Mortalität (s. ► Kap. 31) zurückgegangen, bei den Betroffenen > 80 LJ deutlich gestiegen.

Bei Frauen im 15.–55. LJ ist die LE eine häufige Todesursache.

Zusammenfassung VTE

Es gilt:

— Die VTE ist eine Erkrankung des höheren Lebensalters bei beiden Geschlechtern.

— Bei Kindern und Jugendlichen ist die VTE sehr selten.

— Die altersadjustierte Inzidenz für die VTE liegt bei 1,3 ‰ für Männer und 1,1 ‰ für Frauen.

— Die VTE-Rate ist bei Frauen im Generationsalter am höchsten, jenseits des 45. LJ überwiegen die Männer.

— Der Anteil der idiopathischen VTE an der Gesamtzahl wird im Mittel mit 30 % (20–45 %) angegeben.

— In den Jahren 1981–2000 waren die Inzidenzen für die VTE (TVT + LE) relativ konstant und zeigten zwischen 2001 und 2009 einen Anstieg; dies wg. verbesser-

Tab 2.8 Inzidenz VTE in Europa p.a. (Heit 2016)

Inzidenz VTE	1,04 ‰	bis	1,83 ‰	p.a
Inzidenz TVT + LE	0,39 ‰	bis	0,78 ‰	p.a
Inzidenz LE	0,45 ‰	bis	1,17 ‰	p.a
Inzidenz Rezidiv-VTE	0,19 ‰	bis	0,39 ‰	p.a
Inzidenz Rezidiv-TVT + LE	0,04 ‰	bis	0,13 ‰	p.a
Inzidenz Rezidiv-TVT	0,15 ‰	bis	0,29 ‰	p.a

2

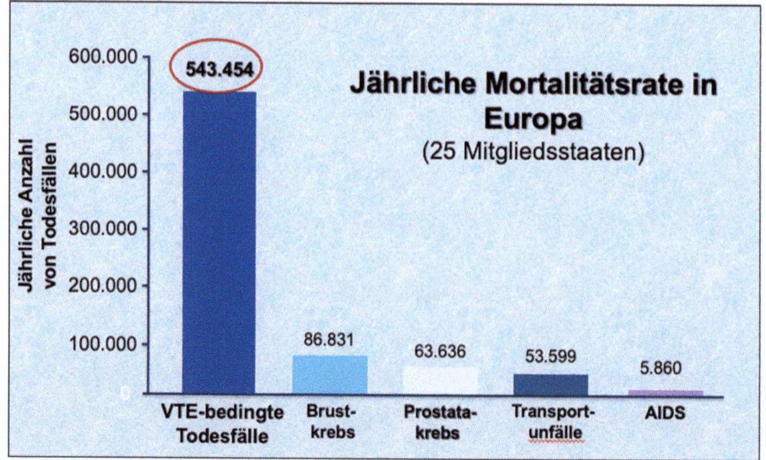

◘ Abb. 2.1   Mortalität VTE im Vergleich zu anderen Todesursachen. (Nach Cohen et al. 2007)

◘ Tab. 2.9   Unabhängige Risikofaktoren für die VTE (modifiziert n. Heit et al. 2016)

	Odds ratio	95 % CI		
BMI	1,08	1,05	–	1,11
Große Chirurgie	18,95	9,22	–	38,97
Krankenhaus wg. akuter med. Erkrankung	5,07	3,12	–	8,23
Pflegebedürftigkeit/Pflegeheim	4,63	2,77	–	7,74
Trauma/Fraktur	4,56	2,46	–	8,46
Akute Krebserkrankung	14,64	7,73	–	27,73
Neurologische Erkrankung mit Bein-Parese	6,10	1,97	–	18,89
Geburt/Nachgeburtsperiode	4,24	1,30	–	13,84
Orale Kontrazeptiva	4,03	1,83	–	8,89
Östrogen Monotherapie	1,81	1,06	–	3,09
Östrogene + Progesteron	2,53	1,38	–	4,63

ter Qualität und Zugang zu bildgebender Diagnostik.

- Die Rezidivquote für VTE liegt bei 30–50 % innerhalb eines Zeitraumes von 10 Jahren.
- Das Rezidivereignis hat seinen Häufigkeitsgipfel ca. 6–12 Monate nach dem Ende der Akutphase.
- Das Rezidiv ist unabhängig von der Dauer der Therapiephase.
- Die Daten stärken den Verdacht, dass es sich bei der VTE um eine chronische Erkrankung mit episodischen Rezidiven handelt.

□ Tab. 2.10 Überlebenszeiten nach TVT und LE (modifiziert n. Heit 2016)		
Zeit	**TVT**	**LE**
0 Tage	97,0 %	76,5 %
7 Tage	96,2 %	71,1 %
14 Tage	95,7 %	68,7 %
30 Tage	94,5 %	66,8 %
90 Tage	91,9 %	62,8 %
1 Jahr	85,4 %	57,4 %
2 Jahre	81,4 %	53,6 %
5 Jahre	72,6 %	47,6 %
8 Jahre	65,2 %	41,5 %

2.4 Postthrombotisches Syndrom (PTS)

- Nach einer TVT entwickelt sich in 20–50 % der Fälle ein postthrombotisches Syndrom mit einer Latenzzeit von 0,5–10 Jahren (s. ► Kap. 31).
- 3–10 % entwickeln ein schweres PTS.
- 6–8 % der PTS-Träger erleiden ein Ulcus cruris.
- Je weiter proximal die TVT, je häufiger und schwerer das PTS.

Angaben zur *Prävalenz des PTS* schwanken in Abhängigkeit von der Art der Tests zur *Diagnosesicherung* (CEAP, Widmer, VCSS, Villalta-Score, Ginsberg-Scale, Brandjes-Score). Die International Society on Thrombosis and Haemostasis (ISTH) empfiehlt bevorzugt den Einsatz des Villalta-Scores (□ Tab. 2.11)..
Angaben zur Prävalenz für das PTS reichen von 0,5 % bis 15 %.

Ergebnisse der Bonner Venenstudie I (2003)
In der Bevölkerungsgruppe zwischen 18 und 79 Jahren (n = 3072) betrug die Prävalenz für PTS 33 von 3072 ≙ 1,1 %.
- Die Prävalenz des PTS für Deutschland wird auf ca. 3 % geschätzt.

- 6–8 % der Betroffenen erleiden ein Ulcus cruris venosum.
- Durchschnittliche AU-Zeit bei den Betroffenen ca. 2 Monate/Jahr.
- Überwiegend vorzeitige Berentung ~ 8 Jahre.

2.5 Chronisch venöse Insuffizienz (CVI)

Prävalenz der CVI (s. ► Kap. 31) in Deutschland 11–40 % für Frauen und 1–17 % für Männer.

Ergebnisse der Bonner Venenstudie I (2003)
Die Bevölkerungsgruppe zwischen 18 und 79 Jahren (n = 3072) zeigte:
- CVI bei jeder 5. Frau,
- CVI bei jedem 6. Mann.

2.6 Ulcus cruris

Unterscheide Ulcus cruris (UC) und Ulcus cruris venosum (UCV).

In der älteren Literatur wird die Prävalenz des UC mit 1–1,5 % eingeschätzt (Ruckley 1997).
Eine Metaanalyse (1999) (s. ► Kap. 31) aus 8 Studien mit 0,5 Mio. Fällen zeigt (global) eine mittlere Prävalenz des UC von 0,29 %.
Ca. 70 % der Gesamtprävalenz des UC fallen auf das UCV.

Ergebnisse der Bonner Venenstudie I (2003)
Die Bevölkerungsgruppe zwischen 18 und 79 Jahren zeigte folgende Prävalenz:
- Florides Ulcus cruris 0,1 % ≙ ca. 82.500 Fälle in Deutschland
  - 30–39 jährige ca. 0,2 %
  - 60–69 jährige ca. 1,1 %
  - 70–79 jährige ca. 2,4 %
- Florides u. abgeheiltes Ulkus ($C_5 + C_6$) 0,7 % ≙ ca. 577.500 Fälle in Deutschland

◻ Tab. 2.11   Frequenz des PTS nach symptomatischer TVT (mod. n. Kahn et al. 2004)

Autoren	Jahr	TVT-Typ	n		FU; Jahre		MKS regelmäßig	Definition des PTS	PTS %		
									Total	Schwer	Ulcus
Strandness	1983	Alle	Beine	65	3,0	Mittelwert	74 %	Klinik	67	28	5
Kakkar	1985	Alle	Beine	97	2,0	Total	KA	10-P. Score	84	8	KA
Monreal	1993	1.TVT	Beine	84	3,0	Total	KA	10-P. Score	56	20	6
Jonson	1995	Alle	Beine	83	3,0	Median	47 %	Klinik	41	13	2
Prandoni	1996	1.TVT	Pat	355	8,0	Total	100 %	Villalta Sc	29	9	KA
Brandjes	1997	1.TVT, proximal	Pat	194	6,0	Median	100 % (96) 0 % (98)	Villalta Sc	31 70	11 23	1 3
Franzeck	1997	Alle	Pat	39	12,0	Mittelwert	54 %	CEAP	36	8	3
AbuRahma	1998	1.TVT, proximal	Pat	87	5,0	Mittelwert	KA	Klinik	36	25	8
Masuda	1998	Distal	Pat	23	3,0	Median	KA	CEAP	57	5	0
Meissner	1998	1.TVT	Beine	73	4,5	Mittelwert	KA	CEAP	73	21	3
Saarinen	2000	Alle	Pat	28	2,0	Total	12 %	Klinik	73	35	7
Ginsberg	2001	1.TVT, proximal	Pat	110	1,0		0 %	Klinik-Reflux	27	KA	KA
Haenen	2001	Alle	Beine	79	2,0	Total	KA	CEAP	77	20	0

Tab. 2.12 Epidemiologie kongenitaler vaskulärer Malformationen (Inzidenz)

	Klientel	n_{ges}	n_{CVM}	% n_{ges}	av-VM	Nävus	Lymphol	Komplexe VM	Venöse VM
Pratt (1967)	Neugeborene	1.096	5	0,46 %					
Tasnádi (1993)	3-Jährige	3.573	43	1,20 %	16 (0,44 %)	15 (0,43 %)	5 (0,14 %)	5 (0,14 %)	4 (0,05 %)

Die Inzidenz für das Ulcus cruris kann nach einer Berechnung anhand der Routinedaten einer großen GKV-Kasse (Heyer 2014) mit 0,07 % angegeben werden, dies entspricht einer Neuerkrankung von ca. 50.000 Personen p.a. in Deutschland.

2.7 Ödemkrankheit

Sammelbegriff für eine Vielzahl von unterschiedlichen Formen von Ödemen.

2.7.1 Lymphödeme

S. ▶ Kap. 28

2.7.2 Phlebödeme

Phlebödeme sind Begleitsymptome bei Varikose, TVT, PTS, und Ulcus cruris (CVI). Kaum Angaben zur Häufigkeit.

Ergebnisse der Bonner Venenstudie I (2003)
- Geschwollene Beine anamnestisch in den letzten 4 Wochen: 9,7 % bds.; 5,1 % einseitig; gesamt 14,8 %.
- Prätibiales Ödem zum Zeitpunkt der Untersuchung: 13,4 %.
- CEAP z. Z. der Untersuchung, C_3–C_6: 17 %.

2.8 Gefäßanomalien

Gefäßanomalien: Sammel- und Oberbegriff für seltene Fehlbildungen der Blut- und Lymphgefäße.
Lokalisation: alle Körperregionen.
Man unterscheidet:
- Gefäßmalformationen
  - Einfache Malformationen
  - Kombinierte Malformationen
  - Malformationen assoziiert mit anderen Anomalien

2

- Gefäßtumore
  - benigne
  - lokal aggressive/borderline
  - maligne

Detaillierte Zusammenfassung s.: ▶ https://www.issva.org/UserFiles/file/ISSVA-Classification-2018.pdf.

Epidemiologische Daten zu Gefäßanomalien sind nur spärlich vorhanden.

2.8.1 Vaskuläre Malformationen (VM)

Gezielte, populationsbasierte Studien zur Inzidenz und/oder Prävalenz der VM (s. ▶ Kap. 14) fehlen. Zahlenangaben in der Literatur schwanken sehr, meist keine erkennbare bzw. belegte Datenbasis (◘ Tab. 2.12).

Direkte Rückschlüsse auf die Prävalenz der VM in der deutschen Bevölkerung ist wegen wenig belastbarer Daten nicht möglich. Bei einer auf anerkannten Methoden der Bevölkerungsstatistik beruhenden Kalkulation mit unterschiedlichen Annahmen zu Geburtenrate, Lebenserwartung, Sterberate etc. ergab sich eine theoretische Prävalenz der VM in Deutschland auf der Basis der Angaben von Tasnadi (Inzidenz 1,20 %) zwischen 400.000 und 800.000 Fällen.

2.8.2 Gefäßtumoren

Der Anteil der malignen Tumoren des Gefäßsystems (s. ▶ Kap. 15) an allen Weichteiltumoren in Deutschland (2–3/100.000 Einw./Jahr) beträgt ca. 1 %; dies entspricht 1–2 Neuerkrankungen/10 Mio. Einwohnern/Jahr bzw. 8–17 Fälle/Jahr.

Prävalenz benigner Hämangiome (Haut und oberflächliches Bindegewebe) ca. 50 % der Bevölkerung.

Klassifikation der Gefäßtumoren nach ihrem Ursprungsgewebe.

Gefäßtumoren gehen aus von

- Endothel,
- Gefäßwand,
- perivaskulärem Gewebe.

Klassifikation der Gefäßtumoren nach ihrem Malignitätsgrad (ISSVA-Klassifikation 2014) (s. link) (s.a. Fletscher 2013).

Literatur

Beebe-Dimmer JL, Pfeifer J, Engle JS, Schottenfeld D (2005) The epidemiology of chronic venous insufficiency and varicose veins. AEP 15:175–184

Cohen AT, Agnelli G, Anderson FA, Arcelus JI, Bergqvist D, Brecht JG, Greer IA, Heit JA, Hutchinson JL, Kakkar AK, Mottier D, Oger E, Samama MM, Spannagl M; VTE Impact Assessment Group in Europe (VITAE). Venous thromboembolism (VTE) in Europe. The number of VTE events and associated morbidity and mortality. Thromb Haemost. 2007 Oct;98(4):756–64. PMID: 17938798

Evans CJ, Fowkes FGR, Ruckley CV, Lee AJ (1999) Prevalence of varicose veins and chronic venous insufficiency in men and women in the general population: Edinburgh Vein study. J Epidemiol Community Health 53:149–153

Fischer H (Hrsg) (1981) Venenleiden – Eine repräsentative Untersuchung in der Bundesrepublik Deutschland (Tübinger Studie) Verlag Urban und Schwarzenberg, München

Heit JA, Spencer FA, White RH (2016) The epidemiology of venous thromboembolism. J Thromb Thrombolysis 41:3–14

Nüllen H, Noppeney T (2019) Real-World-Evidenz in der Behandlung von Venenerkrankungen. Gefässchirurgie 24:27–43

Rabe E, Pannier F, Bromen K, Schuldt K, Stang A, Ch, Poncar, Wittenhorst M, Bock E, Weber S, Jöckel KH (2003) Bonner Venenstudie der Deutschen Gesellschaft für Phlebologie. Epidemiologische Untersuchung zur Frage der Häufigkeit und Ausprägung von chronischen Venenkrankheiten in der städtischen und ländlichen Wohnbevölkerung. Phlebologie 32:1–14

Schultz-Ehrenburg U, Stücker M, Reich S, Altmeyer P, Weindorf N (2007) Bochumer Studie I–IV: Vom Vorläufer zur manifesten Varikose. Individuelle Verlaufsentwicklungen von Refluxen und Varizen von der Kindheit bis ins Erwachsenenalter. J Dtsch Dermatol Ges Suppl 2(5):86

Widmer LK, Stähelin HB, Nissen C, da Silva A (1981) Venen-, Arterien-Krankheiten, koronare Herzkrankheiten bei Berufstätigen. Huber, Bern Stuttgart Wien (Baseler Studie)

Rabe E, Pannier F (2017) Epidemiology of chronic venous disorders. In: Gloviczki P et al (Hrsg) Handbook of Venous and Lymphatic Disorders, 4. Aufl. CRC Press, Boca Raton

Spezielle Anatomie und Pathologie für Phlebologen

Inhaltsverzeichnis

© Der/die Autor(en), exklusiv lizenziert an Springer-Verlag GmbH, DE,
ein Teil von Springer Nature 2025
H. Nüllen and T. Noppeney, *Repetitorium Phlebologie,*
https://doi.org/10.1007/978-3-662-68385-9_3

3.1 Normale Anatomie des Venensystems

3.1.1 Nomenklatorische Einteilung

Venensystem: Teil des Körperkreislaufs für die Rückführung des Blutes zum Herzen.
Venen: Kapazitätsgefäße (s. ► Kap. 31); enthalten ca. 85 % des totalen Blutvolumens.

Zur Terminologie der venösen Strukturen bietet ◘ Tab. 3.1 einen Überblick.

Einteilung nach der Lokalisation
- Oberflächliche Venen (Venae superficiales; epifasziale Venen)
- Tiefe Venen (Vv. profundae)
- Begleitvenen (Vv. communicantes) (◘ Abb. 3.1)
- Perforansvenen (Vv. perforantes)
- Interfasziale Venen (◘ Abb. 3.2 und 3.3)

◘ **Tab. 3.1** Terminologie venöser Strukturen

Deutsche Bezeichnung und Synonyma	Englische Bezeichnung	Definition
Epifasziale Venensystem = oberflächliches Venensystem	„epifascial veins" = „superficial veins"	Venen, die ohne festen Bezug zum Fasziensystem, in der subkutanen Fettschicht verlaufen
Interfasziale Venen	„interfascial veins"	Innerhalb einer Dopplung der Beinfaszie (Saphenous fascia) verlaufende Venen, z. B. VSM und VSP. Im Querschnitt ergibt sich im Ultraschall-B-Bild durch die Formgebung der Faszienblätter eine oval umrandete Struktur (Ägyptisches Auge) (◘ Abb. 3.2)
Subfasziale Venen = tiefe Venen	„deep veins"	Alle Venen innerhalb der durch eine Muskelfaszie abgetrennten Kompartimente
Stammvenen	„saphenous trunk"	Hauptvenen des oberflächlichen Venensystems (Rosenvenen); VSM und der VSP
Vena saphena magna (VSM)	„great saphenous vein"	Große Rosen-Vene
Vena saphena parva (VSP)	„small saphenous vein"	Kleine Rosen-Vene
Seitenast-Venen(Varizen)	„small varicose veins"	Netzartig strukturierte, subkutane Venen (Varizen) außerhalb der Stammvenen
Perforans-Venen (Vv. perforantes)	„perforators"	Transfaszial verlaufende, klappentragende Verbindungsvenen zwischen oberflächlichem und tiefen Venensystem
Verbindungsvenen (Vv. communicantes)		Kleinkalibrige, verbindende Venen in der epifaszialen oder subfaszialen Netzebene liegend; diese verbinden Venen in einer Ebene
Crosse	„sapheno-femoral junction"	Saphenofemoraler Übergang in der Leiste; „VSM-Mündung"

(Fortsetzung)

◘ Tab. 3.1 (Fortsetzung)

Deutsche Bezeichnung und Synonyma	Englische Bezeichnung	Definition
Saphenopoplitealer Übergang	„sapheno-popliteal junction"	Saphenopoplitealer Übergang in der Kniekehle; Parvamündung, „Parvacrosse"
Bogenvene (vordere, hintere)	„posterior arch vein"	V. arcuata anterior (posterior), Begleitvenen der VSM
Giacomini-Anastomose		V. femoropoplitea
Retikuläre Varizen	„reticular veins"	Subdermale Venektasien mit Durchmessern von 1 bis 3 mm
Besenreiser-Varizen	„teleangiectasias"	Intradermale Venen; mit weniger als 1 mm Durchmesser
Kutane Varikosis		in der Haut lokalisierte Varizen
Canyon-Varizen	„venous guttering"	In einem Areal von verhärteter und vernarbter Haut/Subkutis (Dermatoliposklerose) verlaufende Varizen
Nährvene		a. Insuffiziente Vene, die ein gefächertes BR-System auffüllt b. Am Ulkusgrund liegende Varize/Perforansvene

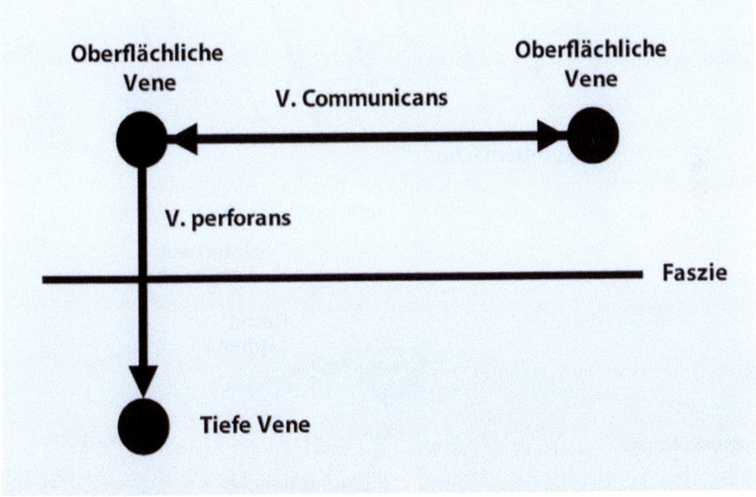

◘ Abb. 3.1 Nomenklatur der Verbindungsvenen. (Noppeney und Nüllen 2021)

Einteilung nach Versorgungsgebiet
- Hirnvenen (Vv. encephali)
- Armvenen (Vv. membri superiores)
- Beinvenen (Vv. membri inferiores) (◘ Abb. 3.4, 3.5 und 3.6)
- Beckenvenen
- Retroperitoneale Venen
- Thorakale Venen
- Hautvenen (Vv. cutaneae)
- Venen innerer Organe

3

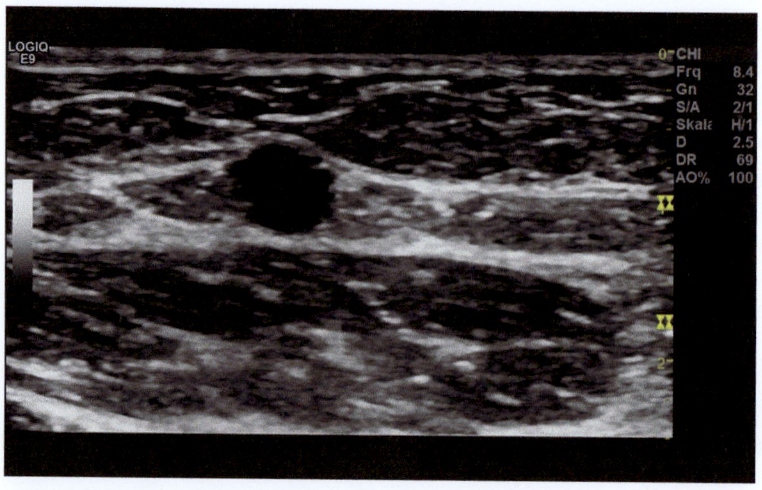

◘ Abb. 3.2   B-Bild, „Ägyptisches Auge". (Noppeney und Nüllen 2021)

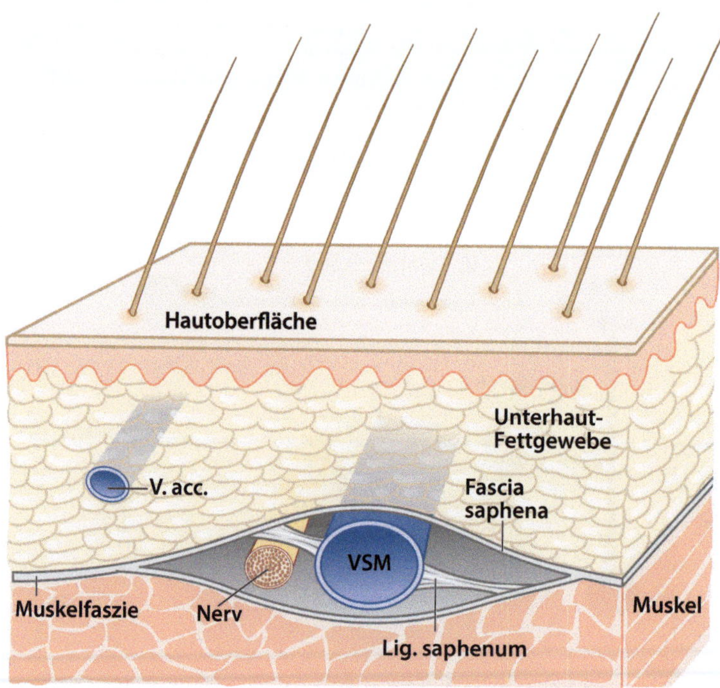

◘ Abb. 3.3   Saphenakompartiment

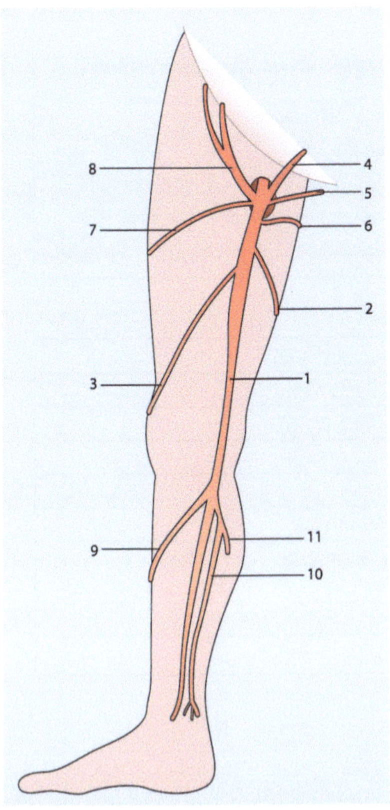

1	V. saphena magna (VSM)
2	V. saphena accessoria posterior
3	V. saphena accessoria anterior
4	V. epigastrica superficialis
5	V. pudenda externa
6	V. circumflexa femoris posterior
7	V. circumflexa femoris anterior
8	V. circumflexa superficialis ilium
9	V. arcuata anterior (Vordere Bogenvene)
10	V. arcuata posterior (Hintere Bogenvene)
11	Verbindung zur V.saphena parva (VSP)

◼ **Abb. 3.4** Schema der „normalen" Anatomie des VSM-Stromgebietes einer rechten Extremität. (Noppeney und Nüllen 2021)

Einteilung nach Kaliber
- Venolen (syn. Venule) entstehen aus der Zusammenführung von Kapillarstrukturen (postkapilläre Widerstandsgefäße):
  - Postkapilläre Venole (Ø 10–30 μm) (Endothel + Perizyten)
  - Sammelvenole (Ø 30–50 μm) (Endothel + Perizyten + einzelne, verzweigte, glatte Muskelzellen)
  - Muskuläre Venole (Ø 50–100 μm) (Endothel + Perizyten + komplette Lage verzweigter glatte Muskelzellen)
- Venensystem (Netzstruktur): Kleinere ergießen sich in größere Kaliber

Feingewebliche Struktur der Venen
Wandaufbau wie bei Arterien, aber dünnwandiger (s. ◼ Abb. 3.1).
- Tunica interna (Tunica intima; Intima): 1-lagiges Endothel – Basalmembran – subendotheliales Bindegewebe
- Tunica media (Media): Faserlamelle – glatte Muskelzellen – Faserlamelle (bei Venen keine Membrana elastica externa)
- Tunica externa (Tunica adventitia, Adventitia): lockeres Bindegewebe
- Größere Venen: zusätzlich Vasa vasorum, sensible und vegetative Nervenfasern
- Das tiefe Venensystem ist über Faserzüge mit der umgebenden muskulären und bindegewebigen Begleitstruktur verbunden, d. h. gekoppelt (s.a. Muskel- und Gelenkpumpe).

3

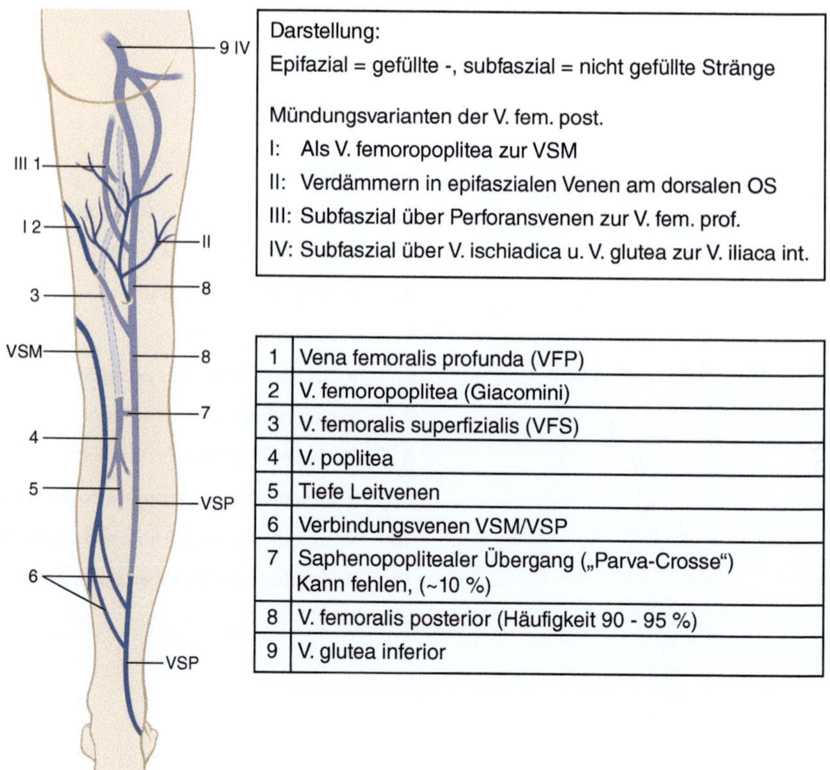

1	Vena femoralis profunda (VFP)
2	V. femoropoplitea (Giacomini)
3	V. femoralis superfizialis (VFS)
4	V. poplitea
5	Tiefe Leitvenen
6	Verbindungsvenen VSM/VSP
7	Saphenopoplitealer Übergang („Parva-Crosse") Kann fehlen, (~10 %)
8	V. femoralis posterior (Häufigkeit 90 - 95 %)
9	V. glutea inferior

☐ Abb. 3.5   Schema (Synopsis) der „normalen" Anatomie der dorsalen Beinvenen einer rechten Extremität. (Noppeney und Nüllen 2021)

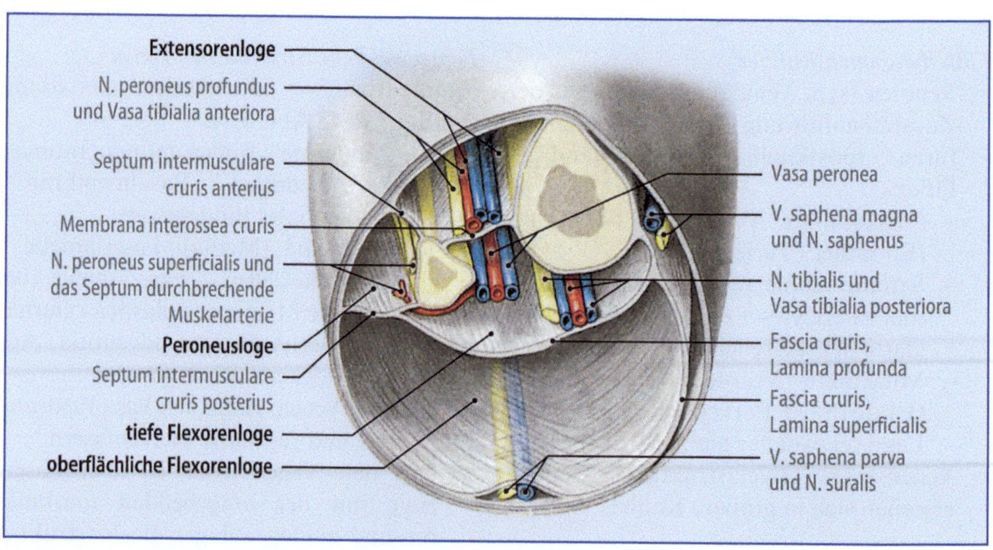

☐ Abb. 3.6   Faszienlogen (sog. Kompartimente) des US mit Leitungsbahnen einer rechten Extremität. Ansicht von unten. 3 Gefäß-Nerven-Bündel mit je 2 tiefen Leitvenen, 1 Arterie und 1 Nerv (Aus: Zilles und Tillmann 2010)

3.1.2 Spezielle Terminologie

Die deutsch- und englischsprachigen Bezeichnungen verschiedener Venenformen sind in ◘ Tab. 3.1 zusammengefasst.

3.1.3 Epifasziale und subfasziale Venen der unteren Extremität

Die epifaszialen und subfaszialen Venen der unteren Extremität sind in ◘ Abb. 3.4 und 3.5 beschrieben.

3.1.4 Tiefe Leitvenen der unteren Extremität

Ein Schema zum Verlauf der tiefen Leitvenen findet sich in ◘ Abb. 3.6.

3.1.5 Venae perforantes

Die anatomische Benennung der Perforansvenen mit Eigennamen gilt als veraltet. Die Alternative, die konsentierte Nomenklatur nach dem Konsensus-Dokument der UIP; hat sich bislang nicht durchgesetzt (◘ Abb. 3.7 und 3.8; ◘ Tab. 3.2).

In der UIP-Systematik Caggiati et al. (2002) werden Projektionsbereiche für die Perforansvenen (PV) angegeben (Gruppierung), unterteilt in 5 vertikale Ebenen (Fuß, Knöchel, US, OS, Glutealregion) (s. ◘ Abb. 3.8), die mit einer numerischen Codierung versehen sind.

Die praktische Umsetzung ist ohne Zuhilfenahme eines Schaubildes schwierig.

3.1.6 Venenanatomie der Leistenregion

Mündungsbereich der VSM:
- Sternförmige Anordnung der hier einmündenden Seitenäste (Venenstern).

Neben der „normalen" Anatomie der Krossenregion (s. ◘ Abb. 3.4) sind zahlreiche Varianten bekannt.
- Varianten sind bezogen auf:
  - Anzahl und Topographie der Äste (Plus- bzw. Minusvarianten),
  - Art des Mündungsverhaltens; z. B. Stammbildung durch Vereinigung von Ästen zu einem gemeinsamen Stamm vor Mündung in die VFS.
- Seitenäste, die im „normalen" Verlauf der VSM einmünden und einen kleinen astfreien Bereich der VSM bis zur Mündungsebene freilassen (eigentliche Krosse).
- Seitenäste können alle oder einzeln und getrennt in die V. femoralis einmünden.
- Nach proximal oder kaudal verschobene Mündungen der VSM sind beschrieben.
- Auf Verlaufsvarianten der in direktem Kontakt zur Krosse verlaufender Arterienäste (Aa. pudendae externae, epigastrica, circumflexa ilium superficialis) ist zu achten.

3.1.7 Venenanatomie der Kniekehle

Die Topographie (s. ► Kap. 31) des saphenopoplitealen Überganges (s. ► Kap. 31) wird meist zur Lage des Kniegelenkspaltes in Beziehung gesetzt (◘ Abb. 3.9).

Die unterschiedliche Höhenlokalisation kann isoliert auftreten oder kombiniert mit anderen speziellen Varianten des Mündungsverhaltens der VSP (◘ Abb. 3.10).

Der eigentliche saphenopopliteale Übergang kann ganz fehlen (~ 10 %). Dies führte zu Spekulationen, den saphenopoplitealen Übergang eigentlich als Perforansvene einer durchgehenden posterioren Venenanlage anzusprechen.

3

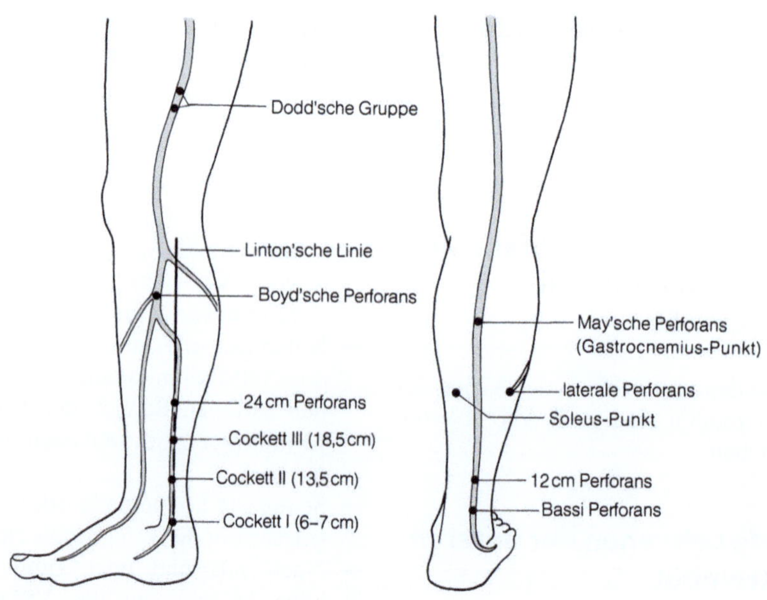

◘ Abb. 3.7 Perforansvenen mit Eigennamen (eponymische Nomenklatur). (Noppeney und Nüllen 2021)

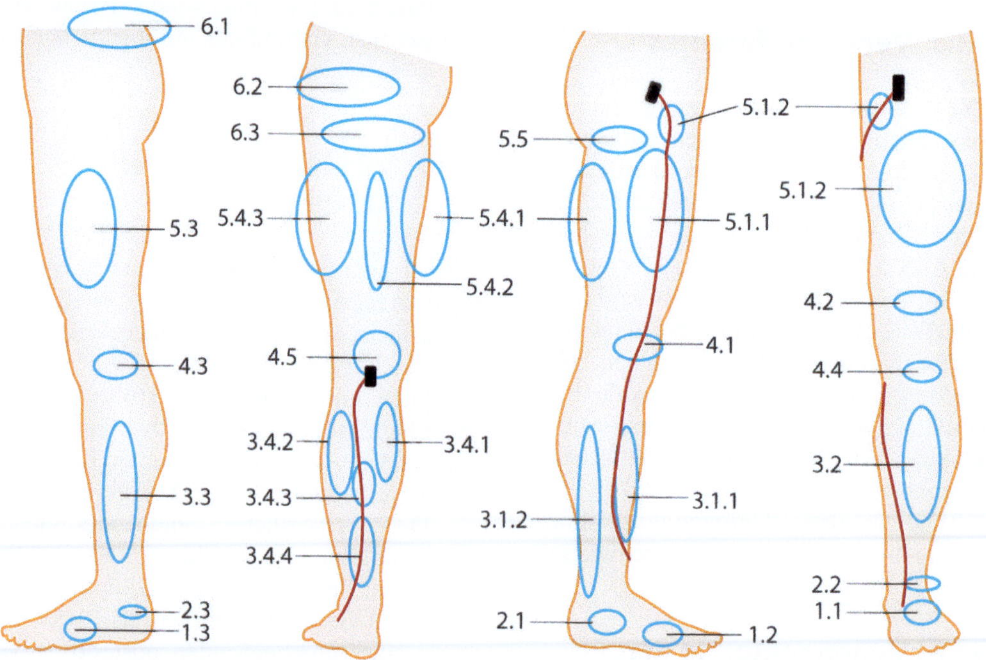

◘ Abb. 3.8 Perforansvenen: Nomenklatur nach Konsensus-Dokument der UIP. (Caggiati et al. 2002; Noppeney und Nüllen 2021)

◼ Tab. 3.2   Perforansvenen gruppiert nach der Topographie; UIP-Konsensus; modifiziert und ergänzt

1. Fuß PV	2. Knöchel PV	3. US PV	4. Knie PV	5. OS PV	6. Gluteal PV
1.1 dorsal	2.1 medial	3.1 medial	4.1 mediale PV	5.1 mediale PV	6.1 superior gluteale PV
		3.1.1 (medial) paratibiale PV (Boyd) (Sherman)		5.1.1 femoral canal PV (Dodd, Hunter)	6.2 intermediär gluteale PV
		3.1.2 (medial) posteriore tibiale PV (Cockett)		5.1.2 inguinale PV	6.3 inferior gluteale PV
1.2 medial	2.2 anterior	3.2 anteriore PV	4.2 anteriore suprapatellare PV	5.2 anteriore OS PV	
1.3 lateral	2.3 lateral	3.3 laterale PV	4.3 laterale PV	5.3 laterale OS PV	
		3.4 posteriore PV	4.4 infrapatellare PV	5.4.1 posteromediale OS PV	
		3.4.1 mediale gastrocnemius PV	4.5 Fossa Poplitea	5.4.2 ischiadicus PV	
		3.4.2 laterale gastrocnemius PV		5.4.3 posterolaterale OS PV (Hach)	
		3.4.3 intergemelläre PV (May)			
		3.4.4 paraachilläre PV (Bassi)			

3.1.8 Venen des Armes

Das Venensystem der Arme ist analog der Situation in den Beinen organisiert, unterteilt in ein oberflächliches und ein tiefes System, verbunden durch Vv. perforantes (bislang ohne einheitliche Nomenklatur).

Beschrieben ist die sog. „normale Anatomie"; zudem sind zahlreiche abweichende Verläufe, Plus- und Minus-Varianten beschrieben.

Tiefe Armvenen

- Die tiefen Unterarmvenen bilden sich aus den Zusammenflüssen der tiefen Handbögen und folgen – paarig angelegt – den Arterienstämmen als Vv. ulnares und radiales; sie vereinigen sich im Bereich der Ellenbeuge, nehmen die Vv. interosseae auf
- und bilden die Vv. brachiales.
- Im Hiatus basilicus (etwa Oberarmmitte, im Sulcus bicipitalis medialis) durchbricht die oberflächliche V. basilica die Oberarmfaszie und verbindet sich mit den Vv. brachiales zu einer V. brachialis.
- Am Unterrand des M. pectoralis erfolgt der Übergang in die V. axillaris; in diese münden im Verlauf: V. thoracicoepigastrica, V. thoracica lateralis und V. cephalica.

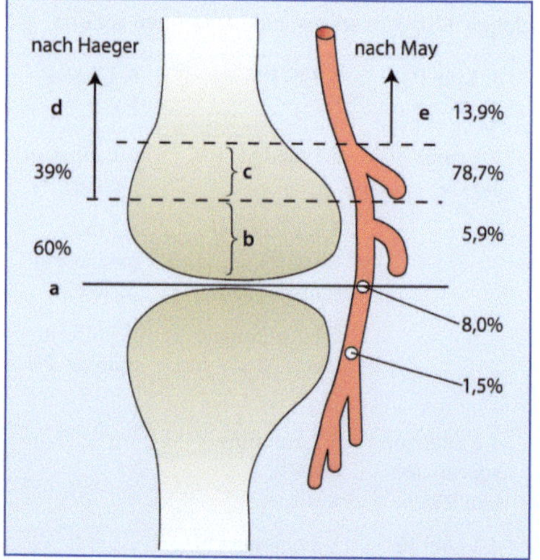

Abb. 3.9 Einmündung der VSP in die V. poplitea. Varianten der Einmündung in Relation zum Kniegelenkspalt. **a** Gelenkspaltebene; **b** 1–3 cm proximal der Gelenkspaltebene; **c** 3–5 cm proximal der Gelenkspaltebene; **d** mehr als 3 cm proximal der Gelenkspaltebene; **e** mehr als 5 cm (bis zu 14 cm) proximal der Gelenkspaltebene. (Noppeney und Nüllen 2021)

- Am Rand der ersten Rippe wird die V. axillaris zur V. subclavia; in diese münden im Verlauf eine Reihe von Venen, u. a. die V. vertebralis.
- Ab der Vereinigung der V. subclavia mit der V. jugularis interna (Venenwinkel) (s. ► Kap. 31) wird sie zur V. brachiocephalica.

Die epifaszialen Venen sind in ■ Abb. 3.11 dargestellt.

Oberflächliche Armvenen

- Die V. cephalica bildet sich aus dem Venennetz des Handrückens, wendet sich auf die Beugeseite des Unterarms und zieht radialseitig Richtung Ellenbeuge;
- im Bereich des Ellbogens Aufnahme der von dorsal kommenden V. cephalica accessoria und weiterer Verlauf entlang des Sulcus bicipitalis lateralis in Richtung Schulter;
- im Trigonum clavipectorale durchbricht die V. cephalica die Faszie und mündet in die V. axillaris.
- Die V. basilica bildet sich aus den ulnaren Randvenen und den dorsoulnaren Venennetzen der Hand, zieht an der dorsoulnaren Seite Richtung Ellbogen und biegt vor Erreichen des Ellbogens auf die ulnare Beugeseite ab.
- Die V. basilica überquert die Ellbeuge. Über die V. mediana cubiti ist sie hier i. d. R. mit der V. cephalica verbunden.
- Die V. basilica läuft entlang des Sulcus bicipitalis medialis nach proximal; sie durchbricht etwa in der Mitte des Oberarms im Hiatus basilicus die Oberarmfaszie und verbindet sich mit den Vv. brachiales zu einer V. brachialis.

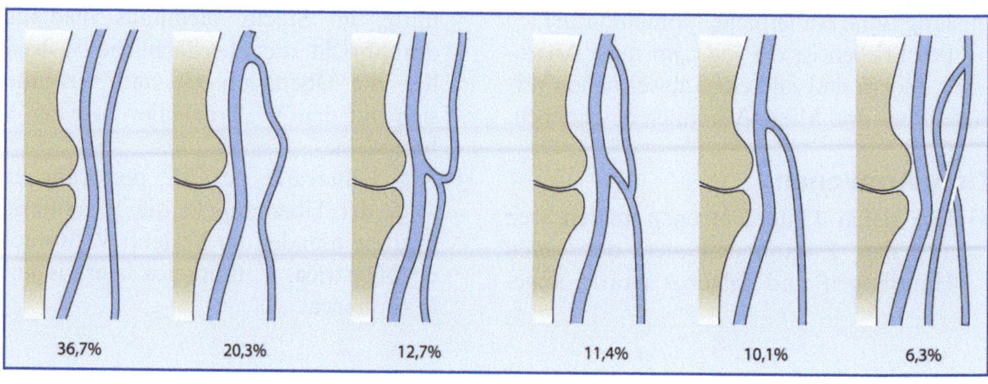

Abb. 3.10 Mündungsvarianten der VSP. (Noppeney und Nüllen 2021)

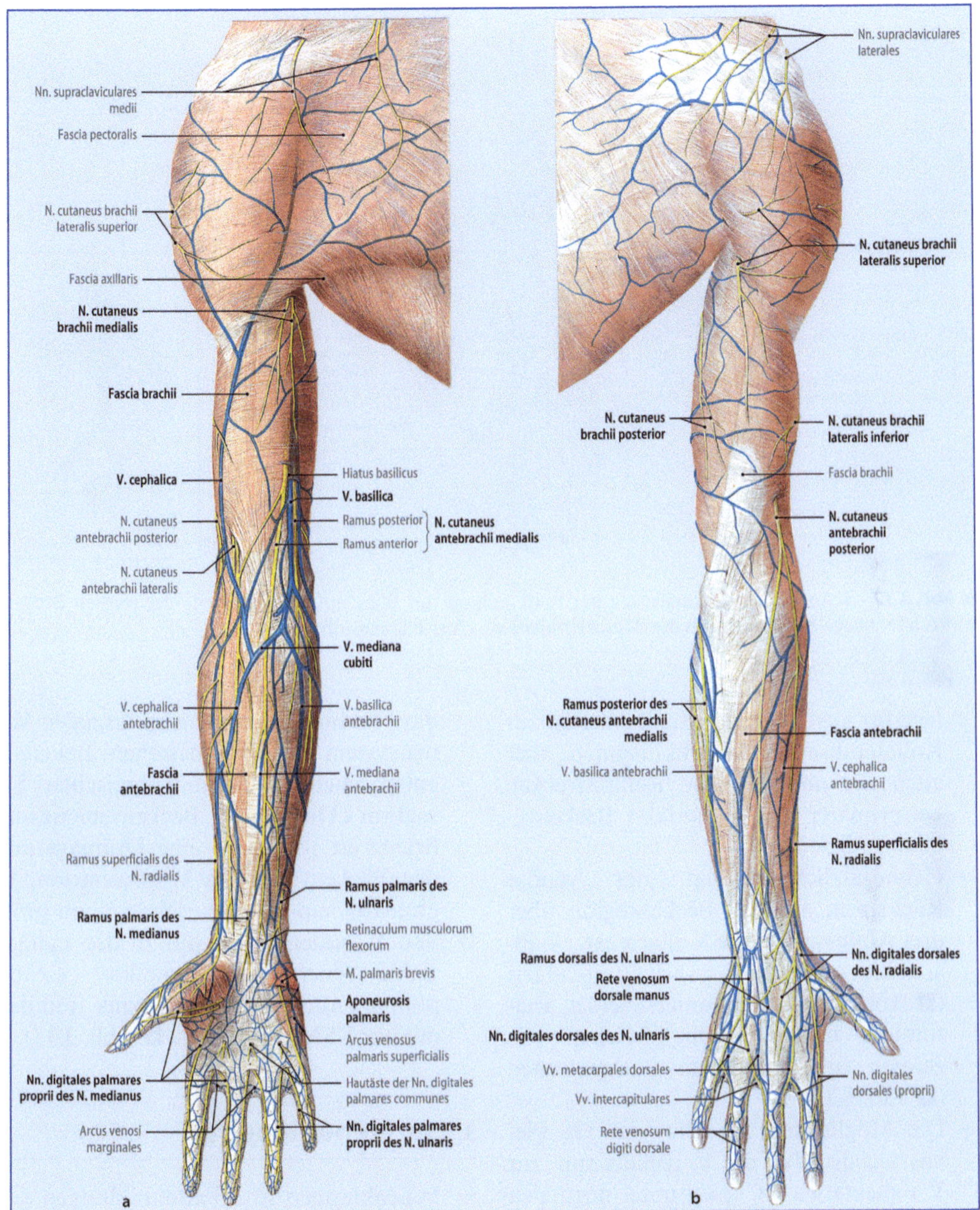

Abb. 3.11 Epifasziale Nerven und Venen der oberen Extremität. (Aus Tillmann 2017)

Venenklappen in den Armvenen

- V. cephalica: am UA und am OA je ca. 4 Klappen
- V. basilica: ca. 4–9 Klappen
- V. axillaris: bis zu 4 Klappen
- V. subclavia: 1 Klappe (konstant) ca. 1 cm vom Venenwinkel entfernt

3.1.9 Venöse Drainage der Beckenregion

- Die Venen der Beckenetage bilden ein Netzwerk, in dem alle mit allen verbunden sind (**Abb. 3.12**). Die Vielzahl der Anastomosen bildet die Grund-

3

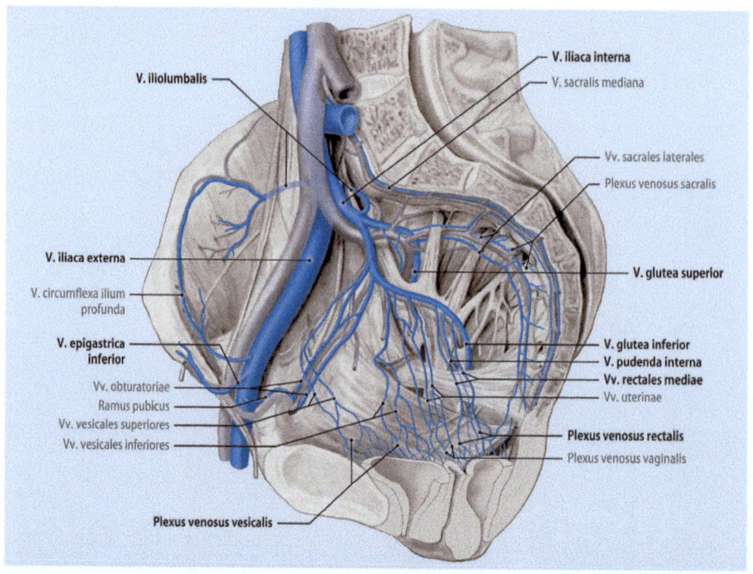

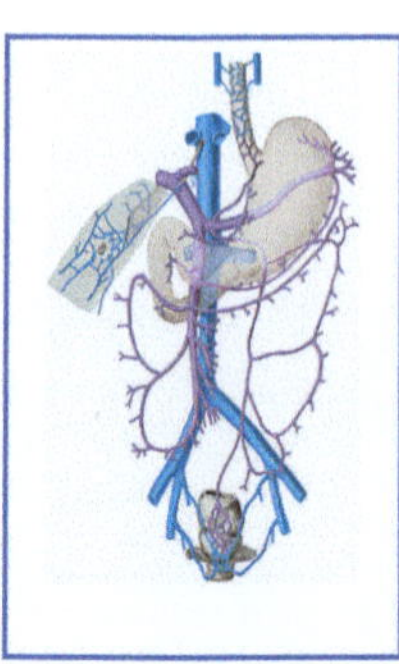

☐ **Abb. 3.12** **a** Ansicht der Beckenvenen der Frau. Schnitt mit Blick auf die Innenseite der rechten Beckenhälfte. **b** Drainage-Kollateralen zu den Mesenterialvenen. (Aus Tillmamn 2010)

lage für ausreichende Möglichkeiten zur Kollateralisation bei Okklusionen, aber auch für umfangreiche Refluxstrecken bei primärer und sekundärer Beckenveneninsuffizienz.

- Grundsätzlich erfolgt der venöse Rückstrom aus der Beckenregion über drei Abflusswege: die V. iliaca ext., V. iliaca int. und die V. ovarica/testicularis (☐ Abb. 3.12). Man unterscheidet anatomisch topographisch zwischen viszeralen und parietalen Sammelvenen (☐ Tab. 3.3).
- Die Möglichkeit der Drainage via Plexus rectalis über die V. rectalis sup. zur V. mesenterica inf. spielt unter normalen Bedingungen keine Rolle (☐ Abb. 3.12a).
- Die beidseitigen großen iliakalen Venenstämme sind miteinander durch die präsakralen, sakralen, vesikalen, rektalen, vaginalen und uterinen Plexus als quere Verbindungsachse multipel anastomosiert.
- Die vielfältigen venösen Anastomosen im Beckenbereich führen auch dazu, dass Verbindungen zum epifaszialen Venensystem der Beine bestehen. Bei einer entsprechenden hämodynamischen Situation (Thrombose, Beckenveneninsuffizienz etc.) kann so eine Drainage aus den Beckenvenen via V. obturatoria, V. gluteales sup., V. circumflexa ilium prof. und V. pudenda int. hin zu den epifaszialen Venen (Leckagepunkte, „escape points") auch des Venensternes und damit zur VSM erfolgen (s. ☐ Abb. 3.13).

3.1.10 Venenklappen

- Venenklappen sind Faltenbildungen des Endothels, die mit einem konstruktiven kollagenen Innengerüst verstärkt sind.
- Zwei Klappentypen:
  - Taschenklappen (meist bikuspidal, selten trikuspidal) im Lumen einer Vene
  - Astklappen an den Mündungen von kleineren Venen in Venen der nächsthöheren Kategorie (gelegentlich mit nur einer Falte)

◘ Tab. 3.3 Drainagewege der Beckenvenen

Physiologische Flußrichtung ⟶ ⟶ ⟶				
parietale Venen	V. epigastrica inf.	V. iliaca externa	V. iliaca com.	Vena cava inferior (VCI)
	V. circumflexa ilium profunda			
	V. glutea sup.	V. iliaca interna	Iliosakralgelenk: Confluenz int. + ext. Art. iliaca int. li. überkreuzt die V. iliaca ext. li	
	V. obturatoria			
	V. sacralis			
	V. iliolumbalis			
viscerale Venen	V. vesicalis		Promontorium: Art. iliaca com. li. überkreuzt die V. ilica com. li.	
	V. rectalis media			
	V. pudenda int.			
	V. vaginalis			
	V. uterina			
	Parametrium	V. ovarica Confluens aus dem Plexus pampiniformus, 4. LWK li.: 1 Venenklappe im Mündungsbereich in die V. renalis	Links: V. renalis Rechts: VCI	
	Cervix			
	Mesosalpinx			
	Ovar			

- Abstand der Klappen (Klappenzwischenraum): variabel, epifasziale US-Venen ca. 4 cm, tiefe US-Venen ca. 2 cm
- Anzahl der Venenklappen sehr variabel (◘ Tab. 3.4)
- Komplettes Fehlen der Klappen in allen Extremitätenvenen (Avalvulie) ist als dominant vererbbares Syndrom bekannt.

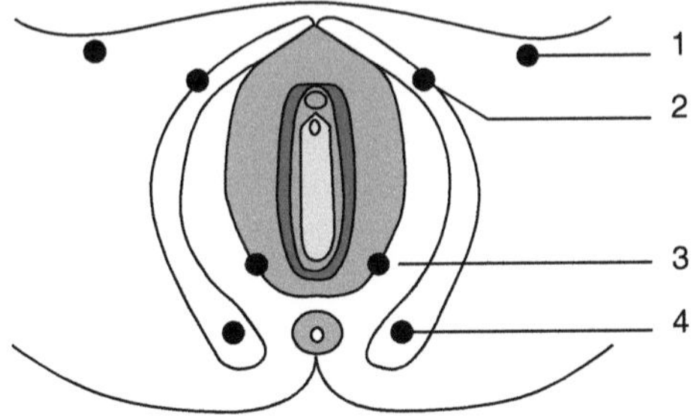

◘ Abb. 3.13 Perineale und inguinale Leckagepunkte („escape points"). Weibliches Becken von unten. Austritt durch: 1 Inguinalkanal, 2 Hiatus obturatorius, 3 perinealer Durchtritt, 4 glutealer Austritt. (Nüllen und Noppeney 2014)

3.2 Pathologische Anatomie des Venensystems

3.2.1 Altersveränderungen

Funktionelle (Druck-)Beanspruchung (Innendruck) führt zeitabhängig (Alter) zu geweblichen und funktionellen Veränderungen im gesamten Gefäßsystem (Arterien > Venen). Altersveränderungen der Venen betreffen alle Wandschichten; es gibt fließende Übergänge zu pathologischen Veränderungen (Phlebosklerose).

Befunde
- Verlust der Ordnung und Ausrichtung der Endothelzellen/Endothelzellkerne
- Zunahme der bindegewebigen Wandanteile (Gewichtszunahme) der kollagenen > elastischen Fasern
- Abnahme der Elastizität (Minderung der Retraktionsfähigkeit), d. h. zunehmende Fibrosierung
- Ausbildung von herdförmigen Intimaverdickungen

3

Tab. 3.4 Verteilung und Anzahl der Venenklappen in den Bein- und Beckenvenen		
Vene	**N**	**~N**
VCI	0	0
V. paravertebralis	0	0
Pelvine Plexus	0	0
V. iliaca com.	0–1	0
V. iliaca int.	0	0
V. iliaca ext.	0–1	0
V. fem. com.	0–1	0
V. fem. sup.	1–9	4
V. fem. prof.	0–1	0
V. fem. sup.	1–9	4
V. poplitea	1–5	2
V. tib. post.	7–20	10
V. tib. ant.	9–12	10
V. fibularis	6–12	10
VSM	7–20	10
VSP	5–15	8
V. perforans (PV)	1–2	1
PV Fuß	Keine	Keine

— Phlebosklerose: ausgeprägte Intimaverdickungen mit hohem Faseranteil; Hyalinisierung; selten und wenige Fetteinlagerungen, so gut wie nie Kalkeinschlüsse; Fibrosierung der Media, verbunden mit Fragmentation der elastischen Fasern. Die klinische Bedeutung der Phlebosklerose ist gering.

3.2.2 Pathologie der Venenwand

Pathologie der Venen bei Varikose

Makropathologie: Degenerativ-dilatative Veränderungen aller Wandschichten der epifaszialen Venen mit ungleichmäßigen, exzentrischen, ampullären Aussackungen oder zylindrischen Erweiterungen, verbunden mit ungeordneter Schlängelung und/oder Knäuelbildung.

Histopathologie: Abb. 3.14.

Pathologie der Venen bei Thrombose

— Pathologische Veränderungen der Wandbeschaffenheit von Venen (Varixknoten, Aneurysmata, Verletzungen, Narben nach Erkrankungen oder Eingriffen) können Ausgangspunkt von Thrombosen sein, insbesondere bei Läsionen des Endothels (Punkt der Virchow-Trias) (s. ▶ Kap. 31).
— Anhaftende Thromben führen zu weiteren Zerstörungen der Wandstruktur und sind der Eintrittsort für die mesenchymalen Zellen, die frühzeitig aus der Gefäßwand in den Thrombus einwandern (s. Abschn. 4.3.1).

Pathologie der postthrombotischen Venen

— Die akute Reaktion der Venenwand bei TVT auf die Adhäsion des Thrombus besteht in einer mehr oder weniger ausgeprägten Inflammation mit perivaskulärem Ödem, analog der Reaktion, wie sie bei oberflächlichen Venenthrombose zu beobachten ist (belegt durch MRT-Untersuchungen).
— In der Ausheilungsphase führt der lokale Wandschaden zu einem Remodeling mit narbigen, destruktiven Veränderungen der Venenwand im Sinne von Stenosierungen oder Aussackungen.
— Die Organisation des intravasalen Thrombus führt bei kleinen Gefäßen meist zu einer vollständigen bindegewebigen Obliteration, bei größeren Venen zu einer Rekanalisation.

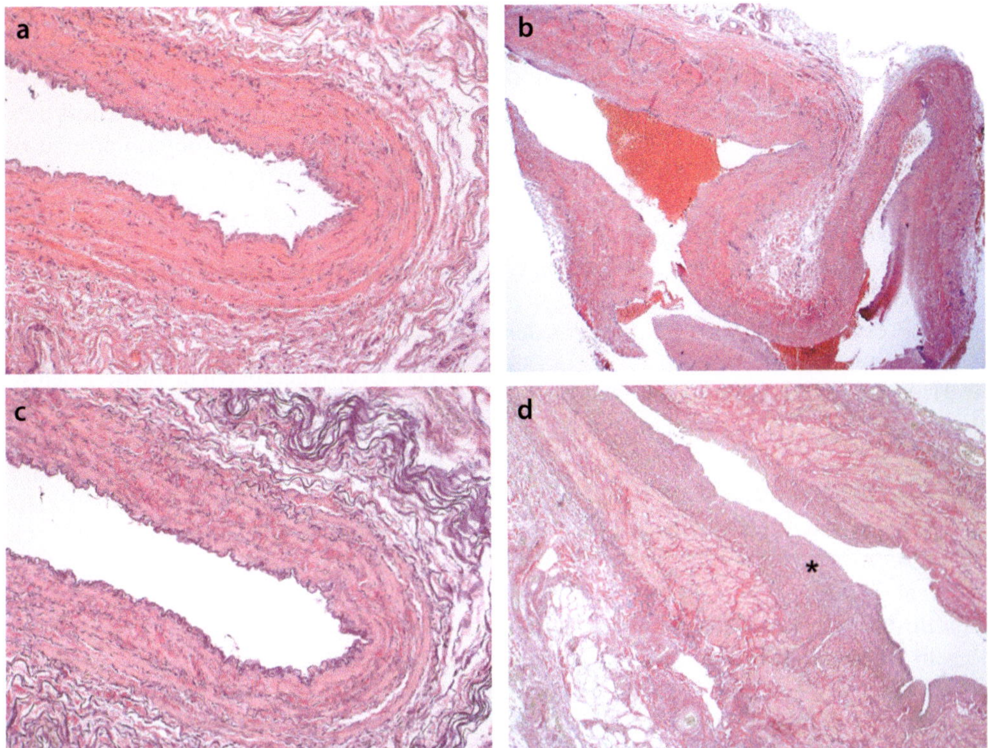

◘ Abb. 3.14   Histologie einer normalen und einer varikösen Vene. **a**. Normale Vene im Querschnitt (HE). **b**. Variköse Vene (HE); Schlängelung, ungleichförmige Verdickung und Ausdünnung der Muskularis. **c**. Normale Vene (Elastica). **d**. Variköse Vene (Elestica); diffuser, * intimal betonter Verlust der elastischen Fasern. (Noppeney und Nüllen 2021)

— Das rekanalisierte Gefäßrohr zeigt ein narbig destrukturiertes, unregelmäßiges Endothel mit strickleiterartigen oder wulstigen Wandverdickungen.

— Die Venenklappen sind narbig beschädigt oder zerstört. Es resultieren kurz- oder langstreckige Strombahnsegmente mit fehlender oder insuffizienter Klappenfunktion (Defektheilung).

3.3 Neovaskularisation

Definition: Bei der Neovaskularisation handelt es sich um eine Gefäßneubildung, ausgehend von präexistenten Gefäßen z.B. im ehemaligen Mündungsgebiet der VSM/VSP nach OP, im Gegensatz zur Vaskulogenese als embryonale De-novo-Gefäßbildung.

— Makroanatomische Charakteristika der venösen Neovaskularisation:
  – Dünnwandig
  – Geschlängelter Verlauf
  – Unvollständiger Wandaufbau
  – Fehlen von Nervenfasern postuliert (Ergebnisse divergierend),
  – Narbige Einbettung in situ
  – Keine Klappen

— Histologie (Immunhistochemie)
  – Negativ auf S100-Antikörper (Tumormarker)
  – Nachweis von Epithelzellproliferation (Ki-67-Antikörper)
  – Nachweis von Nerv Growth Factor (NGF); Bedeutung unklar

Insgesamt kein unzweifelhaft sicheres Kriterium in der Immunhistochemie. Die Annahme fehlender Nervenfasern scheint unzutreffend zu sein.

Sonographie zum Nachweis der venösen Neovaskularisation

- Hochauflösender Ultraschall
- Nachweis kleinkalibriger, dünnwandiger Venen
- Im Pressversuch Reflux, gespeist aus der Mündungsregion
- Hohe Refluxgeschwindigkeit

3.4 Morphogenese des Gerinnungsthrombus

Nach abgelaufener Thrombose durchläuft das thrombotische Material einen festen Regeln unterworfenen morphologischen Wandel mit der Entwicklung von frischem Gerinnungsthrombus zum organisierten Thrombus und zur Thrombusnarbe.

- 1.–4. Tag frischer Thrombus: Verklebte Erythrozyten, verdämmernde Thrombozyten, intakte Granulozyten. Keine Reaktion der Intima. Keine (wesentliche) Adhäsion des Thrombus an der Gefäßwand, keine Reaktion der Gefäßwand, freiliegender Thrombus im Gefäß, kann leicht entfernt werden oder embolisieren.
- 4.–8. Tag Beginn der Thrombusadhäsion: Mononukleäre Zellen im Thrombus; Fibroblasten, Makrophagen, Endothelzellenaktivierung; retikuläre Fasern in der Intima; ab 5. Tag Hämosiderin.
- 2. Woche Eindringen von Kapillaren aus der Intima in den Thrombus, Ausbildung von Kollegenfasern.
- 3. Woche Karyopyknose und Karyolyse der Granulozyten, zunehmende Epithelialisierung des Thrombus vom Rande aus (ca. 15.Tag).

- 18.–25.Tag Keine mononukleären Zellen; Verdämmern der Granulozyten. Thrombus zunehmend bindegewebig verändert und mit Epithel bedeckt; zunehmende Kapillarproliferation und Beginn der siebartigen Rekanalisation.

3.5 Anatomie und Topographie der peripheren Lymphbahnen

- Das Lymphgefäßsystem gliedert sich wie das Venensystem in ein tiefes und ein oberflächliches Gefäßnetzwerk, verbunden durch transfasziale Perforansgefäße.
- Das tiefe Lymphgefäßsystem verläuft überwiegend gemeinsam mit den Gefäß-Nerven-Strängen.
- Die Lymphstrombahnen des Armes enden in den axillären Lymphknoten (n = 10–50),
- die des Beines in den inguinalen Lymphknoten, oberflächliche (n = 4–25; ~ 10) und tiefe Gruppe.

Zur Anatomie der initialen Lymphbahn s. ▶ Kap. 27.

3.5.1 Oberflächliches Lymphgefäßsystem der oberen Extremität

- Die Lymphe der Finger und des größten Teils der Handfläche sammelt sich in den Kollektoren des Handrückens und wird in einem radialen und einem ulnaren Lymphgefäßbündel gesammelt (◘ Abb. 3.15).
- Die Bahnen der beiden Bündel schlingen sich über die ulnare bzw. radiale Zirkumferenz nach ventral, vereinigen sich mit dem medianen Vorderarmbündel und ziehen gemeinsam Richtung Ellenbeuge.
- Dort vereinigen sie sich mit dem medianen Oberarmbündel, dem sich wiederum

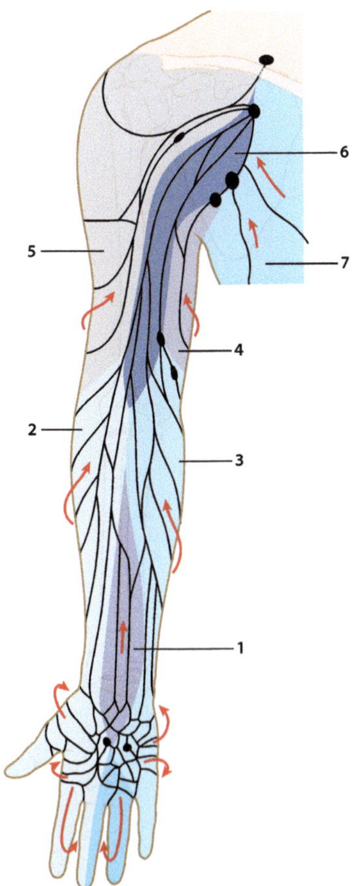

◘ Abb. 3.15 Topographie der Lymphbahnen des Armes, Drainageterritorien. 1 Mediales Vorderarmbündel mit medianem Vorderarmterritorium, 2 radiales Bündel mit Territorium, 3 ulnares Bündel mit Territorium, 4 dorsomediales Oberarmterritorium, 5 dorsolaterales Oberarm-/Schulterterritorium, 6 mittleres Oberarmterritorium, 7 oberes Rumpfterritorium. (Mod. nach Kubik 1999)

– analog zum Unterarm – ein von dorsal entspringendes dorsolaterales und ein dorsomediales Bündel anschließen.

Entsprechend der Verteilung der Drainagegebiete spricht man von insgesamt 6 Drainageterritorien.

3.5.2 Oberflächliches Lymphgefäßsystem der unteren Extremität

— Die Lymphe des Fußes sammelt sich in den Kollektoren des Fußrückens. Von dort erfolgt der weitere Transport in zwei Lymphgefäßbündeln (ventromediales und dorsolaterales Bündel) (◘ Abb. 3.16).

— Das ventromediale Bündel folgt breitgefächert dem Verlauf der VSM im Unter- und Oberschenkel.

— Im Bereich des Knies nimmt die Anzahl der Lymphbahnen ab und diese bündeln sich medial hinter der Beugeachse des Knies eng zusammen (sog. physiologischer Flaschenhals).

— Nach Passage des Kniebereiches fächert das Bündel wieder breiter auf, nimmt weitere Bahnen vom dorsolateralen und dorsomedialen Oberschenkel auf und endet in den oberflächlichen, inguinalen Lymphknoten. Von medial strahlen die afferenten Kollektoren der Genitalregion ein (s.a. ▶ Abschn. 21.4.4.3).

— Der Abfluss vom lateralen Fußrand und vom Fersenbereich sammelt sich im dorsolateralen Bündel; er folgt dem Verlauf der VSP und endet in den Lymphknoten der Kniekehle (◘ Abb. 3.16).

3.6 Anatomie und Topographie der peripheren Nerven der Beine

Die Kenntnis der Anatomie und Topographie der peripheren Nerven ist für den Phlebologen von Bedeutung bei der Differenzialdiagnose von Schmerzsyndromen sowie bei der Diagnostik von Nervenläsionen im Bereich der Extremitäten im Zusammenhang mit invasiven phlebologischen Behandlungen, aber auch und insbesondere zur Umsetzung von Fehler-Vermeidungs-

3

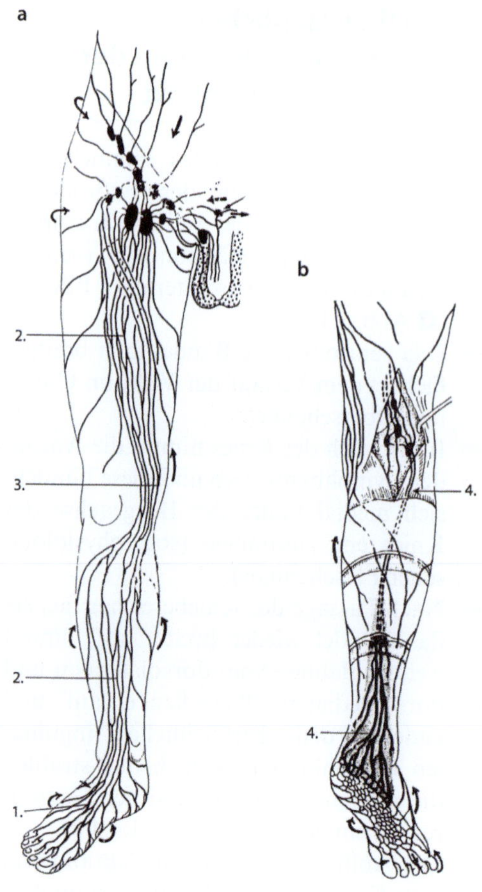

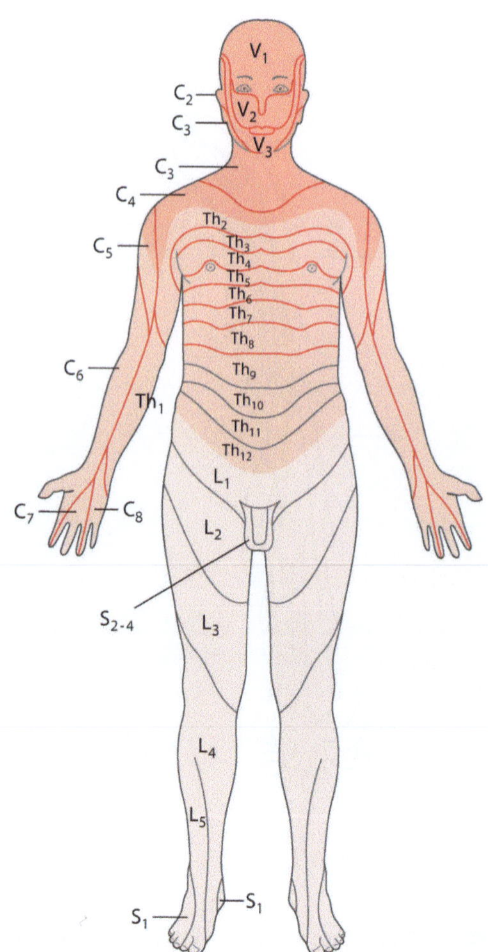

▢ Abb. 3.16   Topographie der Lymphbahnen des Beines: **a** ventrale Ansicht, **b** dorsale Ansicht. 1 Kollektoren, 2 ventromediales Bündel, 3 ventromediales Bündel, Kniebereich (physiologischer Flaschenhals), 4 dorsolaterales Bündel. (Mod. nach Kubik 1999)

▢ Abb. 3.17   Anordnung der sensiblen Dermatome. (Noppeney und Nüllen 2021)

strategien während eigenverantworteten invasiven Maßnahmen.

Für die Lokalisationsdiagnostik ist die Kenntnis der sensiblen Dermatome hilfreich (▢ Abb. 3.17).

3.6.1 Periphere Nervenversorgung am Arm

Aus phlebologischer Sicht bemerkenswert ist die untere Läsion des Plexus cervicalis (C8 und Th1) beim neurovaskulären Kompressionssyndrom der oberen Thoraxappertur bzw. beim Thoracic Outlet Syndrome (syn. Halsrippensyndrom, Skalenussyndrom, kostoklavikuläres Syndrom); häufig kombiniert mit einer Axillarvenenthrombose bzw. einer Thrombose der V. subclavia. (s. ▶ Kap. 31).

Neurologische Symptomatik: Schmerzen; motorische Störungen der Handmuskulatur, der Fingerbeuger und -strecker; sensible Defizite an Finger IV und V sowie dem Versorgungsareal von C8 und Th1 entlang der Innenseite von Unter- und Oberarm.

3.6.2 Periphere Nervenversorgung am Bein

Die peripheren Nerven am Bein separieren sich aus dem Plexus lumbalis (frontal des Hüftgelenkes) und dem Plexus sacralis (dorsal des Hüftgelenkes) (◘ Abb. 3.18 und 3.19).

N. femoralis

Gemischter Nerv (L2–L4).

Verlauf: Austritt aus dem Becken am lateralen Rand des M. psoas; erreicht den Oberschenkel durch die Lacuna musculorum lateral der A. fem. com.; Abgabe der Rr. cutanei anteriores, distal des Leistenbandes.

Versorgung: Motorisch: frontale Oberschenkelmuskulatur (Kniestreckung);

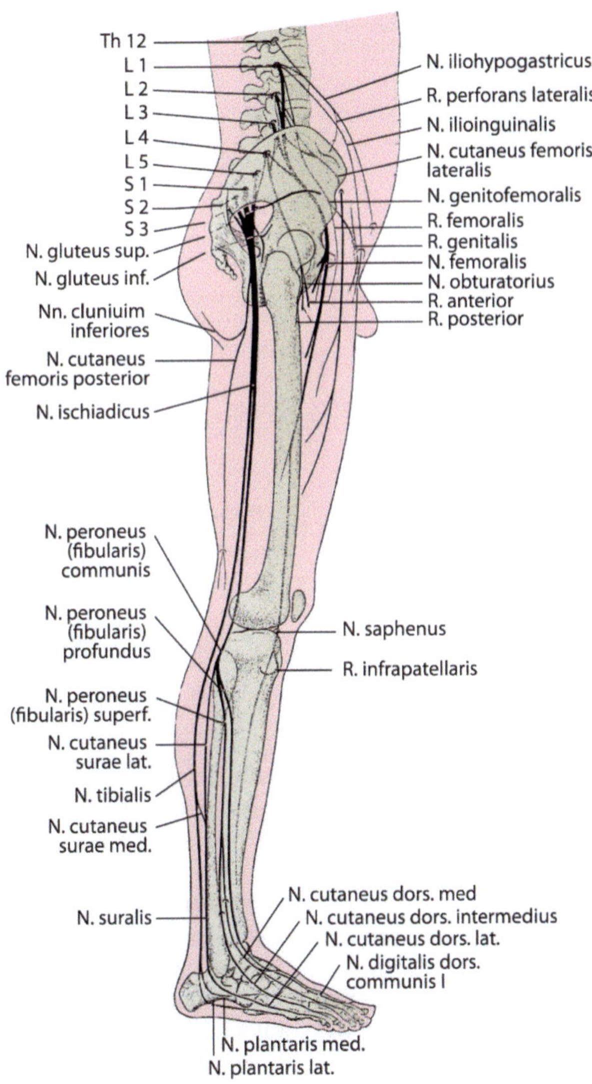

◘ **Abb. 3.18** Topographie der wichtigsten Nerven aus dem Plexus lumbalis (L1–L4, 1 Ast aus Th12) und dem Plexus sacralis (L5–S4). (Noppeney und Nüllen 2021)

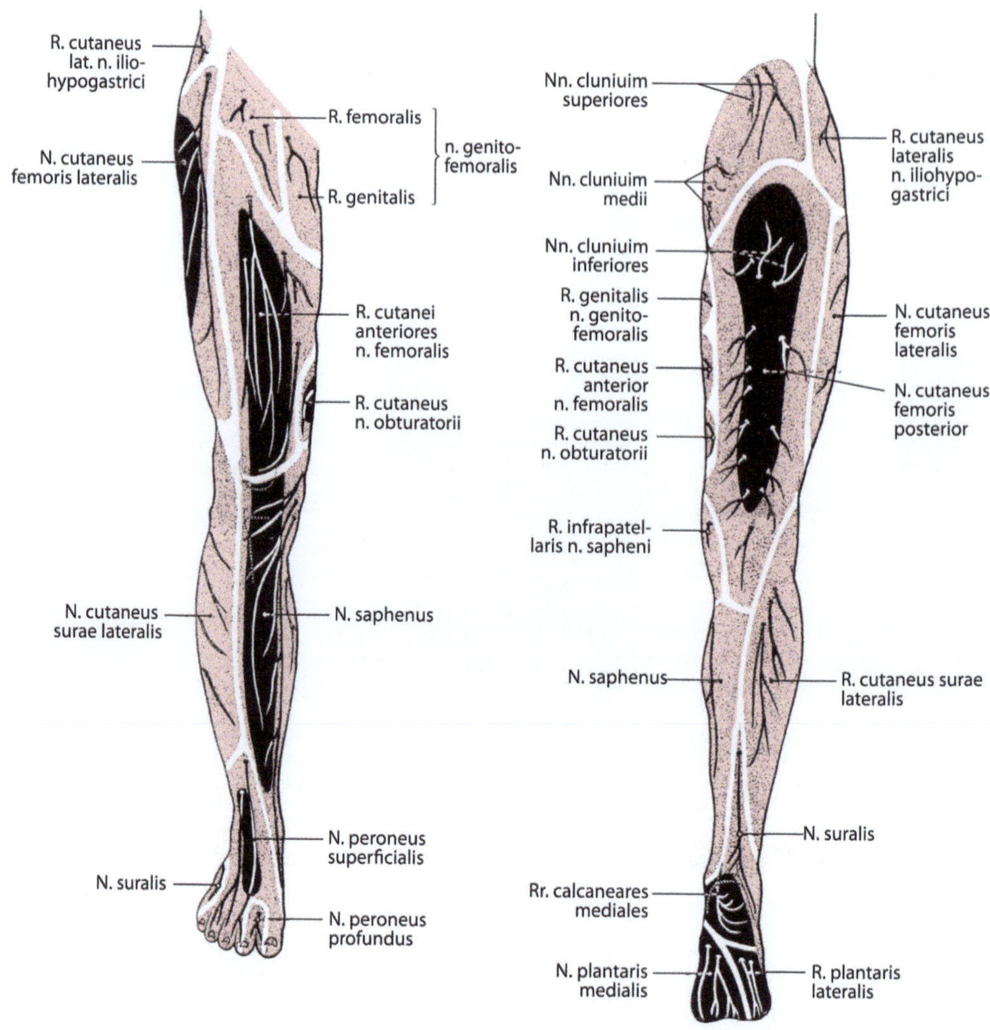

□ Abb. 3.19   Versorgungsgebiete der sensiblen Hautnerven am Bein. (Noppeney und Nüllen 2021)

sensibel: Frontalseite sowie kleiner Anteil der Medialseite des Oberschenkels (□ Abb. 3.19).

N. cutaneus femoris lat.

Rein sensibler Nerv (Plexus lumbalis; L3–L4).

Verlauf: Verlässt den Plexus am lateralen Rand des M. psoas und zieht entlang des oberen Beckenrandes in Richtung auf die Spina iliaca ant. sup.; tritt unterhalb des Leistenbandes durch die Lacuna musculorum, gelangt wenige Zentimeter unterhalb des Leistenbandes durch die Muskelfaszie in den epifaszialen Raum.

Versorgung: Lateralseite des Oberschenkels.

N. saphenus

Rein sensibler Nerv.

Verlauf: Trennung vom N. femoralis im Leistenbereich; verläuft lateral der A. femoralis in den Adduktorenkanal. Nach Unterkreuzung der A. femoralis Durchbrechen der Muskelfaszie in den epifaszialen Verlauf weiter am lateralen Rand des M. sartorius in Richtung mediale Knieseite, dort

Abgabe des R. infrapatellaris. Der N. saphenus zieht im weiteren Verlauf in Begleitung der VSM in Richtung Innenknöchel. *Versorgung:* Medialer Kniebereich (R. infrapatellaris), medialer Unterschenkel und medialer Fußrand.

N. ischiadicus

Gemischter Nerv (Plexus sacralis, L5–S3 mit Ästen aus L4 und S4).
Verlauf: Verlässt das Becken zwischen Foramen infrapiriforme und Tuber ischiadicum auf dem M. adductor magnus und zieht oberhalb des Gefäßstranges liegend Richtung Kniekehle. Aufteilung in N. tibialis und N. peroneus com. in variabler Höhe.
Versorgung: Motorisch: dorsale Oberschenkelmuskulatur; sensibel: nur kleine Bereiche am Kniegelenk. Der Hauptanteil der sensiblen Innervation am dorsalen Oberschenkel wird von Ästen direkt aus dem Plexus versorgt (N. cutaneus femoris posterior).

N. tibialis

Gemischter Nerv.
Verlauf: Fortsetzung des N. ischiadicus nach Abgabe des N. peroneus com. kurz vor Erreichen der Fossa poplitea. Folgt dem Verlauf des posterioren Gefäßstranges (A. u. V. tibialis).
Versorgung: Motorisch: Flexoren des Unterschenkels und intrinsische Fußmuskeln; sensibel: distaler Unterschenkel, Fußsohle sowie plantare Zehenareale.

N. peroneus com.

Gemischter Nerv.
Verlauf: Zieht nach Abgang aus dem N. ischiadicus nach lateral hinter das Fibulaköpfchen; danach Aufteilung in N. peroneus superficialis und profundus.
Versorgung: Motorisch: Fuß- und Zehenheber; sensibel mit einem Ast (N. cutaneus surae lat.) den lateralen proximalen Unterschenkel.

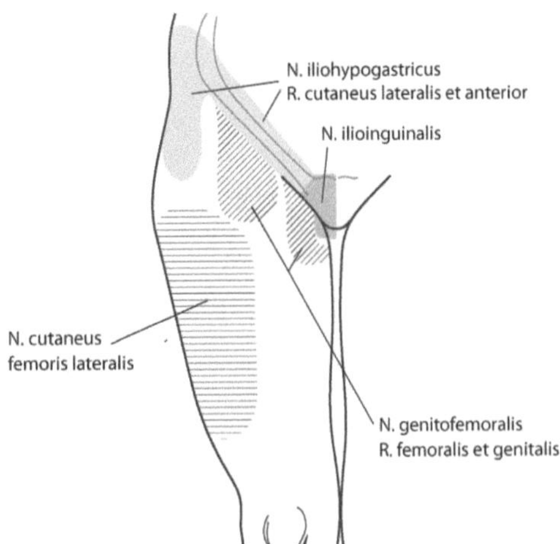

◘ Abb 3.20 Sensible (autonome) Innervationsareale im Leistenbereich. (Aus Berlitt 1999; Noppeney und Nüllen 2021)

N. suralis

Rein sensibler Nerv.
Verlauf: Entsteht knapp distal der Kniekehle aus der Vereinigung je eines Astes des N. tibialis (N. cutaneus surae medialis) und des N. peroneus com. (Ramus communicans peronei); folgt dem Verlauf der VSP hinter den Außenknöchel und endet als N. cutaneus surae lateralis.
Versorgung: Kleiner Bezirk am dorsalen distalen Unterschenkel, Ferse, lateraler Fußrand und Lateralseite der kleinen Zehe.

Sensibilitätsstörungen in der Leiste

Die sensiblen Innervationsareale im Leistenbereich zeigt ◘ Abb. 3.20.

Literatur

Caggiati A, Bergan JJ, Gloviczki P, Janet G, Wedell-Smith CP, Partsch H (2002) Nomenclature of the veins of the lower limbs: an international interdisciplinary consensus statement. J Vasc Surg 36:416–422 (Pubmed: free pdf)

Eklöf B, Perrin M, Delis KT, Rutherford RB, Gloviczki P (2009) Updated terminology of chronic venous disorders: the VEIN-TERM transatlantic inter disciplinary consensus document. J Vasc Surg 49:498–501

Gasser G, Pohl P, Mildner A (1995) Läsionen des Nervus saphenus in Abhängigkeit von der Technik des Strippings. Phlebologie 24:76–77

Kubik S (1999) Anatomie des Lymphgefäßsystems. In: Földi M, Kubik S (Hrsg) Lehrbuch der Lymphologie, 4. Aufl. Fischer, Stuttgart

Pilsl U, Anderhuber F (2019) Anatomie des Lymphsystems. J Ästet Chir 12:51–58 ► https://www.safw.ch/images/pom/POM_2019_03_Pilsl-Anderhuber2018_Article_AnatomieDesLymphsystemsAnatomy-komprimiert.pdf

Stöhr M (1996) Iatrogene Nervenläsionen. Thieme, Stuttgart, S 1996

Tillmann B (2017) Atlas der Anatomie, 3. Aufl. Springer, Berlin

Zilles K, Tillmann B (2010) Anatomie. Springer, Berlin

Physiologie und Pathophysiologie venöser Erkrankungen

Inhaltsverzeichnis

4.1 Physiologie der venösen Hämodynamik

Das Venensystem des Menschen ist – im Gegensatz zum Arteriensystem – ein Niederdrucksystem (0–15 mmHg). Hierzu gehören:

- alle Körpervenen,
- rechtes Herz,
- linker Vorhof,
- linker Ventrikel (nur in der Diastole).

Im Niederdrucksystem finden sich ca. 85 % des Körperblutvolumens; 50–60 % in den extrathorakalen Venen. Die Compliance (Dehnbarkeit) (s. ▶ Kap. 31) des Niederdrucksystems ist ca. 25 × größer als die es Hochdrucksystems.

Venöser Rückfluss
- Physikalisch gesehen kann ein Fluss nur entlang eines Druckgradienten (s. ▶ Kap. 31) erfolgen. Vulgo: vom Ort hohen Druckes zum Ort niedrigen Druckes.
- Für den venösen Rückfluss gilt:
  - Die Triebkraft des Herzens (Vis a tergo) ist nach Passage des Blutes durch die Kapillarstrecke annähernd verbraucht.
  - Die Schwerkraft führt, bei nicht horizontaler Körperlage, in den Venen zu einem lageabhängigen Druckgradienten (hydrostatischer Druck) in Richtung Fuß; unter Orthostase ca. 90 mmHg.
  - In Horizontallage ist der hydrostatische Druck entlang der Körperachse sehr gering (10–15 mmHg).
  - Beim Wechsel von der Horizontallage zur aufrechten Körperhaltung kommt es zur Orthostasereaktion, d. h. zum Blut-Pooling in die untere Körperhälfte von ca. 500 ml (≙ 10 % des gesamten Blutvolumens).
    - Zeitbedarf: größter Volumenanteil 10 s, insgesamt 3–5 min.

- Der venöse Rückstrom reduziert sich unter der Orthostasereaktion; das HZV sinkt kurzfristig um 25 %; Folge: Abfall des arteriellen Mitteldruckes (u. U. Unwohlsein, Schwindel etc., bis zum Kollaps).

Der zum venösen Rückfluss erforderliche Aufbau eines entgegen der Gravitation und herzwärts gerichteten Druckgradienten in der Venenstrombahn erfolgt durch ein koordiniertes Zusammenspiel von
- *Herztätigkeit:* Aufgrund der Pumpfunktion des rechten Herzens ergibt sich in Höhe der Ventilebene ein Sog mit einem passager negativen Druck von -3 bis -5 mmHg. Der Unterschied zwischen dem hydrostatischen Druck im Fußbereich und dem negativen Druck auf Vorhofniveau führt unter Orthostase zum Phänomen des **hydrostatischen Indifferenzpunktes.**
  - Das ist der Punkt in der VCI, an dem sich Venendruck und Gefäßquerschnitt beim Übergang von der Horizontalen zur Orthostase **nicht** (wesentlich) verändern (❏ Abb. 4.1).
  - Lage: VCI, 5–10 cm unterhalb des Zwerchfelldurchtrittes. Druck: lageunabhängig ~11 mmHg
- *Atmung:* Die wechselnden Druckverhältnisse im Thorax und im Abdomen unter dem Einfluss von Inspiration und Exspiration führen zum Phänomen der **abdominothorakalen Zweiphasenpumpe:**
  - Inspiration
    - Aktion: Heben des Brustkorbes und Absenken des Zwerchfelles mit konsekutivem Anstieg des Drucks im Abdomen.
    - Folge: Blut aus dem Bauchraum strömt entlang des Druckgradienten in den Brustkorb. Der Blutfluss in den Beinen kommt durch den via Beckenstrombahn vermittelten retrograd hohen Druck mit darauffolgendem Verschluss der Venenklappen zum Stillstand.

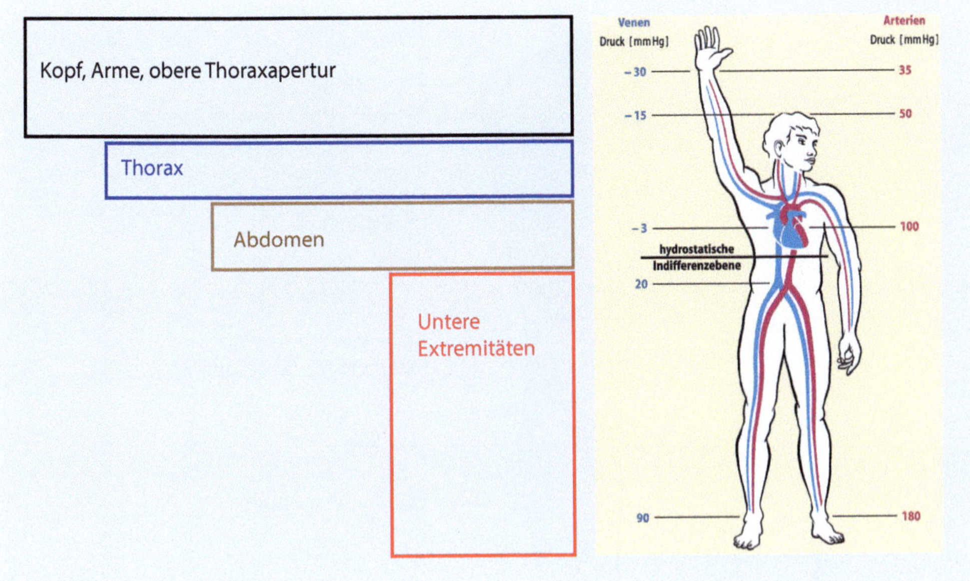

▢ Abb. 4.1 Aktionsbereiche für den Aufbau der Druckgradienten des venösen Rückflusses und mittlere Druckwerte beim stehenden Menschen; hydrostatische Insuffizienzebene. (Mod. nach Schmidt und Lang 2007)

– Exspiration
  – Aktion: Senken des Brustkorbes, Anheben des Zwerchfelles mit konsekutivem Druckanstieg im Thorax und Absenken des Druckes im Abdomen.
  – Folge: Druckanstieg im Thorax; dieser führt zusammen mit der kardialen Sogwirkung zu einem schnellen Bluteinstrom in der rechten Vorhof. Nach Absenken des intraabdominellen Druckes erfolgt der Einstrom aus den Beinen in den Abdominalraum.
▬ *Muskel- und Gelenkpumpe* (▢ Abb. 4.2):
  – Muskelsystole (▢ Abb. 4.3): Unter physiologischen Bedingungen erfolgt in der Muskelsystole ein Druckanstieg in den Beinvenen mit einer Vis a tergo in Richtung Herz, denn die Venenklappen öffnen sich in die physiologische Flussrichtung und schließen sich in die retrograde Flussrichtung sowie in Richtung des oberflächlichen (epifaszialen) Venensystems.

  – Muskeldiastole (▢ Abb. 4.3): Unter physiologischen Bedingungen erfolgt in der Muskeldiastole ein Druckabfall in der Vene mit einer resultierenden Sogwirkung. Bei funktionstüchtigen Venenklappen folgt dem die Freigabe des physiologischen Einstroms aus distaler Richtung.
  – Gelenkpumpe: Die gelenküberscheitenden Venen sind bindegewebig in ihrer Umgebung fixiert (gekoppelt). Bewegungsabhängiger Längszug und anschließende Zugentlastung führen zu volumenverändernden mechanischen Belastungen der lokalen Venen (Gartenschlauchphänomen). Die Gelenkpumpe gilt als sehr effektiv (beachte Auswirkungen des Verlustes, z. B. bei Arthrodese!).
  – Die Venenklappen öffnen sich mit Freigabe der physiologische Flussrichtung und schließen sich in die retrograde Flussrichtung sowie in Richtung des oberflächlichen (epifaszialen) Venensystems.

4

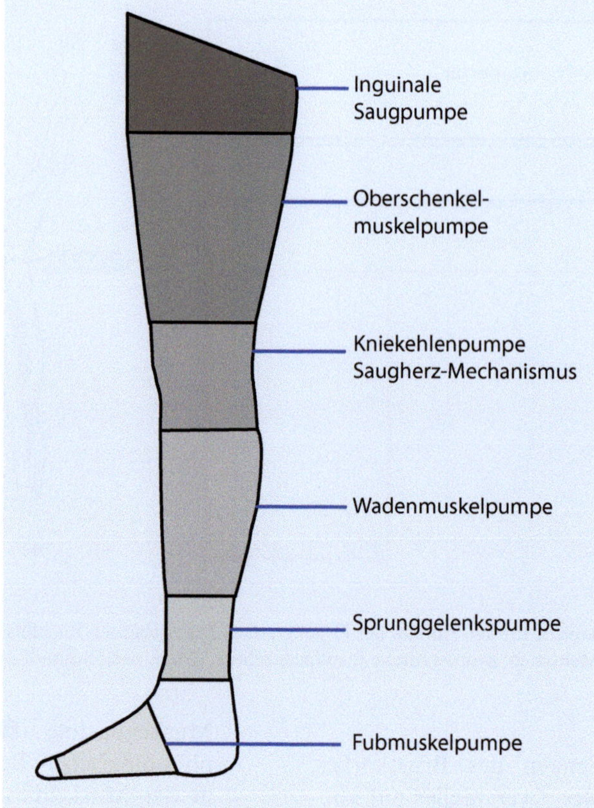

◘ Abb. 4.2   Muskel- und Gelenkpumpen. Der Wirkungsgrad der Muskel- und Gelenkpumpen ist unterschiedlich. Die größte Effektivität haben die Sprunggelenkpumpe und die Wadenmuskelpumpe. (Nüllen und Noppeney 2023)

- Funktionsfähige Venenklappen: Die Funktion der Muskel- und Gelenkpumpen ist gekoppelt an die Funktion von gesunden und intakten Venenklappen (Lokalisation und Verteilung der Venenklappen s.a. 3.1.10, ◘ Abb. 3.4).
- Sonstige Effekte:
  - Hautpumpe/Hautspannung/Hautturgor
  - Externe Kompression (KV, MKS, Hydrotherapie)

Weitere Einflussfaktoren auf das venöse Fließverhalten
- Blutvolumen
- Arterieller Einstrom
- Venentonus

- Umgebungstemperatur
- Blutviskosität

Venöse Strömungsgeschwindigkeit, abhängig von:
- Gesamtquerschnitt der venösen Strombahn
- Venentonus
- Füllungsvolumen
- Körperlicher Aktivität
- Steigt herzwärts an
- Mittlere Strömungsgeschwindigkeiten
  - Venole: 0,03 cm/s
  - Bein (Wade – Leiste im Liegen): 7,7 cm/s
  - Bein (Wade – Leiste im Stehen): 2,1 cm/s
  - VCI: 10 cm/s

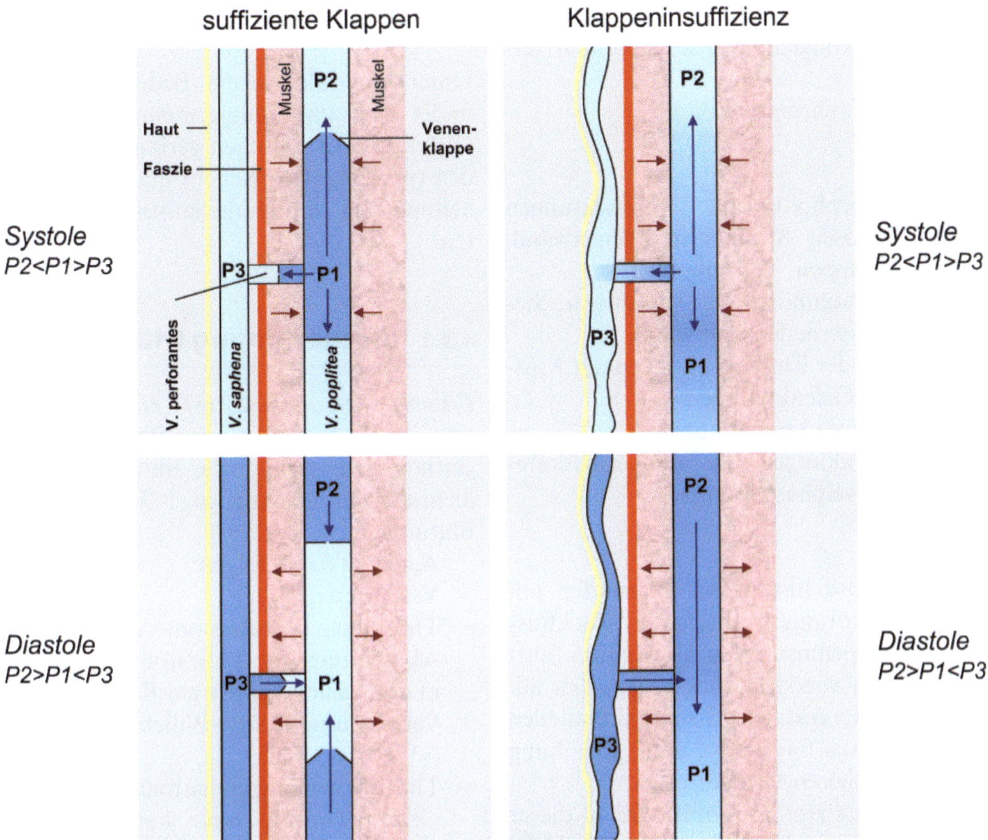

◘ Abb. 4.3 Wadenmuskelpumpe: Druck und Strömungsverhältnisse in Muskelsystole und -diastole. (Noppeney und Nüllen 2021)

— Die Fließgeschwindigkeiten bei körperlicher Aktivität zeigt ◘ Tab. 4.1.

4.2 Pathophysiologie der venösen Hämodynamik

In dem komplexen System des venösen Rückflusses, dessen fehlerfreie Funktion vom reibungslosen Zusammenspiel einer ganzen Reihe von Teilfunktionen abhängig ist, kann das **physiologische Gleichgewicht der treibenden Kräfte** bereits durch relativ geringe pathologische Veränderungen an den Teilfunktionen empfindlich gestört werden; der venöse Ruckfluss wird mehr oder weniger insuffizient.

Venöse Insuffizienz ist der zentrale Begriff in der Pathophysiologie des venösen Rückflusses.

◘ Tab. 4.1 Venöse Fließgeschwindigkeiten

Rückenlage	100 %
Orthostase	60 %
Gehen	120 %
Zehengymnastik	160 %
Fußgymnastik	190 %
Bettende 20° eleviert	250 %
Elevation des ganzen Beins	370 %
Radfahren	440 %

4

Die **venöse Insuffizienz** kann sein:
- primär (kongenital) oder sekundär (erworben),
- akut oder chronisch.

Ursachen:
- Pathomorphologische Veränderungen der venösen Strombahn (Venenwand, Venenklappen, Thrombosen)
- Strombahnhindernisse (Verschlüsse, Stenosen, externe Kompression)
- Ausfall oder Einschränkungen der Muskel- und Gelenkpumpen
- Insuffiziente Venenklappen
- Einschränkungen der thorakoabdominellen Zweiphasenpumpe

Folgen:
- Die venöse Insuffizienz verbunden mit Abflussstörungen und/oder Ruckfluss bei Klappeninsuffizienzen (Reflux) führt zu einem venösen Rückstau in den abhängigen, distalen Strombahnanteilen und daraus folgend zu einer Erhöhung des peripheren Venendruckes.
- Bei muskulärer Aktivität wird in dieser Situation der Venendruck in der Muskelsystole noch zusätzlich verstärkt, man spricht von einer **ambulatorischen venösen Hypertonie**.

Konsequenz:
- Bei einer manifesten venösen Insuffizienz ist eine Restitutio ad integrum i. d. R. ausgeschlossen, sie mündet zwangsläufig in einer mehr oder weniger progredienten chronisch venösen Insuffizienz (CVI) (s. ▶ Kap. 7) mit der konsekutiven ambulatorischen venösen Hypertonie.

Das Primum movens für alle Folgen einer CVI ist die ambulatorische venöse Hypertonie.

4.3 Gerinnungsphysiologie

Unter physiologischen Bedingungen befindet sich das Blutgerinnungssystem im Gleichgewicht zwischen gerinnungsfördernden (prokoagulatorischen) und gerinnungshemmenden (antikoagulatorischen) Kräften.

4.3.1 Blutgerinnung (Hämostase)

Primäre (thrombozytäre) Hämostase: beschreibt die thrombozytäre Phase der Blutgerinnung. Es erfolgt die Blutstillung (Abdichtung der Läsion), ca. 1–3 min (Labor: Blutungszeit).

Auf die Läsion folgen:
- Vasokonstriktion
- Thrombozytenadhäsion: Adhäsion und Aktivierung der Thrombozyten an das in der Läsion freigelegte Kollagen unter Vermittlung des v.-Willebrand-Faktors (vWF).
- Thrombozytenaggregation: Die aktivierten Thrombozyten katalysieren die weitere Anlagerung von Thrombozyten sowie die Aktivierung von Faktor X, Thrombin, Thromboxan und ADP. Unter weiterer Metamorphose werden die Thrombozyten von Fibrinfäden eingesponnen und zu einem festen weißen Abscheidungsthrombus vernetzt.

Sekundäre (plasmatische) Hämostase: eigentliche Blutgerinnung. Die kaskadenartige Wechselwirkung (Kaskadenmodell 1964) der plasmatischen Gerinnungsfaktoren (dynamisch reguliertes Multienzymsystem) wird aktiviert durch den Tissue-Faktor (TF), der in hoher Konzentration im subendothelialen Gewebe vorkommt (früher Extrinsic Factor). Die Kaskade endet in der Bildung eines stabilen Fibrinnetzes, mit Einbindung der zellulären Blutbestandteile führt dies zu einem roten Gerinnungsthrombus.

Plasmatische Gerinnungstests: International Normalized Ratio (INR) (Quick); aktivierte partielle Thromboplastinzeit (aPTT); Thrombinzeit (TZ).

Die zur plasmatischem Hämostase gehörende Kaskade kann auf zwei Wegen aktiviert werden:

- Extrinsisches System: gestartet durch extravaskuläre Gewebekinasen (Tissue Factor, Gewebsthrombokinase). Aktivierung von Faktor VII zu VIIa und X zu Xa, mündet danach zusammen mit dem Intrinsic-System in eine gemeinsame Endstrecke der Gerinnungskaskade.
- Intrinsisches System: startet überwiegend durch
  - die Aktivierung des Hageman-Faktors (Faktor XII); Kaskade bis FX zu FXa,
  - aktivierte Thrombozyten ohne Beteiligung subendothelialer Strukturen, auch durch künstliche Oberflächen wie Katheter, Herzklappen, Stents.

Das Kaskadenmodell der Hämostase kann nicht alle In-vivo-Probleme der Gerinnungsstörungen erklären. Dies führte 2001 zur Formulierung des zellbasiertes Modells der Blutgerinnung.

These: Blutgerinnung startet auf aktivierten Oberflächen von Endothelzellen, Thrombozyten, Monozyten etc. Alle Zellen, die TF auf der Oberfläche tragen, sowie alle Zellen des Blutes interagieren mit den Gerinnungsfaktoren. Eine Trennung von zellulär und plasmatisch oder intrinsisch und extrinsisch entfällt.

Man unterscheidet verschiedene Phasen des zellbasierten Gerinnungsmodells: Amplifikation (Verstärkung), Propagation, Stabilisation.

Dreh- und Angelpunkt bei dieser Interpretation ist die Dysfunktion des Endothels. Endotheliale Dysfunktion, eine Störung der normalen Funktion der Endothelzellen, spielt eine entscheidende Rolle bei der Entstehung von Thrombosen:

- Prothrombotische Verschiebung: Bei endothelialer Dysfunktion werden vermehrt prothrombotische Faktoren exprimiert, wie z. B. v.-Willebrand-Faktor, Gewebeplasminogenaktivator-Inhibitor (PAI-1) und Fibrinogen. Gleichzeitig nimmt die Produktion von antithrombotischen Faktoren, wie z. B. Stickstoffmonoxid (NO) und Prostacyclin, ab.
- Entzündliche Reaktionen: Dysfunktionale Endothelzellen aktivieren Entzündungsreaktionen im Gefäßsystem, was zu einer erhöhten Expression von Adhäsionsmolekülen und Chemokinen führt.
- Oxidativer Stress: Unter Bedingungen wie Rauchen, Diabetes mellitus und Hypercholesterinämie steigt der oxidative Stress im Endothel an. Dies führt zur Verminderung von Stickstoffmonoxid (NO), einem wichtigen Vasodilatator und Hemmer der Thrombozytenaktivierung.

Zusammengefasst führt endotheliale Dysfunktion zu einem Ungleichgewicht zwischen pro- und antithrombotischen Faktoren, einer gesteigerten Entzündungsreaktion, oxidativem Stress und einer gestörten Gefäßtonusregulation, was das Risiko für die Bildung von Thrombosen erhöht.

4.3.2 Thrombophilie

Definition: syn. Thromboseneigung (griech. thrombos „Klumpen", philein „lieben"); hereditäre oder erworbene besondere Neigung (Risikofaktoren) zur Bildung von Thrombosen und Embolien, bedingt durch Störungen des Gerinnungssystems.

Prävalenz: 5–10 %

Hereditäre Thrombophilien

- **Faktor-V-Leiden-Mutation (FVL): homozygot** (OR 40–80)
  Prävalenz: 0,02 %; Teilprävalenz: VTE 1,5 %
  Pathophysiologie: Faktor V wirkt durch seine aktivierte Form Va zusammen mit dem Faktor Xa fördernd auf die

Thrombinbildung. In einem positiven Feedback wird Faktor V selbst durch Thrombin und Faktor Xa aktiviert. Dieser prokoagulatorische Kreislauf kann unter normalen Bedingungen vom aktivierten Komplexprotein S/C (APC) durch Spaltung des Faktors Va unterbrochen werden. Der vom mutierten Gen abgeleitete Faktor Va kann allerdings aufgrund einer veränderten Bindungsstelle nicht gespalten werden, d. h. der prokoagulatorische Prozess kann nicht gestoppt werden.
Labor: APC-Resistenz; Gendiagnostik-PCR

— **Faktor-V-Leiden-Mutation (FVL): heterozygot (OR 3–4)**
Prävalenz: 5 %; Teilprävalenz: VTE 20 %

— **Prothrombinmutation G20210A: homozygot (OR 20–30)**
Prävalenz: 0,02 %; Teilprävalenz: VTE <1 %
Pathophysiologie: Die Mutation bewirkt keine Veränderung der Proteinstruktur, sondern wirkt sich auf die Regulation der Expression aus. Hierdurch wird ständig mehr Prothrombin gebildet als physiologisch notwendig. Diese Steigerung der Konzentration wirkt prokoagulatorisch.
Labor: Prothrombinkonzentration (unsicher); Beweis: molekulargenetische Diagnostik (s. ▶ Kap 31), PCR

— **Prothrombinmutation G20210A: heterozygot (OR 5–7)**
Prävalenz: 2 %; Teilprävalenz: VTE 6 %

— **Antithrombinmangel (AT-Mangel) (OR 4–50)**
Prävalenz: 0,02–0,2 %; Teilprävalenz: VTE 1 %
Pathophysiologie: AT verhindert die Bildung von Thromben durch Hemmung von Faktor IIa, Xa, IXa, XIa. Versagen des Systems bei Absinken von AT auf <50 % der Norm.
Labor: AT-III-Aktivität in % der Norm

— **Protein-C-Mangel (OR 15)**
Prävalenz: 0,2–0,4 %; Teilprävalenz: VTE 3 %
Pathophysiologie: Protease sorgt zusammen mit Protein S für die Inaktivierung von Faktor Va und VIIIa; fördert so die Fibrinolyse und wirkt antikoagulatorisch. Bei Mangel entsteht eine prokoagulatorische Situation.
Labor: Protein-C-Aktivität

— **Protein-S-Mangel (OR 5–10)**
Prävalenz: 0,03–0,1 %; Teilprävalenz: VTE 2 %
Pathophysiologie: Glykoprotein, wirkt zusammen mit dem aktivierten Protein hemmend auf die Blutgerinnung und aktiviert die Fibrinolyse. Ein Mangel wirkt prokoagulatorisch.
Labor: Protein-S-Aktivität

— **Persistierende Faktor-VIII-Erhöhung (OR 5)**
Pathophysiologie: Faktor VIII ist das antihämophile Globulin A. Ein Mangel führt zur Hämophilie; Erhöhungen führen zu erhöhter Thrombosegefährdung.
Labor: Faktor-VIII-Aktivität, > 150 %

— **Thrombotisch-thrombozytopenische Purpura (TTP)** s. u. (familiäre Form)

Erworbene Thrombophilien

— **Antiphospholipid-Syndrom (APS) (OR 5–33)**
Prävalenz: 1–5 %; Teilprävalenz: VTE 2–7 %
Pathophysiologie: Autoimmunologisch induzierte Antikörperbildung gegen Phospholipide, primär (idiopathisch) ohne erkennbares Ursache, sekundär in Begleitung anderer Erkrankungen, z. B. Lupus erythematodes, rheumatischer Formenkreis, Malignome, Infektionen, Medikamentennebenwirkungen. Das Phänomen geht einher mit einer erheblich gesteigerten Thromboseneigung. Frauen > Männer. Betroffene Frauen erleiden oder hatten häufig Fehlgeburten.
Diagnose: Vorliegen von atypischen Thrombosen bei jüngeren Patienten, ins-

besondere Frauen, Schwangerschafts-komplikationen, Autoimmunerkrankungen

Labor: Lupus-Antikoagulanzien; Anticardiolipin-Antikörper vom IgG- oder IgM-Typ

Antikoagulation: Bei manifester Thrombose und gesichertem APS Antikoagulation unbefristet in Therapiedosis, bevorzugt NMH oder Vitamin-K-Antagonisten

Hohes Rezidivrisiko auch unter Antikoagulation

- **Heparininduzierte Thrombozytopenie (HIT II)**
  Inzidenz: unter Heparin 0,1–3 % (UFH>NMH)
  Pathophysiologie: Lebensbedrohliches Krankheitsbild mit Thrombozytendestruktion und folgenden Thrombosen, ausgelöst durch Heparin (Antikörperbildung)
- **Thrombotisch-thrombozytopenische Purpura (TTP)** (M. Moschcowitz)
  Pathophysiologie: Autoimmunologisch ausgelöste Thrombozytendestruktion. Durch den Mangel einer Protease kommt es zu einer Thrombozytenaktivierung und -aggregation und dadurch bedingt zu multiplen Mikrothrombosen.
- Protein-S-Mangel (OR 5–10)
  s. o., als erworbener Mangel auch in Begleitung anderer Erkrankungen (z. B. gastrointestinal, Leber, Infektionen)
- Protein-C-Mangel (OR 15)
  s. o., als erworbener Mangel auch in Begleitung anderer Erkrankungen (z. B. Leber, Sepsis, Vitamin-K-Mangel)

Thrombophilie-Screening
- In der Folge einer VTE nur angezeigt, wenn sich aus dem Ergebnis Rückschlüsse für die optimale Therapie ergeben.
- Zurzeit gibt es keine Evidenz für den Nutzen einer nachgewiesenen Thrombophilie für Therapieentscheidungen in Bezug auf eine Rezidivthrombose.
- Thrombophilie-Screening ist sinnlos, wenn
  - das VTE-Ereignis von einem starken persistierenden Risikofaktor begleitet ist (z. B. Malignom),
  - das VTE-Ereignis von einem starken transienten Risikofaktor begleitet ist (z. B. OP, Trauma).
- Thrombophilien mit einer geringen OR (OR <10) haben kaum Einfluss auf das VTE-Rezidivrisiko.

Beachte: Ein Thrombophilie-Screening soll bei Patienten mit venöser Thromboembolie nur dann durchgeführt werden, wenn sich aus dem Ergebnis therapeutische Konsequenzen ableiten lassen (LL VTE 2023).
Primärer V. a. hereditäre Thrombophilie
Ein Verdacht auf hereditäre Thrombophilie ist gegeben bei:
- jungen, anscheinend gesunden Erwachsenen mit VTE,
- positiver Familienanamnese auf VTE,
- spontaner VTE ohne starke Triggerfaktoren.

Thrombophilietestungen sollen beschränkt werden auf die wichtigsten Formen mit gesicherter Kausalität.
- Genanalyse auf FVL (ggf. APC-Resistenz als Vortest)
- Genanalyse auf Prothrombinmutation
- Aktivitätsmessung
  - Antithrombin
  - Protein C
  - Protein S
- Kein Thrombophilie-Screening in der akuten VTE-Phase
- Kein Thrombophilie-Screening unter Antikoagulation

Beachte: Gendiagnostikgesetz (s. ▶ Kap. 31).

Literatur

Busse R (2008) Kreislauf. In: Schmidt F u, Lang F (Hrsg.) Physiologie des Menschen, 30. Aufl. Springer, Heidelberg

Hach W, Hach-Wunderle V (2002) Die sekundäre Leitveneninsuffizienz. Gefäßchirurgie 7:171–179 LLTVT

Nüllen N, Diehm (Hrsg) (2014) VTE – Venöse Thromboembolien. Springer, Heidelberg

Pötzsch M (Hrsg) (2010) Hämostaseologie Grundlagen, Diagnostik, Therapie, 2. Aufl. Springer, Heidelberg

Blum S (Hrsg) (2006) Klinische Pathophysiologie. Thieme, Stuttgart

Klassifikationen venöser Erkrankungen

Inhaltsverzeichnis

„Klassifikation ist eine Methode der Verallgemeinerung". (Farr 1856)

5.1 Stammveneninsuffizienz n. Hach

Graduierung der Stammveneninsuffizienz; Maß für die Länge der Refluxstrecke (s. ▶ Kap. 31)

Beachte: Die Klassifikation der Stammveneninsuffizienz graduiert nicht ein Erkrankungsstadium oder einen Schwergrad, sondern nur die Länge der Refluxstrecke.

Beachte: Oberer Insuffizienzpunkt, unterer Insuffizienzpunkt, inkomplette Stammveneninsuffizienz (◧ Abb. 5.1, s. ▶ Kap. 31).

5.2 CEAP-Klassifikation

Akronym aus: **C**linical Sign, **E**tiology; **A**natomy; **P**athophysiology

- Erstpublikation der CEAP-Klassifikation 1988; letztes Update 2020
- Klassifikationssystem für Venenerkrankungen
- Gültig und anwendbar für: CVI, TVT, VT der oberen Extremitäten, LE

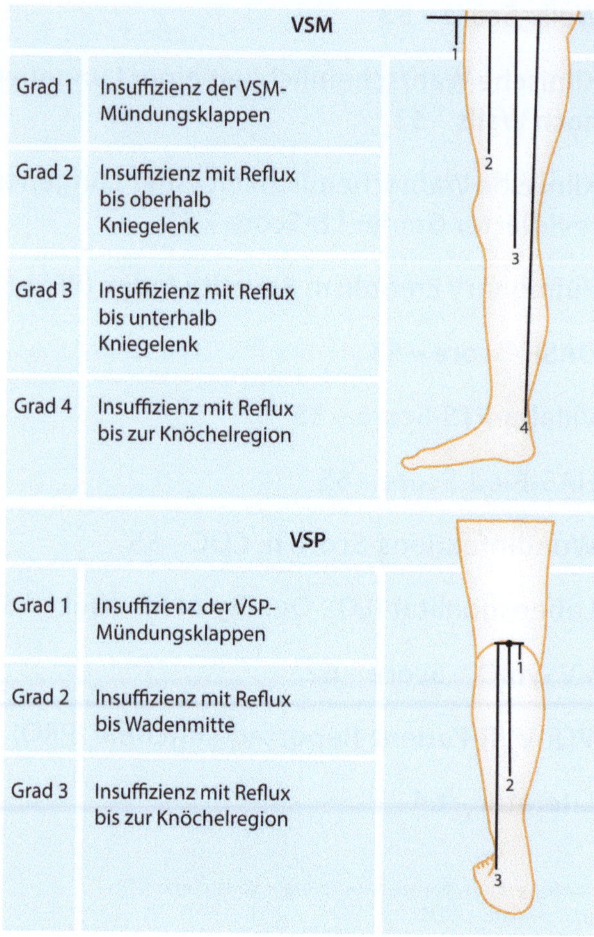

◧ **Abb. 5.1**   Stammveneninsuffizienz n. Hach. (Noppeney und Nüllen 2021)

Beachte: CEAP ist eine klinische Stadieneinteilung u. ausdrücklich keine Angabe für den Schwergrad der dokumentierten Erkrankung.
Anwendung im klinischen Alltag meist auf die C-Klassen beschränkt (◨ Tab. 5.1)

5.3 VCSS

Akronym aus: **V**enous **C**linical **S**everity **S**core
- Erstpublikation 1996; letztes Update 2017
- Scoring-System für die Beurteilung des Schwergrades von Venenerkrankungen
- Die Scoring-Punkte werden addiert; Umfang 0–30 Punkte.

Kann bei längerfristiger und wiederholter Anwendung den Verlauf der Erkrankung und ggf. den Erfolg der Maßnahmen dokumentieren (◨ Abb. 5.2).

5.4 REVAS/REVAT

5.4.1 REVAS

System zur Klassifizierung der Rezidivvarikose (**R**ecurrend **v**arices **a**fter **s**urgery) zurückgehend auf eine internationale Konsensusgruppe (Perrin et al. 2000), basierend auf CEAP (advanced form) und REVAS-Kriterien (◨ Tab. 5.2)

5.4.2 REVAT

System zur Klassifizierung der Rezidivvarikose (**R**ecurrent **V**arices **A**fter **T**herapy) (Noppeney 2000)
    REVAT-Klassifikation der Rezidivvarikose ist anwendbar für alle invasiven Therapieverfahren und erfasst alle Stromgebiete und alle Ursachen (◨ Abb. 5.3).

5.5 Wells-Score

Relative Messung der klinischen Wahrscheinlichkeit (KW) des Vorliegens einer TBVT (Score-System) (◨ Tab. 5.3)

5.6 Klinische Wahrscheinlichkeit einer Lungenembolie nach Wells

Relative Messung der klinischen Wahrscheinlichkeit des Vorliegens einer LE (Score) (◨ Tab. 5.4)

5.7 Klinische Wahrscheinlichkeit einer Lungenembolie; revidierter Genfer LE-Score

Relative Messung der klinischen Wahrscheinlichkeit des Vorliegens einer LE (Score) (◨ Tab. 5.5)
Vergleichbar dem Wells-Score)
Revidierter Genfer Score nach Le Gal(2006). (Aus: Nüllen et al. 2014; aktualisiert)

5.8 Pulmonary Embolism Severity Index (PESI-Score)

Scoring zur Bestimmung des klinischen Schwergrades und des Mortalitätsrisikos bei bekannter LE (◨ Tab. 5.6)
    Die vereinfachte Form des ursprünglichen PESI-Scores (neu sPESI) selektiert im Wesentlichen die Betroffenen mit einem niedrigen Risiko.

5.9 DASH-Score

Klinische Wahrscheinlichkeit für Rezidivthrombose nach Beendigung der Antikoagulation (◨ Tab. 5.7)
Akronym aus: **D**-Dimere, **A**ge, **S**ex, **H**ormone

◻ Tab. 5.1 CEAP-Klassifikation. (aus Noppeney und Nüllen 2021)

C	**Clinical Signs:** Beine mit chronischer Venenerkrankung werden klassifiziert in klinische Klassen 0–6 in Abhängigkeit von objektiven klinischen Zeichen. Darüber hinaus wird nach asymptomatisch, symptomatisch und Rezidiv unterschieden.
C_0	Keine sichtbaren oder palpablen Zeichen einer Venenerkrankung[1]
C_1	Besenreiser, retikulare Varizen
C_2	Varizen
C_2r	Rezidivvarikose
C_3	Ödeme ohne Hautveränderungen
C_4	Veränderungen an Haut und Unterhautgewebe infolge CVI
C_4a	Pigmentationen und/oder Stauungsekzeme
C_4b	Dermoliposklerose und/oder Atrophie blanche, Hypodermitis
C_4c	Corona phlebectatica
C_5	Hautveränderungen und Ulkusnarben
C_6	Florides Ulcus cruris
C_6r	Ulcus cruris, florides Rezidiv
	Jede klinische Klasse kann subklassifiziert werden nach:
s	Symptomatisch inkl. Schmerzen, Engegefühl, Hautirritationen, Schweregefühl und Muskelkrämpfe sowie anderen Beschwerden, die auf eine venöse Störung zurückzuführen sind oder im Verdacht stehen, durch eine venöse Erkrankung begründet zu sein
a	Asymptomatisch
E	**Etiologie – Ätiologie, ätiologische Klassifikation**
Ep	Primär
Es	Sekundär (erworben, z. B. postthrombotisch)
Esi	Sekundar-intravenös
Ese	Sekundar-extravenös
Ec	Congenital = kongenital
En	„No venous cause identified", d. h. keine venöse Ursache feststellbar
A	**Die anatomische Klassifikation**
As	Superficial = oberflächliche Venen
Ap	Perforansvenen
Ad	Deep = tiefe Venen
An	„No venous location identified", keine venöse Lokalisation bekannt
P	**Pathophysiologische Klassifikation** Ursache der Beschwerden sind:

(Fortsetzung)

□ Tab. 5.1	(Fortsetzung)
Pr	Reflux
Po	Obstruktion
Pro	Reflux und Obstruktion
Pn	„No venous pathophysiology identiable", keine venöse Pathophysiologie feststellbar

[1] Anmerkung: C_0 erfasst Patienten ohne sichtbare oder palpable Zeichen einer venösen Erkrankung. Sie können sowohl als C_{0s} (symptomatisch) als auch C_{0a} (asymptomatisch) codiert werden. Unter die Kategorie C_{0s} fallen z. B. Patienten
– mit venöser Symptomatik, ohne Zeichen einer venösen Erkrankung, aber mit bei einer Routineuntersuchung nachgewiesenem Reflux (C_{0s}, P_r)
– mit venöser Symptomatik, ohne Zeichen einer venösen Erkrankung und ohne pathologischen Befund (C_{0s}, P_n)

5.10 Villalta-PTS-Score

Scoring-System zur Sicherung bzw. zum Ausschluss eines PTS.
Im positiven Fall der Sicherung ergibt sich ein Maß für den Schweregrad des PTS (□ Tab. 5.8).
Erstpublikation 1994, erstes Update 2009

5.11 HAS-Bled-Score

Score für die Risikobewertung einer Blutung unter Antikoagulation
Ursprünglich entwickelt für Antikoagulation bei Vorhofflimmern (□ Tab. 5.9)
Akronym aus den Bewertungskriterien:
Risikofaktoren $0 = $ nein, $1 = $ ja

5.12 Wundinfektions-Score n. CDC

Grading von postinterventionellen Wundinfektionen gemäß Vorgabe des CDC (Center of Disease Control, USA) (□ Tab. 5.10)

5.13 Lebensqualität (LQ); Quality of life (QoL)

Formen der Erfolgsbeurteilung (Ergebnisquantifizierung, Outcome Assessment) nach medizinischen Interventionen:
- Frage nach der Veränderung objektiver morphologischer bzw. (patho-)physiologischer Parameter (wissenschaftszentrierte Bewertung)
- Frage nach dem Nutzen für den Patienten (patientenzentrierte Bewertung)

Die Frage nach dem Nutzen für den Patienten führt zur Frage nach dem Maß an Patientenzufriedenheit und der Lebensqualität (s. ► Kap. 31).
Für die Messung der LQ bei Venenerkrankungen sind in den letzten Jahren eine Vielzahl an Instrumenten entwickelt worden. Als bekannteste Testverfahren gelten (ohne Anspruch auf Vollständigkeit):
- **SF-36-Fragebogen** (► www.sf-36.org; ► www.quali-team.de; ► www.jsigle.com Ware et al. 1992): international anerkanntes und verbreitetes Instrument für die HRQoL

5

Venous Clinical Severity Score (VCSS)				
Nr		**Keine = 0**	**Mild = 1**	**Moderat = 2**	**Schwer = 3**
01	Schmerzen o. andere Beschwerden (z. B. anhaltende Schmerzen, Schweregefühl, Müdigkeitsgefühl, Wundgefühl, Brennen)	Re ○ Li ○ Keine	Re ○ Li ○ Gelegentliche Schmerzen oder andere Beschwerden (ohne Beeinträchtigung der normalen täglichen Aktivitäten)	Re ○ Li ○ Tägl. Schmerzen o. andere Beschwerden (Behindert, aber verhindert nicht die normalen tägl. Aktivitäten)	Re ○ Li ○ Tägl. Schmerzen o. Beschwerden (begrenzt die meisten normalen täglichen Aktivitäten)
02	Varizen (≥3 mm im Durchmesser, im Stehen)	Re ○ Li ○ Keine	Re ○ Li ○ Wenige, verstreut (isolierte Seitenäste u. Varizennester; einschl. Corona phlebectatica)	Re ○ Li ○ Begrenzt auf US *oder* ○S	Re ○ Li ○ Betrifft US *und* OS
03	Venöses Ödem Vermutlich venösen Ursprungs	Re ○ Li ○ Keine	Re ○ Li ○ Begrenzt auf Fuß und Knöchelbereich	Re ○ Li ○ Ausdehnung bis oberhalb Knöchel, jedoch unterhalb Knie	Re ○ Li ○ Bis zum Knie und darüber hinaus zum OS
04	Pigmentationen Vermutlich venösen Ursprungs; ohne fokale Pigmentationen im Verlauf von Varizen oder bei anderen chron. Erkrankungen	Re ○ Li ○ Keine oder fokal	Re ○ Li ○ Begrenzt perimalleolär	Re ○ Li ○ Diffus o. unteres Drittel des US	Re ○ Li ○ Größere Ausdehnung, > unteres Drittel US
05	Entzündung Mehr als frische Pigmentationen, z. B.: Erythem, Cellulitis, venöses Ekzem, Dermatitis	Re ○ Li ○ Keine	Re ○ Li ○ Begrenzt perimalleolär	Re ○ Li ○ Diffus o. unteres Drittel des US	Re ○ Li ○ Größere Ausdehnung, > unteres Drittel US
06	Induration Sekundäre, vermutlich venös bedingte Veränderungen der Haut und der Unterhautgewebe (chron. Ödem mit Fibrose, Hypodermitis) einschl. Atrophie blanche und Lipodermatosklerosis	Re ○ Li ○ Keine	Re ○ Li ○ Begrenzt perimalleolär	Re ○ Li ○ Diffus o. unteres Drittel des US	Re ○ Li ○ Größere Ausdehnung, > unteres Drittel US
07	Zahl der Ulzera	Re ○ Li ○ 0	Re ○ Li ○ 1	Re ○ Li ○ 2	Re ○ Li ○ >2
08	Dauer der Ulzeration	Re ○ Li ○	Re ○ Li ○	Re ○ Li ○	Re ○ Li ○
Nr		**Keine = 0**	**Mild = 1**	**Moderat = 2**	**Schwer = 3**
		Keine	<3 Monate	>3 Monate, <1 Jahr	>1 Jahr
09	Ulkusgröße	Re ○ Li ○ Keine	Re ○ Li ○ <2 cm Durchmesser	Re ○ Li ○ 2–6 cm Durchmesser	Re ○ Li ○ >6 cm Durchmesser
10	Einsatz Kompressionstherapie	Re ○ Li ○ Keine o. keine Compliance	Re ○ Li ○ Gelegentliches Tragen von MKS	Re ○ Li ○ Überwiegendes Tragen von MKS	Re ○ Li ○ Ständiges Tragen von MKS (Volle Compliance)
	Berechneter Gesamtwert:				

MKS medizinischer Kompressionsstrumpf, *OS* Oberschenkel, *US* Unterschenkel.

◻ **Abb. 5.2**   Venous Clinical Severity Score (VCSS). (Noppeney und Nüllen 2021)

◘ Tab. 5.2 Klassifikations-Systematik **REVAS** (Perrin et al. 2000)

Topographic sites	
g	groin
t	thigh
p	poplteal fossa
l	Lower leg incl. ankle and foot
o	other
Sources of reflux	
0	No identified source of reflux
1	Pelvic and/or abdominal
2	saphenofemoral
3	thigh perforators
4	saphenopopliteal junction
5	a popliteal perforator
6	gastrocmemius veins
7	lower leg perfotators
Reflux degree	
R+	clinical significance probable
R-	clinical significance unlikely
R?	clinical significance uncertain
Nature of sources	
Ss	Same site of previous surgery
1	technical failure
2	tactical failure
3	neovascularization
4	uncertain or unknown
5	mixed
Ds	Different/new site
1	persistent
2	new
3	Uncertain or unknown
GSV AK	above the knee
GSV BK	below the knee
SSV	short saphenous vein
O	other
N	neither

(Fortsetzung)

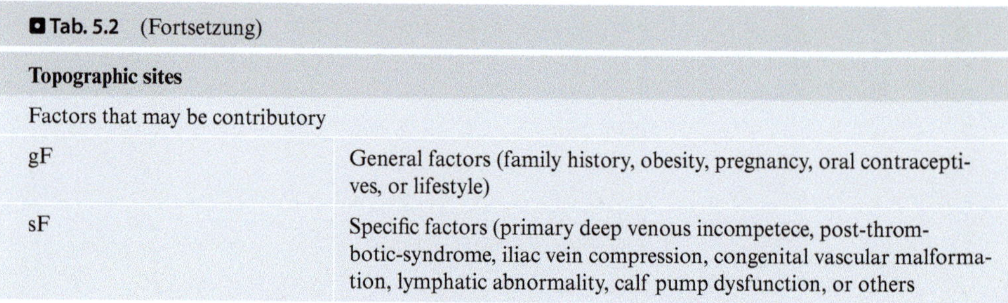

Tab. 5.2   (Fortsetzung)

Topographic sites	
Factors that may be contributory	
gF	General factors (family history, obesity, pregnancy, oral contraceptives, or lifestyle)
sF	Specific factors (primary deep venous incompetece, post-thrombotic-syndrome, iliac vein compression, congenital vascular malformation, lymphatic abnormality, calf pump dysfunction, or others)

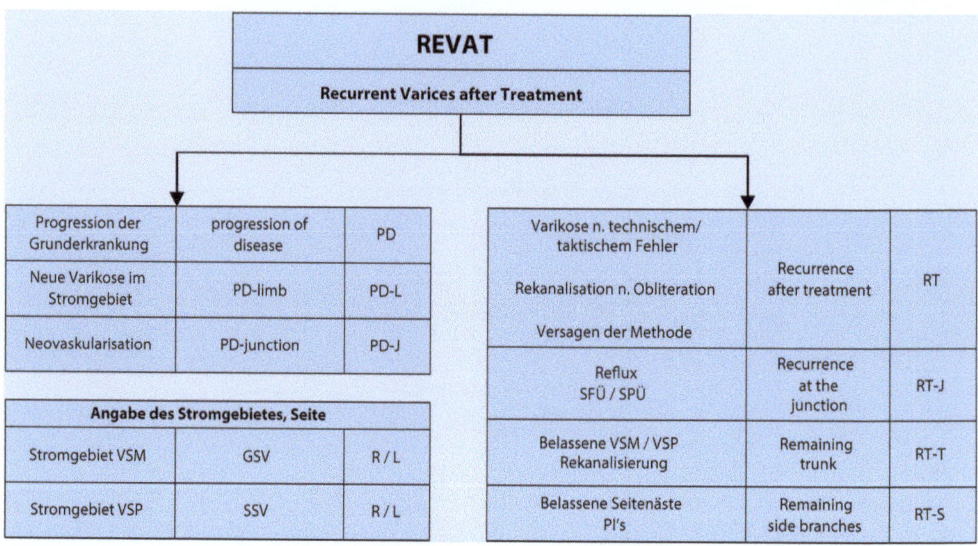

Abb. 5.3   REVAT. (Noppeney und Nüllen 2021)

- **Aberdeen Varicose Vein Severity Score (AVVS)** (Garrat 1993): DRQoL-Test speziell fokussiert auf die Varikose; Anwendung in Kombination mit SF36 mit zusätzlichen 20 krankheitsspezifischen Fragen
- **CIVIQ** (Launois 1996): DRQoL-Test mit 20 Fragen in 4 Dimensionen (psychisches Befinden, Schmerzen, physische Funktionen, Sozialleben); erfasst keine schweren Stadien der CVI wie Dermatoliposklerose und Ulzera
- **Freiburg Life Quality Assessment (FLQA)** (Augustin 1997): DRQoL-Test mit 84 Fragen in 8 Dimensionen (körperliche Beschwerden, Alltagsleben, Sozialleben, psychisches Befinden, Therapie, Zufriedenheit, Berufsleben); ergänzt um eine Kurzform **(FLQA-VS-10)** mit lediglich 10 Fragen (Augustin 2015)
- **Venenskala** (Dieze 1998): DRQoL-Test mit 104 Items in 8 Dimensionen (körperliche Beschwerden, Behandlung, funktioneller Status, krankheitsspezifische Ängste, Stimmungslage, Zufrieden-

◘ Tab. 5.3 Bestimmung der klinischen Wahrscheinlichkeit einer Beinvenenthrombose (TBVT). (Nach Wells 1997, 2003)

Aktive Krebserkrankung (anhaltende Therapie oder in den letzten 6 Monaten oder Palliativtherapie)	0/1
Lähmung oder kürzliche Immobilisation der Beine	0/1
Bettruhe (>3 Tage), große Chirurgie (<12 Wochen)	0/1
Schmerz/Verhärtung entlang der tiefen Venen	0/1
Schwellung ganzes Bein	0/1
Unterschenkel-Schwellung >3 cm im Vergleich zur Gegenseite	0/1
Eindrückbares Ödem am symptomatischen Bein	0/1
Kollateralvenen	0/1
Frühere, dokumentierte TBVT	0/1
Alternative Diagnose mindestens ebenso wahrscheinlich wie tiefe Venenthrombose	−2
Summe	

Score ≥ 2: Wahrscheinlichkeit für eine TBVT ist hoch
Score < 2: Wahrscheinlichkeit für eine TBVT ist nicht hoch

◘ Tab. 5.4 Klinische Wahrscheinlichkeit einer LE. (Nach Wells 1997, 2003)

Klinische Zeichen f. TBVT		0/3
Alternative Diagnose weniger wahrscheinlich		0/3
Herzfrequenz >100 Schläge/min		0/1,5
Immobilisation oder OP in den letzten 4 Wochen		0/1,5
Frühere TVT oder LE		0/1,5
Hämoptoe		0/1
Malignomtherapie in den letzten 6 Monaten		0/1
Summe		
Bewertung		
KW (3-gliedrig)	Score	LE (validiert)
Niedrig	0–1	3,4 %
Mittel	2–6	27,8 %
Hoch	≥ 7	78,4 %
KW (2-gliedrig)	Score	
Niedrig	0–4	
Hoch	> 4	

5

◻ Tab. 5.5   Klinische Wahrscheinlichkeit (KW) für eine Lungenembolie (LE)

Parameter	Vorgabe	
	Original	Vereinfachter Score
Alter >65 Jahre	1	1
Frühere TVT oder LE	3	1
Malignom in den letzten 6 Monaten	2	1
Immobilisation o. OP i.d. letzten 4 Wo	2	1
Einseitiger Beinschmerz	3	1
Klin. Zeichen für TVT	4	1
Hämoptoe	2	1
Herzfrequenz 75–94 Schläge/Min	3	1
Herzfrequenz ≥ 95 Schläge/Min	5	2
Summe		

Bewertung der KW

3-stufige Bewertung:		Risiko	3-stufige Bewertung	
niedrig	0–3	7–12 % LE	niedrig	0–1
mittel	4–10	22–31 % LE	mittel	2–4
hoch	≥ 11	58–82 % LE	hoch	≥ 5
2-stufige Bewertung			2-stufige Bewertung	
niedrig	0–4		niedrig	0–2
hoch	≥ 5		hoch	≥ 3

◻ Tab. 5.6   Klinischer Schweregrad und Mortalitätsrisiko bei LE, simplifizierte Form (sPESI)

Parameter	Punkte
Alter > 80 Jahre	1
Aktives Malignom	1
Chronische kardiopulmonale Erkrankung	1
Herzfrequenz ≥ 100/min	1
Systolischer Druck <100 mmHg	1
Arterielle O$_2$-Sättigung <90 %	1
30-Tage-Mortalitätsrisiko – 0 Pkt: niedrig; ca. 1 % – ≥ 1 Pkt: intermediär; ca. 11 %	

heit, Sozialleben, Bewertung der Krankheit)

— **The Charing Cross Venous Ulcer Questionaire** (Smith 2000): DRQoL-Test speziell für venöse Ulzera
— **VEINES (Venous Insufficiency Epidemiological and Economic Study Quality of Life and Symptoms; VEINES-QOL/ Sym)** (Lamping et al. 2003): DRQoL-Test; Einschluss aller Erkrankungen des Venensystems, 26 Fragen
— **Specific Quality-of-life and Outcome Response – Venous (SQOR-V)** (Shepherd et al. 2011)
— **VVSymQ®** (Paty et al. 2016): spezifisches Instrument für die Anwendung bei Varikose

◘ Tab. 5.7 DASH-Score zur Einschätzung des TVT-Rezidivs. (Nüllen et al. 2014)

Kriterium		Punkte
D	Erhöhter D-Dimer-Wert nach Beendigung der Antikoagulation	2
A	Alter >50 Jahre	1
S	Männliches Geschlecht	1
H	Bei ♀: Östrogene genommen zum Zeitpunkt des TVT-Ereignisses	-2
Auswertung		
≤1	Geringe Wahrscheinlichkeit für ein Rezidiv mit <5 % pro Jahr. Die Antikoagulation kann gestoppt werden.	
>1	Hohe Wahrscheinlichkeit für ein Rezidiv. Unter Abwägung des Blutungsrisikos sollte eine längerfristige Antikoagulation diskutiert werden.	

◘ Tab. 5.8 Villalta-PTS-Score

A Symptome	rechts	links
Schmerzen		
Krämpfe		
Schweregefühl		
Parästhesien		
Juckreiz		
B Klinische Zeichen	**re**	**li**
Prätibiale Ödeme		
Hautindurationen		
Hyperpigmentationen		
Rötung		
Venöse Ektasien		
Wadendruckschmerz		
Florides Ulcus cruris		
Summen A + B		

Befundbeurteilung:
0 = keine; 1 = leicht;
2 = mäßig; 3 = Schwer
kein Ulkus = 0; florides Ulkus = 15

Ergebnisbewertung
0–4 = kein PTS
5–9 = leichtes PTS
10–14 = mäßiges PTS
15–33 = schweres PTS

◻ Tab. 5.9 HAS-BLED-Score. Risiko für Blutungen unter Antikoagulation (bei Vorhofflimmern)

Hypertension	Arterielle Hypertonie (systol. RR > 160 mmHg)	1
Abnormal Function	Niereninsuffizienz	1
	Leberfunktion eingeschränkt (Bilirubin >2-fach erhöht, GOT/ GPT >3-fach erhöht)	1
Stroke	Durchgemachter Schlaganfall	1
Bleeding	Durchgemachte Blutungskomplikation	1
Labile INR	Instabile INR-Einstellung (<60 % der INR-Werte im Zielbereich)	1
Elderly	Alter >65 Jahre	1
Drugs or alcohol	Zusätzliche Medikamente mit Beeinflussung der Gerinnung (Aggregationshemmer, NSA)	1
	Alkoholabusus	1
	Summe	9

Auswertung:
Ein Score >3 zeigt ein erhöhtes Risiko an für
–Himblutung
–Blutung mit Notwendigkeit einer stationären Versorgung
–Hb-Abfall>2 g/l
–Transfusionsbedarf

◻ Tab. 5.10 Grading der postoperativen Wundinfektion (CDC-Definition)

Zeitfenster: Bis zu 30 Tage nach dem Eingriff oder bis zu 1 Jahr, wenn ein Implantat in situ	
A1	Oberflächliche Infektion: Infektion der Haut, Hautanhangsgebilde und Subkutis
A2	Tiefe Wundinfektion: Beteiligung von Faszien und Muskeln, keine Gefäßbeteiligung
A3	Infektion mit Organbeteiligung: Organbefall, ggf. mit Beteiligung der Körperhöhlen, ggf. Beteiligung der Gefäße bzw. Implantate

5.14 VVSymQ®- Score

In einem speziellen Auswahlverfahren wurde aus den Symptom-Items des VEINES-QOL/Sym die fünf Nennungen als besonders relevant validiert und auf der Basis der engl. Bezeichnungen als Acronym „HASTI" zusammengefaßt. Die Symptome werden vom Patienten nach Häufigkeit und Dauer des Auftretens bewertet. Die Bewertungen werden addiert und ergeben einen Score zwischen 0 und 25 (◻ Tab. 5.11).

◻ Tab. 5.11 VVSymQ®-Score: Patient-Reported-Outcome zur Symptomatik bei Varikose. (Mod. Nach Paty et. al. 2017)

			Überhaupt nicht	Selten	Gelegentlich	Häufig	Über-wiegend	Unun-terbrochen
Score			**0**	**1**	**2**	**3**	**4**	**5**
Heaviness	H	Schwerege-fühl						
Achiness	A	Schmerzhaf-tigkeit						
Swelling	S	Ödem, Schwellung						
Throbbing	T	Klopfen/Po-chen/Pulsie-ren						
Itching	I	Juckreiz						

5.15 VQI-VVR-Patient-Reported-Outcome (PRO)

Mit Einrichtung des VVR (Varicose Vein Registry) wurde für die Erfassung der Lebensqualität (VVR-PRO) (s. ▶ Kap. 31) das VVSymQ-Instrument mit einem zusätzlichen Instrument für die Intensität der im VVSymQ geschilderten Beschwerden (5 Intensitätsangaben) und für das Maß der Beeinträchtigung der Arbeitsfähigkeit bzw. der körperlichen Aktivität (6 Stufen) angefügt. Die Punkte, die sich gemäß der Vorgaben ergeben, werden addiert (0–34) (◻ Tab. 5.12).

Zur Bedeutung und Unterscheidung von QoL und PRO wird auf ▶ Kap. 31 verwiesen.

◻ Tab. 5.12 Intensität der Beschwerden und Einfluss auf die Arbeitsfähigkeit/körperliche Aktivität (Beeinträchtigung). (Nach Obi et. al. 2017; aus Noppeney und Nüllen 2021)

Intensität: Schweregefühl; Schmerzhaftigkeit; Ödem/Schwellung; Klopfen/Pochen/Pulsieren; Juckreiz	Keine 0	Leicht 1	Moderat 2	Schwer 3	Extrem 4
Beeinträchtigung der Arbeitsfähigkeit bzw. der körperlichen Aktivität					
Keine Beeinträchtigung	0				
Symptome, aber volle Arbeitsfähigkeit bzw. Aktivität	1				
Gering eingeschränkt	2				
Moderat eingeschränkt	3				
Schwer eingeschränkt	4				
Arbeitsunfähig bzw. nicht fähig zur körperlichen Aktivität	5				

Literatur

Kahn SR, Partsch H, Vedantham S, Prandoni P, Kearon C, on behalf of the subcommittee on control of anticoagulation of the scientific and standardization committee of the international society on thrombosis and haemostasis (2009) Definition of post-thrombotic syndrome of the leg for use in clinical investigations: a recommendation for Standardization. J Thromb Haemost 7:879–883

Kistner RK, Eklöf BO (2017) Classification and etiology of chronic venous disease. In: Gloviczki P et al. (Hrsg.) Handbook of Venous and Lymphatic Disorders, 4. Aufl. CRC Press

Lurie F, Passman M, Meissner M, Dalsing M, Masuda E, Welch H, Bush RL, Bleba J, Carpentier PH, De Maesenneer E et al (2020) The 2020 update of the CEAP classification system and reporting standards. J Vasc Surg: Venous and Lym Dis 8:342–352

Noppeney T, Nüllen H (2009) REVAT-Definition und Klassifikation der Rezidivvarikose. Phlebologie 38:134–138

Paty J, Turner-Bowker DN, Elash CA, Wright D (2016) The VVSymQ® instrument: use of a new patient-reported outcome measure für assessment of varicose vein Symptoms. Phlebology 31: 481–488

RKI. Definition nosokomialer Infektionen (CDC-Definition). ▶ https://www.nrz-hygiene.de/files/KISS-Definitionen/CDC_Definitionen%207te%20Auflage%202011.pdf

Vasques MA, Rabe E, Lafferty RB, Shortell CK, Marston WA, Gillespie D, Meissner MH, Rutherford R (2010) Revision of the venous severity score: Venous outcomes consensus statement: spezial communication of the American Venous Forum Ad Hoc Outcomes Working Group. J Vasc Surg 525:1387–1396

Diagnostik in der Phlebologie

Inhaltsverzeichnis

© Der/die Autor(en), exklusiv lizenziert an Springer-Verlag GmbH, DE,
ein Teil von Springer Nature 2025
H. Nüllen and T. Noppeney, *Repetitorium Phlebologie*,
https://doi.org/10.1007/978-3-662-68385-9_6

6.1 Klinische Diagnostik

Ärztlich geführte diagnostische Maßnahmen – ohne Einsatz hämodynamischer und bildgebender Untersuchungsmethoden – zur Begründung einer phlebologischen Diagnose oder Verdachtsdiagnose sind Anamnese, klinischer Untersuchungsbefund, Klassifikation und Dokumentation des Befundes.

Mindestanforderungen für eine phlebologische (Erst-)Konsultation (phlebologischer Status):

- Anamnese
- Klinische Untersuchung
- *Technische Untersuchungen*
  - *Arterieller Druckindex (ABI)*
  - *LRR und/oder VVP*
  - *Duplexsonographie*
- Standardisierte Dokumentation
- Diagnose oder Verdachtsdiagnose/vorläufige Diagnose festlegen
- Klassifikation des Status (soweit Klassifikationsinstrumente verfügbar)
- Beratung, ggf. Indikationsstellung
- Bericht

6.1.1 Anamnese

Mindestanforderungen an eine systematische (phlebologische) Anamnese:

- Frühere Anamnese (Historie)
- Dauer und Ausprägung der Erkrankung
- Familiäre Belastung
- Risikofaktoren (s. ▶ Kap. 31)
- Vorausgegangene Komplikationen der Erkrankung
- Vorausgegangene Therapiemaßnahmen
- Thromboembolische Ereignisse beim Patienten und/oder in der Familie
- Sonstige klinisch bedeutsame Begleiterkrankungen
- Berufsanamnese
- Jetzige Anamnese (Beginn, Beschwerden, bisherige Maßnahmen)
- Aktuelle Therapie
- Medikamentenanamnese

6.1.2 Klinische Untersuchung

Setting: Vollständige Entkleidung beider Beine; stehender Patient; idealerweise erhöhter Standort des Patienten; Beleuchtung möglichst in Tageslichtqualität.

Ziel der klinischen Untersuchung: Objektive Erfassung aller Merkmale bzw. objektiver Symptome (s. ▶ Kap. 31) der untersuchten Körperregion; besondere Beachtung phlebologischer Aspekte.

- *Inspektion:* Art, Umfang, Lokalisation und Verteilung von Varizen, ggf. vorhandene Hautveränderungen, Narben, Ödeme, Bewegungsapparat (Seitenvergleich, Deformitäten, Achsfehlstellungen, Längendifferenzen), Fußsohlenbeschwielung
- *Palpation:* Ödemstatus (Kompressionstest über der Tibia, retromalleoläre Kulissen etc.), Gewebeturgor, Muskeltonus, Schmerzpunkte, Sensibilitätsstörungen, tastbare Varizen (Stammvenen, „blow outs" [s. ▶ Kap. 31], Faszienlücken), Gewebeverhärtungen, Gelenkergüsse, Pulsstatus, ggf. Biometrie (s. ▶ Kap. 31)
- *Funktionsprüfung:* aktive und passive Beweglichkeit (ggf. klassische Venen-Funktionsteste nach Trendelenburg [s. ▶ Kap. 31] etc.)
- *Grobneurologische Prüfung:* Sensibilität, Motorik

6.2 Hämodynamische Untersuchungen

Der Schlüssel zum Verständnis der Pathophysiologie venöser Erkrankungen ist die Kenntnis der zugrundeliegenden Störung der venösen Hämodynamik

Darüber hinaus ist die Messung hämodynamischer Parameter geeignet, objektiven Nachweis zu führen über den Nutzen von therapeutischer Maßnahmen.

6.2.1 cw-Ultraschall-Dopplersonographie (USD)

Mittels Stiftsonde durchgeführte direkte Ultraschall-Detektion oberflächennaher, gelegentlich auch tiefer Gefäße (i. d. R. 4 bzw. 8 MHz).

Die Methode beruht auf dem Doppler-Prinzip (s. ▶ Kap. 31).

Beschrieben werden Flussgeschwindigkeiten und die Flussrichtung (bidirektional).

Dokumentation durch graphische Registrierung.

Besondere phlebologische Fragestellungen können ggf. durch Funktionstests beschrieben werden (◨ Abb. 6.1 und 6.2).

Die Untersuchung ergibt nur Geschwindigkeitsinformationen, keine Tiefeninformation.

Indirekte Richtungsinformationen aus der Stellung der Dopplersonde ableitbar.

Wegen weitgehend „blinder" transkutaner Beschallung keine Sicherheit bei topographisch-anatomischer Zuordnung des Befundes.

s. a. cw-Dopplersonographie zur Bestimmung des ABI (s. ▶ Kap. 31).

6.2.2 Lichtreflexionsrheographie (LRR)/ Photoplethysmographie (PPG), digitale Photoplethysmographie (DPPG)

Definition: Messung des Füllungszustandes des kutanen Venenplexus.

Befund bei venöser Insuffizienz: Erhöhter Füllungszustand der kutanen Plexus; Abpumpfunktion bei motorischer Aktivität vermindert; Wiederauffüllzeit in Ruhe verkürzt (Reflux)

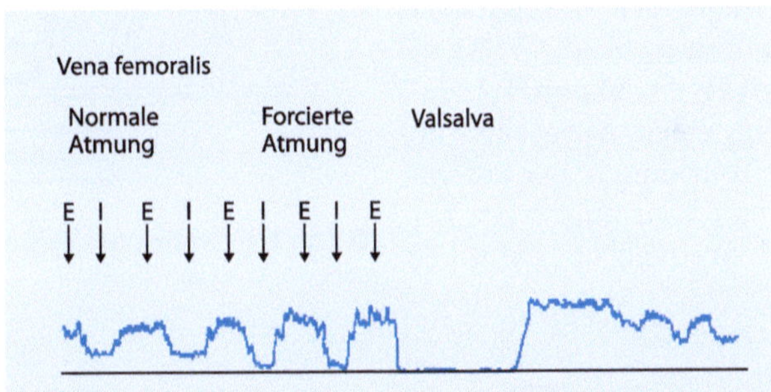

◨ **Abb. 6.1** Normales, atemmoduliertes Strömungssignal über der V. femoralis bei Inspiration (I), Exspiration (E) und bei Valsalva-Versuch (s. ▶ Kap. 31). (Noppeney und Nüllen 2010)

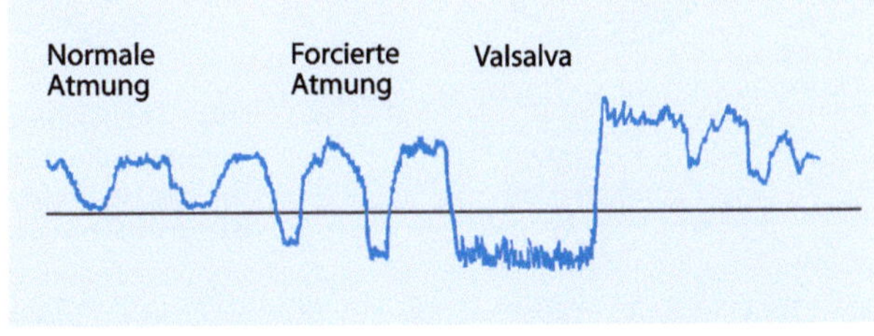

◨ **Abb. 6.2** Reflux im Valsalva-Versuch (s. ▶ Kap. 31) als Ausdruck einer Klappeninsuffizienz. Das Strömungs- bzw. Geschwindigkeitssignal schlägt aus unter die Nulllinie (Strömungsumkehr). (Noppeney und Nüllen 2010)

6

Die Begriffe Lichtreflexions-Rheographie (LRR) und Photoplethysmographie (PPG) werden synonym benutzt. Die digitale Photoplethysmographie (DPPG) unterscheidet sich von der PPG lediglich durch die digitale Form der Auswertung, hier werden das Messprotokoll einschließlich des standardisierten Muskelpumpentests sowie die Befunddokumentation und die numerische Auswertung des Messprotokolls IT-gesteuert erstellt.

Messprinzip: Licht im nahen Infrarotbereich (800 bis 1000 nm) wird von Hämoglobin stärker absorbiert als von Gewebe. Die Änderung der Lichtabsorption bei unterschiedlichen Füllungszuständen im Venenplexus gilt als relatives Maß für die venöse Durchblutung. Messtiefe der PPG-Sensoren: 0,1–3,3 mm; mittleres Messvolumen 120 mm^3 (■ Abb. 6.3, 6.4, 6.5 und 6.6; ■ Tab. 6.1).

Tourniquet-Test (s. ▶ Kap. 31): Prüfung der hämodynamischen Bedeutung der Stammveneninsuffizienz. Anlegen einer Staubinde unterhalb des Kniegelenkes (Tourniquet) und anziehen, bis die VSM sicher komprimiert ist (P ca. 80 mmHg), danach Durchführung einer Messreihe im Vergleich zu ohne Tourniquet. Bei verlängerter Auffüllzeit unter Tourniquet oder Erreichen annähernd normaler Verhältnisse

kann man davon ausgehen, dass der Patient z. B. von einer Ausschaltung der VSM profitieren wird (insbesondere bei sekundärer Varikose) (■ Abb. 6.7).

Die PPG/DPPG ermöglicht

- die (semi-)quantitative Bestimmung der globalen, venösen Hämodynamik der unteren Extremitäten,
- die Bewertung des Schweregrades der CVI; aktuell und in der Verlaufskontrolle,
- die prognostische Bewertung von Therapieeffekten (Tourniquet-Versuch),
- die Erfolgskontrolle während und nach einer Therapie (Verlaufskontrolle).

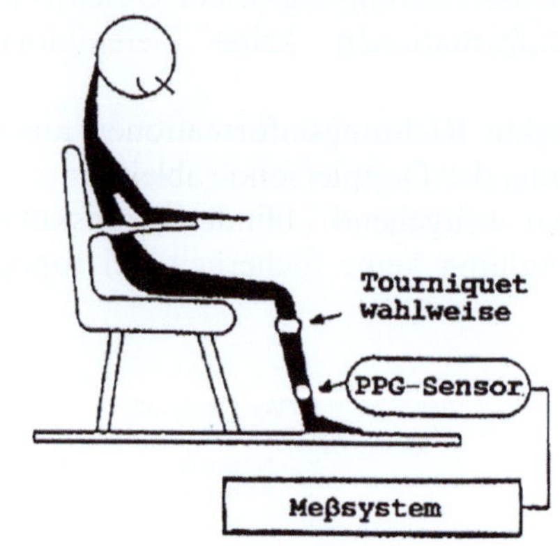

■ **Abb. 6.4** Setting der Testsituation bei PPG. (Noppeney und Nüllen 2010)

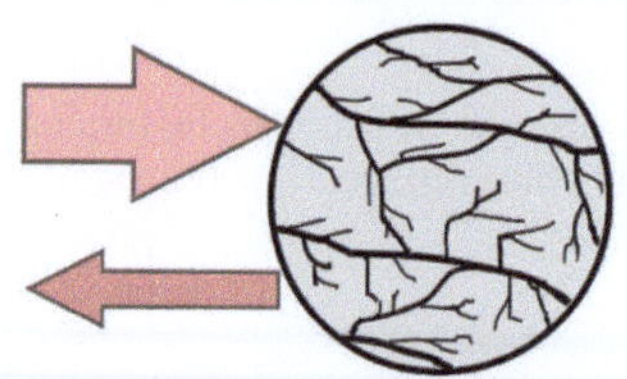

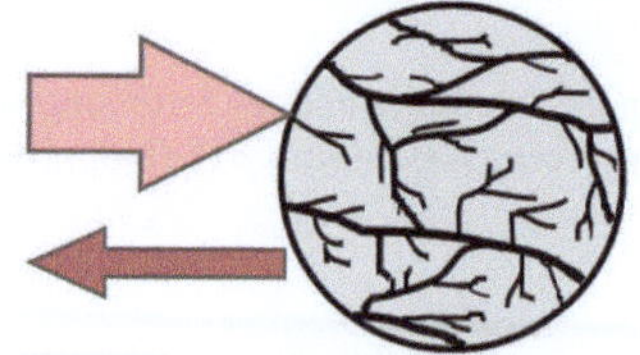

■ **Abb. 6.3** Schematische Darstellung des venösen Plexus in unterschiedlichem Füllungsstatus im Sensorfeld. (Noppeney und Nüllen 2010)

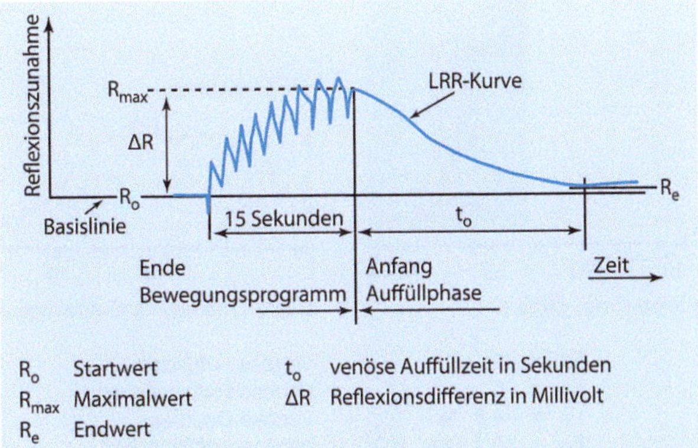

◘ Abb. 6.5 Schematische Wiedergabe einer PPG-Messkurve, Normalbefund. V_0 = Abpumpleistung, t_0 = Wiederauffüllzeit, t_h = halbe Wiederauffüllzeit. (Debus et. al. 2012)

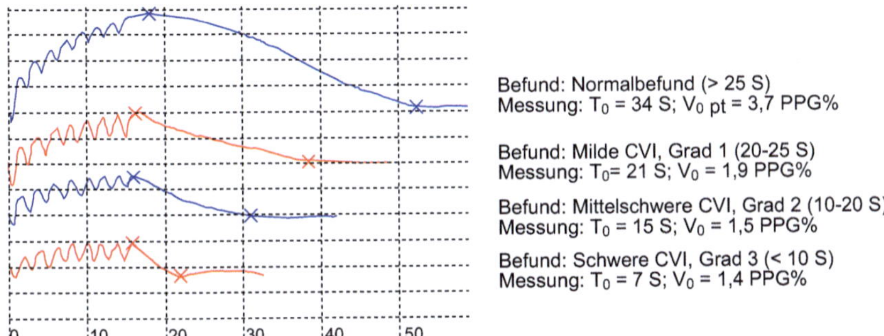

◘ Abb. 6.6 Synopsis der PPG-Kurven bei unterschiedlichen Schweregraden der Abflussstörung

◘ Tab. 6.1 CVI-Schweregrad nach Maßgabe der PPG

Beurteilung des Schweregrades der CVI anhand der T_0 in Sekunden		
T_0	> 25 s	Normalbefund
T_0	20–25 s	Grad 1; milde CVI
T_0	10–20 s	Grad 2; mittelschwere CVI
T_0	< 10 s	Grad 3; schwere CVI

6.2.3 Venenverschluss-Plethysmographie (VVP)

Definition: Die Venenverschluss-Plethysmographie dient der Bestimmung der „venösen Kapazität" und des „venösen Abstroms" in den Beinvenen. Anwendung der VVP an den Armen ist beschrieben, wird jedoch kaum praktiziert. Gemessen wird die Volumenänderung des untersuchten Körperabschnittes pro Zeiteinheit.

Messprinzip: Liegender Patient; druckfrei hochgelagerte Beine, Anlegen des Sensors im US-Bereich (ggf. ergänzt durch ein Tourniquet unterhalb des Kniegelenkes); Anlegen der Staumanschette am OS. Technische Unterschiede in der Sensortechnik für die Messung der Volumenänderung (Dehnungsmessstreifen, luftgefüllte Manschetten, Impedanzmessung (s. ► Kap. 31) (◘ Abb. 6.8).

Venöse Kapazität: OS-Staumanschette wird zeitversetzt stufenweise mit Luft gefüllt (40, 60, 80 mmHg).

6

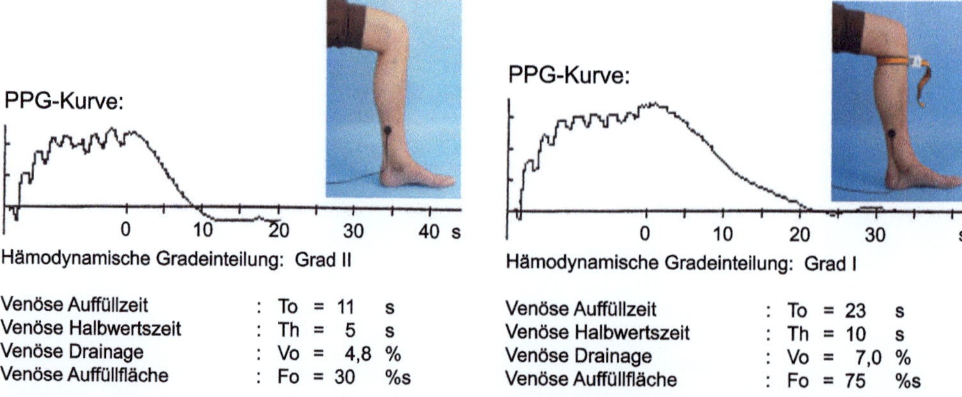

□ Abb. 6.7   Setting und DPPG-Protokoll ohne und mit Tourniquet. Die Hämodynamik im Tourniquet-Test ist deutlich gebessert. Der Patient wird von der Therapie profitieren. (Noppeney und Nüllen 2010)

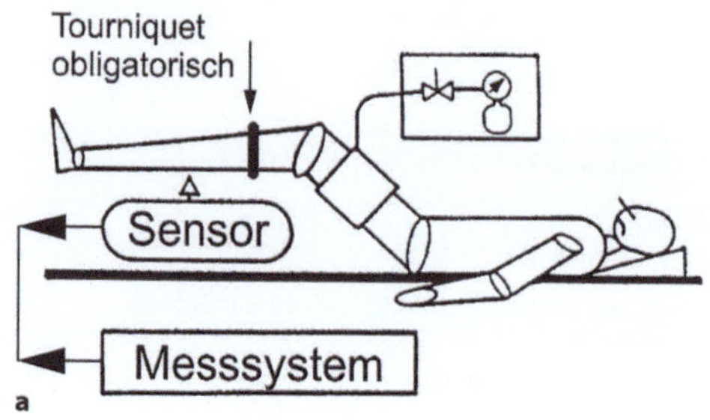

□ Abb. 6.8   Setting bei VVP. Das Tourniquet im US-Bereich soll durch Blockade des oberflächlichen Venensystems bewirken, dass der Abfluss nur über das tiefe Venensystem erfolgt. (Noppeney und Nüllen 2010)

Venöser Abstrom: Nach 5 min wird der Staudruck schnell abgelassen.

Aus den zeitversetzt gemessenen Volumenänderungen lassen sich verschiedene Parameter errechnen (manuell bzw. elektronisch) (□ Abb. 6.9 und 6.10).

Normalwerte der VVP

Venöse Kapazität Beine: 3–6 ml/100 ml Gewebe

Venöser Abstrom Beine: 40–85 ml/100 ml Gewebe/Minute

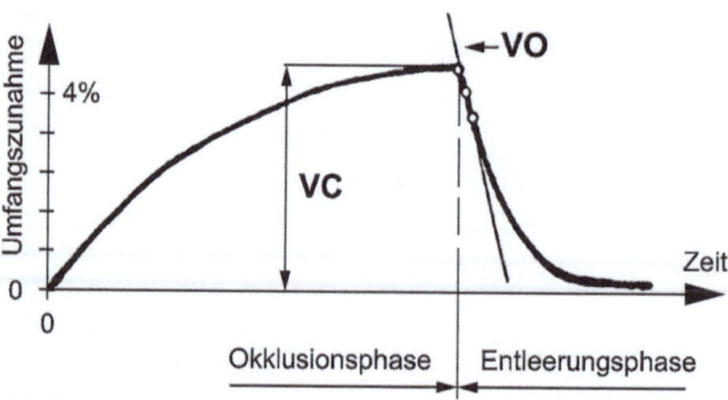

□ Abb. 6.9   Schematische Darstellung einer Volumenkurve bei VVP. VC = venöse Kapazität; VO = venöser Abstrom. (Noppeney und Nüllen 2010)

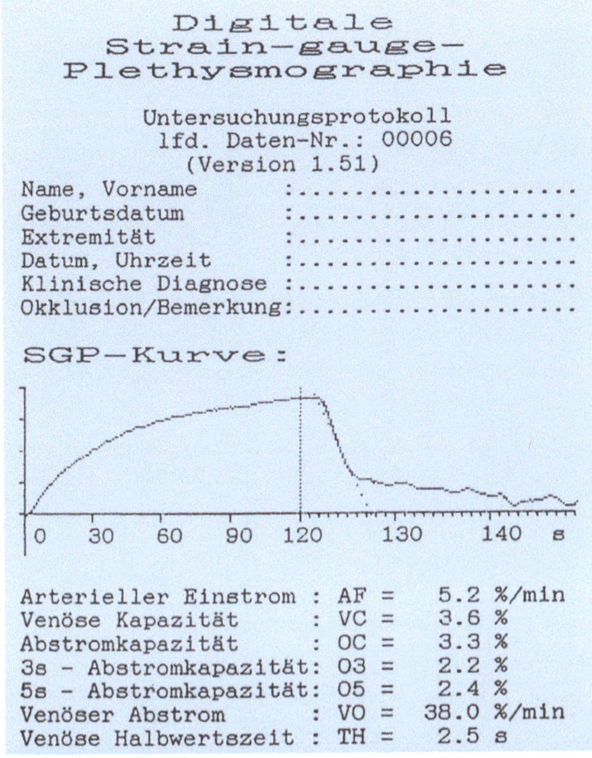

▫ Abb. 6.10 VVP, elektronisches Untersuchungsprotokoll. (Noppeney und Nüllen 2010)

Anmerkung: Keine anerkannten Normwerte. Venöse Kapazität und venöser Abstrom sind keine fest definierten physiologische Größen. Zur Bewertung von Ergebnissen ist die jeweils angewandte Methode (Gerätetyp, Messtechnik, Manschettentyp, Lagerungstechnik, Anwenderprotokoll etc.) zu berücksichtigen.

6.2.4 Phlebodynamometrie (PDM)

Definition: Die Phlebodynamometrie ist eine invasive Untersuchung zur direkten und objektiven Messung des venösen Druckverhaltens unter einem Übungsprogramm (Venendruckmessung). Methodisch aufwendig; in der klinischen Routine weitgehend verlassen; in Forschungs- und Begutachtungsfragen weiterhin von Bedeutung (▫ Abb. 6.11, 6.12, 6.13 und 6.14, ▫ Tab. 6.2).

6.3 Bildgebende Verfahren

Die bildgebende Diagnostik gehört zum Standard der phlebologischen Diagnostik mit Schwerpunkt auf der (farbcodierten) Duplexsonographie.

In den einschlägigen Leitlinien wird vor invasiver Therapie am Venensystem zwingend der Einsatz eines bildgebenden diagnostischen Verfahrens gefordert.

6.3.1 B-Bildsonographie

B-Bildsonographie (s. ▶ Kap. 31): Vom Ultraschallkopf werden Ultraschallwellen

6

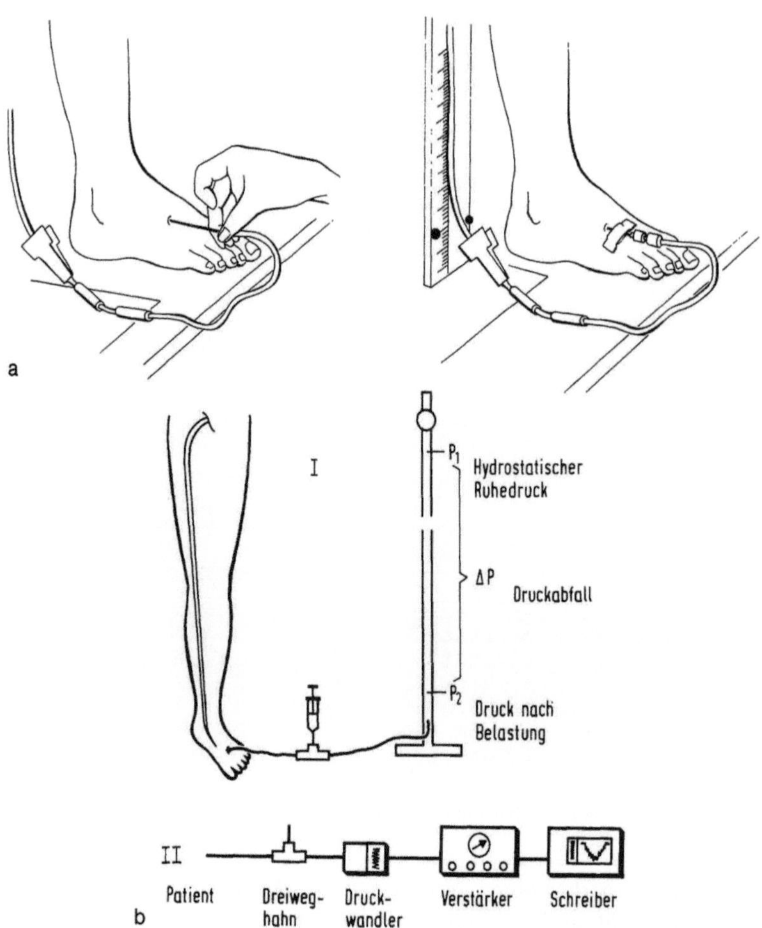

□ Abb. 6.11 Setting bei PDM; a Venenpunktion und Anschluß an ein Meßstrecke; b Elektronischer Meßaufbau (Noppeney und Nüllen 2021)

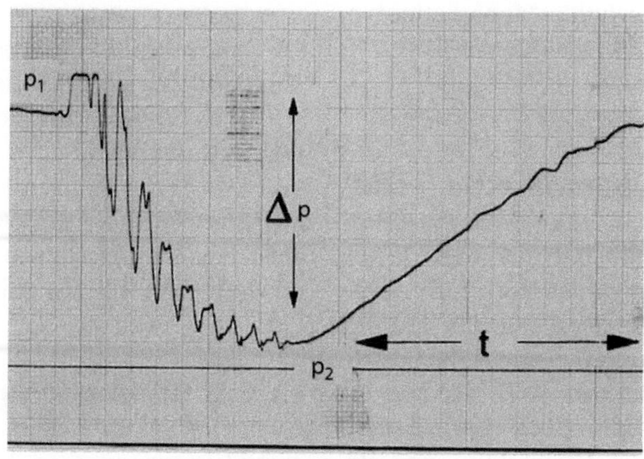

□ Abb. 6.12 PDM, normaler Druckverlauf während und nach 10 Zehenständen. P_1 = Ruhedruck (mmHg); P_2 = niedrigster erreichter Druck nach Funktionstest; ΔP = maximaler Druckabfall; t = Druckausgleichszeit nach Funktionstest bis zum Erreichen eines neuen Ruhedruckes (Noppeney und Nüllen 2010)

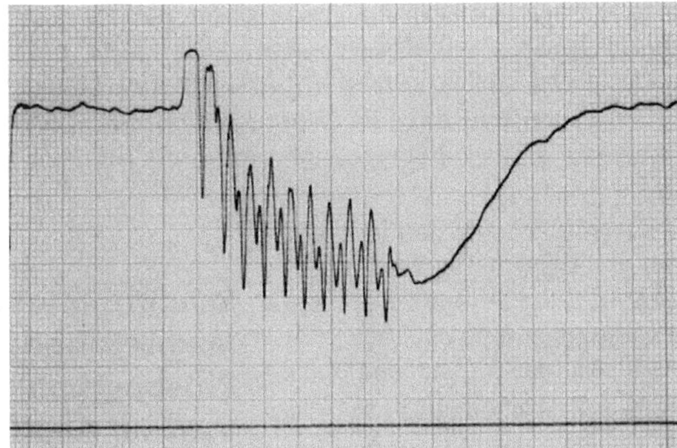

◘ Abb. 6.13 PDM, pathologischer Druckverlauf während und nach 10 Zehenständen bei Varikose (Noppeney und Nüllen 2010)

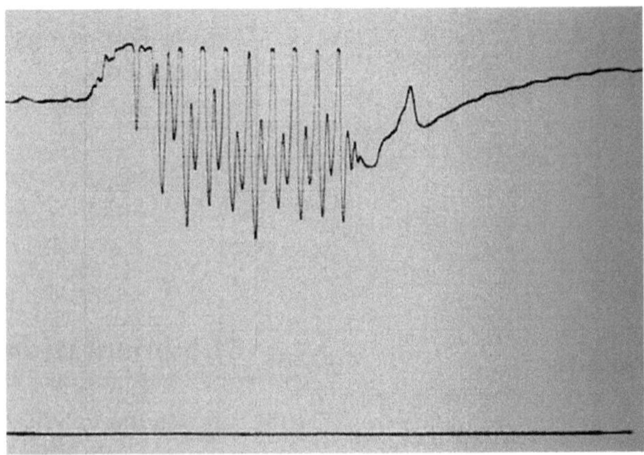

◘ Abb. 6.14 PDM, pathologischer Druckverlauf während und nach 10 Zehenständen bei Z. n. Beckenvenenthrombose (Noppeney und Nüllen 2010)

◘ Tab. 6.2 Bewertungsschema zur PDM

Bewertung der PDM nach 10 Zehenständen; n. Kriesmann 1978	
Normalbefund	$\Delta P \geq 50$ mmHg; $P2 \leq 30$ mmHg
Primäre Varikose	$\Delta P \sim 45 \pm 10$ mmHg; $P2 \sim 40$ mmHg
Primäre Varikose und Perforansinsuffizienz	$\Delta P \sim 20 \pm 10$ mmHg; $P2 \sim 65$ mmHg
Postthrombotisches Syndrom	Grad I: $\Delta P < 40$ mmHg Grad II: $\Delta P < 20$ mmHg Grad III: $\Delta P = 0$ mmHg

definierter Frequenz (je nach Anwendung und gewünschter Eindringtiefe 2–10 MHz) ins Gewebe gesendet. Die reflektierten Schallwellen werden zu einem Bild mit unterschiedlichen Grauwerten umgerechnet (s. ▶ Kap. 31).

In der morphologischen und topographischen Diagnostik des epifaszialen Venensystems (Mapping) sowie in der Thrombosediagnostik (Kompressionssonographie), bei welchen Flussinformationen nicht zwingend erforderlich sind, hat die B-Bildsonographie ihren Stellenwert im Vergleich zur Duplexsonographie behalten.

6.3.2 Duplexsonographie

Prinzip der Duplexsonographie (s. ▶ Kap. 31): Kombination der B-Bildsonographie mit der (mehrkanaligen, gepulsten) Dopplersonographie in Echtzeit und Überlagerung beider Informationen in einem Bild.
Durch Farbcodierung Erweiterung zur FKDS.

6.3.3 Phlebographie

Definition: Invasive Darstellung des Venensystems mittels Kontrastmitteleinspritzung und Abbildung durch Röntgenuntersuchung.

Die Dominanz (Goldstandard) der Phlebographie in der Rangordnung der bildgebenden Verfahren im Bereich des Venensystems wurde mit der Entwicklung der nichtinvasiven Duplexsonographie gebrochen.
Die Indikation zur Phlebographie (s. ▶ Kap. 31) ist unter heutigen Bedingungen immer relativ und nur noch dann gegeben, wenn erwartet werden kann, dass durch die Phlebographie wesentliche und unverzichtbare Informationen gewonnen werden können, die durch andere, nichtinvasive und nichtradiologische Verfahren nicht gewonnen werden können. Bei der Indikationsstellung muss auch die zu erwartende technische Qualität der Phlebographie berück-

sichtigt werden, die stark Untersucherabhängig ist.

Als primäres Diagnostikum, d. h. ohne vorausgegangene, qualifizierte Duplexsonographie, ist die Phlebographie in jedem Falle obsolet.

6.3.4 Schnittbildtechniken: Magnetresonanz-Phlebographie (vMRA), venöses Angio-CT (vCT)

Großgerätegebundene, i. d. R. kontrastverstärkte Untersuchungsverfahren durch MRT oder CT, bevorzugt bei Fragestellungen im Bereich der zentralen Venen:
- Zentrale Thrombosen
- Lungenembolie
- Kompressionssyndrome
- Venöse Dysplasien
- Beckenkongestionssyndrom
- Selten peripher, z. B. bei Angiodysplasien

6.4 Dokumentation

Eine unmittelbare, vollständige und nachvollziehbare, schriftliche Dokumentation (Anlage einer Patientenakte in Papierform oder elektronisch) aller im Zusammenhang mit dem Patientenkontakt bzw. der Patientenbehandlung gesammelten Erkenntnisse und Daten (Anamnese, Diagnosen, Untersuchungen, Untersuchungsergebnisse, Befunde, Therapien und ihre Wirkungen, Eingriffe und ihre Wirkungen, Einwilligungen und Aufklärungen, Arztbriefe) ist gesetzliche Pflicht (§§ 630 ff. BGB; sog. *Patientenrechtegesetz*) (s. ▶ Kap. 31). Im Gesetz finden sich keine genauen Angaben bzw. Vorschriften zu Art und Umfang der Dokumentation.

Anforderungen (Eigenschaften) an eine rechtskonforme und rechtssichere Dokumentation aus der Sicht von Rechtskommentaren und Rechtsprechung: unmittelbar, angemessen, sorgfältig, ausführlich/umfassend, vollständig, lesbar, widerspruchsfrei, nachvollziehbar.

6.5 Diagnosestellung

Jede Konsultation soll mit der Angabe und Dokumentation einer unter – nosologischen Gesichtspunkten – korrekten Diagnose enden. Ist die Diagnose zum Ende der Konsultation nicht gesichert, soll die Diagnose als Verdachtsdiagnose bzw. vorläufige Diagnose gekennzeichnet werden. Alle Diagnosen sollen um sinnvolle und/oder notwendige Klassifikationen bzw. Codierungen ergänzt werden. Die Codierung gemäß den Regeln des ICD ist verpflichtend.

6.6 Beratung

Beratung, auch Konsultation (lat. consultatio = Beratung), ist eine Form der Kommunikation, die dem Transfer von Wissen dient. Im medizinischen Betrieb soll der Patient durch die Beratung einen Wissensstand in Bezug auf die anstehende Problematik erlangen, die es ihm ermöglicht, diese in seine Lebenssituation einzuordnen, Notwendiges von Nicht-Notwendigem zu unterscheiden und – versehen mit Handlungsempfehlungen – in der Lage sein, weiterführende Entscheidungen zu treffen. Die Beratung soll dabei umfassend und vollständig sein. Eine vollständige Dokumentation zum Inhalt der Beratung sollte angefertigt werden.

6.7 Aufklärung

Folgt der Beratung der Entschluss seitens des Patienten, eine Behandlung durchführen zu lassen, besteht seitens des Behandelnden die Verpflichtung zur Aufklärung über alle „wesentlichen Umstände" im Zu-

sammenhang mit der anstehenden Behandlung (§ 630e, BGB).

6.8 Einwilligung

„Vor Durchführung einer medizinischen Maßnahme, insbesondere eines Eingriffs in den Körper oder die Gesundheit, ist der Behandelnde verpflichtet, die Einwilligung des Patienten einzuholen ..." (§ 630d, BGB). Ausführung, Umfang und Dokumentation bzw. Ausfertigung bestimmt § 630e.

6.9 Nachsorge, Verlaufskontrolle und Langzeitbetreuung

Erkrankungen des Venensystems sind i. d. R. nicht heilbar, sondern können bei angepassten und optimierten, ggf. dauerhaften Behandlungs- und Versorgungsmaßnahmen den Verlauf der Erkrankung erträglich gestalten, Beschwerden lindern, Komplikationen verhindern, die Leistungsfähigkeit erhalten und stabilisieren und damit die Lebensqualität sichern und erhalten.

Studien zur Bedarfsquantifizierung und Optimierung von Versorgungsmaßnahmen bei chronischen Venenerkrankungen liegen nicht vor.

Bei kritischer Würdigung der Erfahrung und Berücksichtigung der weithin geübten Praxis lassen sich einige orientierende Regeln bestimmen.

Kontrolluntersuchungen sollen anempfohlen bzw. gefordert werden bei:

- Patienten mit klinisch nicht relevanter Varikose:
  - Statusänderung (Progression, Komplikation, neu aufgetretene Beschwerden)
- Patienten unter konservativer Therapie:
  - Statusänderung (Progression, Komplikation, neu aufgetretene Beschwerden)

- – anlässlich der Erneuerung von Hilfsmitteln
- Patienten nach Sklerosierung, operativer Sanierung oder endovaskulären Maßnahmen:
  - – Statusänderung (Progression, Komplikation, neu aufgetretene Beschwerden)
  - – 3 Monate und 1 Jahr nach der Therapie, danach nur bei Bedarf
- Patienten mit trophischen Störungen oder PTS:
  - – Statusänderung (Progression, Komplikation, neu aufgetretene Beschwerden)
  - – anlässlich der Erneuerung von Hilfsmitteln
  - – mindestens 1 × jährlich
- Patienten nach VTE:
  - – Statusänderung (Progression, Komplikation, neu aufgetretene Beschwerden)
  - – anlässlich der Erneuerung von Hilfsmitteln
  - – mindestens 1 × jährlich
- Patienten nach Ulcus cruris:
  - – Statusänderung (Progression, Komplikation, neu aufgetretene Beschwerden)
  - – anlässlich der Erneuerung von Hilfsmitteln bzw. in 3- bis 6-monatigen Abständen

Literatur

Blazek V, Noppeney T (2007) Wertigkeit der Photoplethysmographie (PPG) und der Straingaugeplethysmographie (SGP) im Rahmen der funktionellen Beinvenendiagnostik. Gefäßchirurgie 5:374–378

Eklöf B, Perrin M, Delis KT, Rutherford RB, Gloviczki P (2009) Updated terminology of chronic venous disorders: The VEIN-TERM transatlantic interdisciplinary consensus document. J Vasc Surg 49:498–501

Gesetz zur Verbesserung der Rechte von Patientinnen und Patienten (Patientenrechtgesetz) ▶ https://www.bundesaerztekammer.de/fileadmin/user_upload/_old-files/downloads/Patientenrechtegesetz_BGBl.pdf

Lurie F, Passman M, Meissner M, Dalsing M, Masuda E, Welch H, Bush RL, Bleba J, Carpentier PH, De Maesenneer E et al (2020) The 2020 update of the CEAP classification system and reporting standards J Vasc Surg: Venous and Lym Dis 8:342–352

Passman MA, McLafferty RB, Lentz MF, Nagre SB, Lafrati MD, Bohannon WT, Moore CM, Heller JA, Schneider JR, Lohr JM, Caprini JA (2011) Validation of Venous Clinical Severity Score (VCSS) with other venous severity assessment tools from the American Venous Forum, National Venous Screening Program. J. Vasc Surg, 54 (6Suppl):2S-9S

Phlebologische Krankheitsbilder

Inhaltsverzeichnis

Chronisch venöse Insuffizienz

Inhaltsverzeichnis

7.1 Definition

Der Begriff der „chronisch venösen Insuffizienz" (s. ▶ Kap. 31) (syn. chronisch venöses Stauungssyndrom; chronische Veneninsuffizienz) geht zurück auf van der Molen (1957), der hiermit eine sehr spezielle, nur noch historisch interessierende Vorstellung verband. Der Terminus CVI wird in der Literatur häufig mit sehr unterschiedlichen Vorstellungen und Begriffsinhalten belegt.

In einem weit verbreitetem Verständnis steht CVI als Sammelbegriff für einen typischen pathophysiologischen Zustand der venösen Hämodynamik, der durch sehr unterschiedliche Ursachen ausgelöst werden kann, aber in seiner Ausprägung zu einem zwar variantenreichen, aber typischen klinischen Erscheinungsbild führt.

CVI bezeichnet somit keine klinische Entität (s. ▶ Kap. 31) im Sinne der Nosologie (s. ▶ Kap. 31), sondern einen multifaktoriellen Symptomenkomplex, und kann in dieser Konsequenz als ein „Syndrombegriff" (s. ▶ Kap. 31) verstanden werden.

- Die CVI ist eine Störung der Mikrozirkulation infolge einer venösen Abflussstörung unterschiedlichster Ursachen. Konsekutive, mehr oder weniger ausgeprägte, degenerativen Gewebeschäden in den abhängigen anatomischen Regionen bis hin zu Ulzerationen.

Als Ursache gilt die „ambulatorische venöse Hypertonie" in der Folge venöser Erkrankungen und Störungen der venösen Pumpsysteme (Malformationen, Varikose, Thrombosen, Okklusionen, Kompressionssyndrome, Traumata etc.).

Der Schweregrad der CVI ist abhängig von der Schwere der zugrundliegenden Ursache und von der Verlaufsdauer.

Die Klassifikation der CVI ist durch das CEAP-System abgedeckt.

Eine auf L. K. Widmer zurückgehende gelegentlich noch angewendete Klassifika-

tion der CVI ist nur noch von historischem Interesse:

- CVI Grad 1: Kölbchenvenen, „Corona phlebectatica" (van der Molen 1962)
- CVI Grad 2: Hyper- oder Depigmentierungen mit oder ohne „Corona phlebectatica"
- CVI Grad 3: florides oder abgeheiltes Ulkus

7.2 Pathophysiologie und Pathomorphose bei CVI

- Primum movens der CVI ist die ambulatorische venöse Hypertonie. Hierbei kommt es unter körperlicher Aktivität nicht mehr zu einem Druckabfall in der peripheren venösen Strombahn. Der venöse Druck setzt sich ungehindert retrograd über die Venolen fort bis in die kapillare Strombahn.
- Pathologische Druckerhöhung führt zeitabhängig zu schwerwiegenden Störungen bzw. Schäden
  - der Mikrozirkulation,
  - am Endothelorgan,
  - der lokalen Gerinnung,
  - durch Leukozytenaktivierung mit der Expression von Entzündungsmediatoren,
  - durch Reduktion der $tcpO_2$,
  - mit Veränderungen an der extrazellulären Matrix (ECM).
- Morphologisch (Makroebene) zeigen sich
  - rarifizierte Kapillardichte,
  - Kapillardestruktionen: Torquierung, Knäuelbildung, aneurysmatische Veränderungen etc.,
  - Zunahme von Muskelzellen, Fibroblasten und Kollagen in der Adventitia,
  - perivaskuläre Manschetten (desintegrierte Kollagenanlagerungen) mit Vergrößerung der Diffusionsstrecken,
  - Minderung der Vasa vasorum,

- Änderungen der Kollagen- und Elastinstruktur (Atrophie, Verdickung, Zerfall, Störungen der Geometrie),
- Abnahme der elastischen und Zunahme der kollagenen Strukturen,
- Extravasion und Infiltration von Blutzellen (Erythrozyten, Leukozyten, Mastzellen etc.),
- Störungen der Geometrie und Verteilung perikapillärer Perizyten.

— Auf der Mikroebene (molekulare Pathophysiologie) finden sich
  - hochregulierte endotheliale Proteinproduktion,
  - Leukozytenaktivierung (Entzündungsmediatoren),
  - Pathoreaktionen der extrazellulären Matrix (ECM) mit Nachweis pathologischer Eiweißmoleküle (TGF-ß1 und α2-Makroglubulin u. a.; Matrix-Metalloproteasen etc.).
  - Viele weitere pathologische Veränderungen auf der Mikroebene sind nachgewiesen, jedoch in ihren Auswirkungen bislang nur unzureichend verstanden.

7.3 Hautveränderungen bei CVI

Die o.g. komplexen pathophysiologischen Zustände und Veränderungen bei CVI finden sich sichtbar gespiegelt bzw. manifestiert am äußeren Erscheinungsbild der Haut (◘ Tab. 7.1).

7.4 Klinisches Bild

— Chronische Hautveränderungen (s. ◘ Tab. 7.1)
— Subjektive Symptome
  - Unruhegefühl
  - Schweregefühl
  - Kribbelparästhesien
  - Juckreiz/Schuppung
  - Schmerzen

◘ **Tab. 7.1** Hautveränderungen bei CVI

Ödeme	
Ekzeme	Exsikkationsekzem Mikrobielles Ekzem Stauungsekzem
Purpura jaune d'ocre	
Pseudo-Kaposi-Sarkom	
Sklerose	Hypodermitis Dermatosklerose Dermatoliposklerose Dermatolipofasziosklerose
Atrophie blanche	
Ulcus cruris	
Begünstigung von Hautinfektionen	Impetiginierung Pustulöse Eruptionen Follikuliden Ekthymata Gramnegative Fußinfekte Erysipel Phlegmone Lymphangitis Nekrotisierende Fasziitis Tinea
Agravation anderer Dermatosen	Psoriasis Lichen ruber plnus Pyoderma gangränosum
Behandlungskomplikationen	Kontaktallergisches Ekzem Irritativ-toxisches Ekzem Impetiginisierung Arzneimittelunverträglichkeit

Das klinische Bild sichert meist schon die Diagnose.
Zur Klärung der Ursache: phlebologischer Status (s. ► Kap. 6).

7.5 Therapie bei CVI

Die Therapie richtet sich nach den zugrundeliegenden Ursachen der CVI (Varikose, PTS etc.). Entsprechend der hämodynamischen Situation und den lokalen pathologischen Veränderungen sind eine Entstauungstherapie und permanente Kompressionstherapie mit MKS immer angezeigt.

Literatur

Abdel-Naby DN, Duran WN, Lal BK, Padberg FT, Pappas P (2017) Pathogenesis of varicose veins and cellular pathophysiology of chronic venous insuffiziency. In: Gloviczki (Hrsg) Handbook of venous and lymphatic disorders. 4. Aufl. CRC Press

Nüllen H, Noppeney T (2011b) Zum Begriff der „chronisch venösen Insuffizienz". Gefäßchirurgie 16:510–514

Pappas PJ, DeFouw DO, Venezio LM et al (1997) Morphometric assessment of the dermal microcirculation in patients with chronic venous insufficiency. J Vasc Surg 26:784–795

The Alexander House Group (1992) Consensus Paper on Venous Leg Ulcers. Phlebology 7:48–58

Varikose

Inhaltsverzeichnis

© Der/die Autor(en), exklusiv lizenziert an Springer-Verlag GmbH, DE,
ein Teil von Springer Nature 2025
H. Nüllen and T. Noppeney, *Repetitorium Phlebologie*,
https://doi.org/10.1007/978-3-662-68385-9_8

Definition: Unter Varikose (s. ▶ Kap. 31) (syn. „Varikosis") versteht man

- eine hereditäre, unheilbare, progrediente, degenerativ-dilatative Vasopathie des epifaszialen Venensystems der Beine (Nüllen 2007),
- sackförmig oder zylindrisch erweiterte oberflächliche Venen, wobei die Venenerweiterung umschrieben oder streckenförmig sein kann und zumeist mit einer Schlängelung und Knäuelbildung einhergeht (WHO, 1984 Prervosky).

Morphologisches Korrelat der Varikose ist die Varize (Krampfader) (s. ▶ Kap. 31). Pathophysiologisches Korrelat der (hämodynamisch bedeutsamen) Varikose ist der Reflux (s. ▶ Kap. 31) mit konsekutiver venöser Insuffizienz (s. ▶ Kap. 31); im Zeitverlauf ggf. Progression bis hin zur sekundären Leitveneninsuffizienz (s. ▶ Kap. 31). Die Lebensqualität (s. ▶ Kap. 31) aller Varizenträger ist negativ beeinträchtigt durch

- Schmerzen,
- Druckschmerz,
- Schwellneigung,
- Ödeme,
- Wadenkrämpfe,
- Hitzegefühl,
- Brennen,
- Ruhelosigkeit,
- Pochen,
- Klopfen,
- Pulsieren,
- Jucken,
- Prickeln,
- Kribbeln etc.

Ätiologie: Genetisch prädisponierter, angeborener Defekt der Strukturelemente der Venenwand. Erste sog. „Kandidatengene" (s. ▶ Kap. 31) sind identifiziert.

Der biomechanische Zustand der elastischen und kollagenen Elemente der Venenwand, d. h. der Grad der Degeneration, zeigt eine Korrelation zum Refluxdruck. Die Degeneration der Venenwand kann an

allen denkbaren Lokalisationen der Extremitäten beginnen.

Prädisponierende Faktoren sind

- Alter,
- Geschlecht,
- Schwangerschaft,
- Hormone,
- Größe,
- Gewicht,
- ethnische Herkunft,
- Ernährung,
- Lebensweise,
- Beruf,
- Kleidung,
- Körperhaltung, aufrechter Gang,
- vorausgegangene tiefe Beinvenen-Thrombose (TBVT) (sekundäre Varikose),
- Genetik.

Die Evidenz (s. ▶ Kap. 31) dieser epidemiologischen Daten als ätiologisch kausale Faktoren für die Manifestation der Varikose wird bis auf die Genetik und die vorausgegangene TVT als gering eingeschätzt.
Formal ätiologisch unterscheidet man:
- Primäre Varikose: hereditär, genuin, idiopathisch
- Sekundäre Varikose: durch externe Ursachen erworben
- Sonderformen der Varikose (s. ▶ Kap. 31):
  - Schwangerschaftsvarikose
  - Posttraumatische Varikose
  - Varikose bei Angiodysplasien
  - *Ösophagusvarizen*
  - *Hämorrhoiden*

Formal anatomisch unterscheidet man:
- Epifasziale Varizen:
  - Stammvenenvarizen (trunkuläre Varikose)
    - Vena saphena magna (VSM)
    - Vena saphena parva (VSP)
  - Seitenastvarizen (SA)
  - Perforansvarizen (PV)
- Kutane Varizen:
  - Retikuläre Varizen (Ø 1–3 mm)
  - Besenreiservarizen (BR) (Ø <1 mm)

Spontanverlauf: Unbehandelt führt die Varikose aufgrund der immanenten Progression und der Permanenz der gestörten venösen Hämodynamik (s. ▶ Kap. 31) zu einem mehr oder weniger ausgedehnten Krankheitsbild unter den Zeichen einer chronisch venösen Insuffizienz (CVI) (s. ▶ Kap. 31) bis hin zur sekundären Leitveneninsuffizienz (s. ▶ Kap. 31) und Ulcus cruris venosum.

Progredienz: Die Progredienz der Varikose in eine höhere C-Klasse betrug in Studien 4,3 %/Jahr (Edinburgh Vein Study) bzw. 4,5 %/Jahr (Bonner Venenstudie).

Therapieprinzip: Verbesserung und Stabilisierung der hämodynamischen Situation der betroffenen Extremität durch Kompression und/oder Ausschaltung von Insuffizienzpunkten und Refluxstrecken der betroffenen oberflächlichen Venen (epi-, intra- und ggf. transfaszialer Varizen) durch offene Operation, endovenöse Ablation und/oder Sklerosierungsverfahren.

S2k-Leitlinie Diagnostik und Therapie der Varikose (2019):
- Empfehlung 70: Das therapeutische Konzept der Varizen-OP sollte sich am Ursprung des Refluxes (proximaler Insuffizienzpunkt, s. ▶ Kap. 31) orientieren.
- Empfehlung 72: Die operative Entfernung sollte sich auf die erkrankten Venenanteile beschränken (stadienadaptiertes Operieren, s. ▶ Kap. 31).

Indikation: Die Indikation zur invasiven Therapie ist immer eine individuelle und relative Indikation; sie orientiert sich am objektiven und subjektiven Befund sowie dem Willen der betroffenen Varizenträgern.
Die Varikose ist keine lebensentscheidende Erkrankung, daher besteht für alle Betroffenen und zu jedem Zeitpunkt eine Option zur konservativen Therapie der Varikose.

8.1 Primäre Varikose

Diagnosesicherung: Sichtbare Varizen; anamnestischer und klinischer Ausschluss aller erkennbaren Auslöser bzw. externer (sekundärer) Ursachen bzw. Faktoren.
   Diagnose:
- Obligatorisch ergänzende Angaben gemäß der CEAP-Klassifikation (s. ▶ Kap. 31), i. d. R. mindestens C-Klassifikation (s.a. Leitlinien)
- Obligatorisch ergänzende Angaben des ICD-Codes (s. ▶ Kap. 31) (ICD I83.-)

Beachte: Weitergehende Angaben wie z. B. „Stammveneninsuffizienz Grad 3" ist keine Diagnose im Sinne der Nosologie (s. ▶ Kap. 31), sondern eine Befundbeschreibung.

8.2 Sekundäre Varikose

Definition: Varizen als Folge anderer Erkrankungen oder einer externen Schädigung des Venensystems.
Diagnosesicherung: Sichtbare Varizen; anamnestischer und klinischer Nachweis erkennbarer bzw. externer (sekundärer) Ursachen bzw. Faktoren (TVT, sonstige obstruktive Ereignisse wie operativer Eingriff, Trauma etc.).
Pathogenese: Externe Störungen führen zur Strömungs- und Abflussbehinderungen. Folgen: Anstieg des intravasalen Druckes; Eröffnung von Kollateralisationswegen, auch im epifaszialen Venensystem; Volumenüberlastung und Dilatation der Kollateralen.
Therapie: Primär Kompression; ggf. Ausschaltung sekundärer Varizen; ggf. rekonstruktive Maßnahmen am tiefen Venensystem; ggf. Antikoagulation.
Spezielle Diagnostik: Vor invasiver Behandlung sekundärer Varizen ist eine Klärung der

Bedeutung der Varizen für die Kollateralisation zwingend notwendig!

8.3 Rezidivvarikose

Definition: Unter Rezidivvarikose (s. ▶ Kap. 31) versteht man das Wiederauftreten von Varizen in einem zuvor behandelten Stromgebiet.

Diagnosesicherung: Sichtbare Varizen; nachgewiesene, vorausgegangene invasive Therapie einer vorbestehenden Varikose.

Ursachen der Rezidivvarikose
- Technischer/taktischer Fehler bei der Operation/Intervention; Versagen der Methode
- Progression der Grunderkrankung
- Neovaskularisation (s. ▶ Kap. 31)

Unterschieden werden
- Varizen als Folge der natürlichen Progression der Erkrankung,
- residuale Varizen, d. h. Varizen, die bei der vorausgegangenen Behandlung nicht entfernt wurden,
- Varizen, die in direkter Folge der vorausgegangenen Eingriffe entstanden sind (s.a. VEIN-TERM) (s. ▶ Kap. 31).

Die Unterscheidung ist immer unsicher; Gleichzeitigkeit aller Formen möglich.

Häufigkeit
- Abhängig von der Art des Primäreingriffs
- Höchste Evidenz 7–8 Jahre nach der Intervention
- Rezidivquote 6 % bis 60 %, Extremangaben 90 %

Indikation zur Reintervention ist abhängig
- vom Beschwerdebild,
- von den aufgetretenen Komplikationen,
- vom Ausmaß des Rezidivs,
- der Lokalisation.

Therapie der Rezidivvarikose s. ▶ Abschn. 21.7.

Versuche zur Klassifikation der Rezidivvarikose, wie REVAS/REVAT u. a. (s. ▶ Kap. 31), haben nicht zur Klarheit beigetragen.

8.4 Schwangerschaftsassoziierte Varikose

Schwangerschaftsvarikose oder Varikose in der Schwangerschaft?

Ob die Schwangerschaftsvarikose eine eigenständige Entität (s. ▶ Kap. 31) darstellt, ist nach wie vor ungeklärt und darf angezweifelt werden.

Definition:
- Varizen bei vormals Venengesunden, in der Schwangerschaft neu aufgetreten. Typ 1.
- Varizen neu aufgetreten bei bereits vor Beginn der Schwangerschaft bekannter Varikose. Typ 2.

Diagnosesicherung: Verifizierung unter der Schwangerschaft neu aufgetretener Varizen. Unterschieden werden vor Beginn der Schwangerschaft Venengesunde von bekannter Varizenträgerin.

Therapie: In der Schwangerschaft i. d. R. konservativ; Kompressionstherapie, soweit erforderlich. Sanierung ggf. nach Beendigung der Schwangerschaft, frühestens nach Beendigung der Wochenbettphase.

8.5 Varikose im Kindesalter

Varikose kommt in jedem Lebensalter vor. Die Häufigkeit ist im Kindesalter gering (CEAP: C1 und C2) und nimmt mit steigendem Lebensalter zu (◘ Tab. 8.1).

Beachte: DD: Varikose bei venöser Malformation.

◻ Tab. 8.1 Varizen im Kindesalter: Bochum-Studien I–III; Häufigkeit in % (J. = Jahre)

Varizentyp	Bo I 11–12 J	Bo II 14–16 J	Bo III 18–20 J
Besenreiser	0	3,7	12,9
Retikuläre Varizen	10,7	30,3	35,3
Stammvarikose	0	1,7	3,3
Seitenastvarikose	0	0,8	5,0
Perforansvarikose	0	4,1	5,2
Sonogr. Reflux VSM	2,9	10,4	13,5
Sonogr, Reflux VSP	0,2	1,9	6,3

Therapie: Indikationsstellung im Vergleich zum Erwachsenenalter ohne Unterschied.

8.6 Varikose im höheren Lebensalter

Die Prävalenz (s. ► Kap. 31) der Varikose nimmt mit steigendem Lebensalter zu.

Die Kriterien der Indikationsstellung im höheren Lebensalter unterscheiden sich nicht von denen in jüngeren Jahren.

Die Häufigkeit von Vor- und Begleiterkrankungen ist erhöht (Altersgruppe ≥ 65 Jahre ca. 50 %).

Auch die Gruppe der >80-Jährigen profitiert von der Sanierung der Varikose (CEAP, VCSS, PROs), dies bei einer Komplikationsrate von ca. 7 %.

8.7 Kutane Varikose

Definition: Intradermale, ektatische Venen. Bezeichnung nach Kaliber, Besenreiser (BR, s. ► Kap. 31) oder retikulären Varizen. (im internationalen Schrifttum „Teleangiektasien"). CEAP-Klassifikation C1.

Häufigkeit: Bonner Venenstudie: 59 %.

Lokalisation: Ganzes Bein, bevorzugt lateraler OS und US sowie medialer Kniebereich.

Drainage: BR drainieren zu ca. 70 % in retikuläre Varizen, zu ca. 15 % in das epifasziale System und zu ca. 10 % in das tiefe Venensystem. Größere Bereiche, insbesondere stern- und fächerförmig angeordnete BR, können in eine retikuläre Vene drainieren (Nährvene).

Klinische Relevanz: In der Regel nur kosmetische Relevanz. Ggf. angegebene Beschwerden sind schwierig einzuordnen (Vielfältigkeit bei „Beinbeschwerden").

DD: BR ohne primäre Varikose, z. B. Naevus flammeus, venöse Malformationen, kongenitale Poikilothermie, Cutis marmorata, Teleangiectatica congenita, Kollagenosen, Mastozytose, posttraumatisch, Narbenfelder, chronische Kortikoidtherapie, Acrodermatitis atrophicans etc.

8.8 Pudendale Varikose

Definition: Subkutane klein- bis mittelkalibrige Varizen am proximalen medialen Oberschenkel bei Frauen; Beteiligung der Labien (Vulva-Varikose) oder der Dammregion (perianale Varikose) (s.a. ► Abschn. 3.1.9).

Diagnostik: Prätherapeutisch abklärungsbedürftige Zu- bzw. Abflusswege (Beckenveneninsuffizienz):

- V. pudenda interna und V. obturatoria → V. iliaca interna

- V. pudenda externa → VSM → V. femoralis
- Begleitvenen des Lig. uteri → V. ovarica

Therapie: Meist Sklerosierung; ggf. Miniphlebektomie.
Beachte: Bei bestehender Beckenveneninsuffizienz ist die Frage zu entscheiden, ob der Schweregrad der Beckenveneninsuffizienz eine Therapie erforderlich macht. Im positiven Fall kommt dann der Therapie der Beckenveneninsuffizienz Vorrang zu.

8.9 Pelvines Stauungssyndrom

Synonym: Becken-Kongestions-Syndrom, engl. Pelvic Congestion Syndrome (PCS).

Leitsymptom ist der chronische Beckenschmerz (Chronic Pelvic Pain, CPP), er betrifft 39 % aller Frauen. CPP ist definiert als nichtzyklische chronische Schmerzen im Beckenbereich von mehr als 6 Monaten Dauer. 30 % der CPP-Fälle zeigen eine Beckenveneninsuffizienz (Pelvic Venous Insufficiency, PVI).

CPP bei Männern ist selten; es gibt kaum Evidenz für vaskuläre Ursachen.
Definition: PCS (VEIN-TERM) (s. ▶ Kap. 31): Chronische Beschwerden, (z. B. Beckenschmerz, Schweregefühl, plötzlicher Harndrang, Dyspareunie), verursacht durch venösen Reflux oder Abflussstörung der ovariellen und/oder Beckenvenen, ggf. kombiniert mit Varizen der Vulva, perineal und/oder der Beine.
Klinische Zeichen sind atypische Varikose; Hämaturie, Beinschwellung.
Ursachen für ein PCS:
- Insuffizienz der V. ovarica (s. ▶ Abschn. 3.5) (Dilatation, Klappeninsuffizienz, Kinking)
- Externe Venenkompression (Nussknacker-Syndrom, s. ▶ Kap. 31), Venensporn (May-Thurner-Syndrom, s. ▶ Kap. 31), thrombotischer Verschluss

der V. iliaca com., retroperitonealer Tumor, retroperitoneale Fibrose (Morbus Ormond,s. ▶ Kap. 31)

Diagnostik: Ultraschall, Angio-CT, MRT.
Therapie: Operative Sperroperationen; bevorzugt kathetergestütztes Embolisationsverfahren.

8.10 Komplikationen der Varikose

8.10.1 Oberflächliche Venenthrombose (OVT)

Definition und Nomenklatur: Die Bezeichnung „oberflächliche Venenthrombose" (OVT) hat in den letzten Jahren den früher üblichen Begriff der Phlebitis (Venenentzündung) oder Varikophlebitis (Venenentzündung in einer Varize) weitgehend ersetzt. Dem liegt die Tatsache zugrunde, dass pathomorphologisch (histologisch) zwischen einer Phlebitis und einer Thrombose kein Unterschied besteht. Beide sind neben der lokalen intravasalen Gerinnung gekennzeichnet durch eine reaktive, fokale, aseptisch entzündliche Reaktion.
Inzidenz: 0,64 pro 1.000 Einwohner/Jahr; 2/3 Frauen; 75 % mit Varikose, davon VSM plus SÄ 50–70 % und VSP plus SÄ 10–20 %.
Häufigkeit einer TBVT bei OVT 18 %, bei LE 7 %; 10 % entwickeln eine TBVT oder LE innerhalb von 3 Monaten.
Pathogenetisch kann man unterscheiden:
- Primäre (idiopathische) OVT
  - bei Varikose
  - ohne klinisch verifizierte Varikose
- Sekundäre OVT (Phlebitis)
  - Komorbidität: paraneoplastisch, M. Buerger, M. Beçet, Sarkoidose u. a.
  - Posttraumatisch
  - Iatrogen: i.v.-Injektion, Venenverweilkanüle, Venenkatheter, Sklerosierung

Lokalisation und Ausbreitung
- Lokalisiert
- Aszendierend
- Deszendierend
- Transfaszial proliferierend (Kragen-knopf-Phlebitis)
- Thrombophlebitis migrans sive saltans (s.a. ▶ Kap. 9) (s. ▶ Kap. 31)

Diagnostik: Blickdiagnose; Sonographie: Ausdehnung, Thrombuslänge, Thrombusabstand zum SFÜ/SPÜ; Untersuchung des ipsilateralen tiefen Venensystems, bei Beschwerden auch kontralateral
Therapie: i. d. R. konservativ
- Kompressionstherapie (KV, MKS)
- Ggf. NSAR, antiphlogistische Externa
- Thrombuslänge > 5 cm und Abstand zum SFÜ/SPÜ > 3 cm: Fondaparinux 1 × 2,5 mg/Tag s.c. für ca. 45 Tage; alternativ Rivaroxaban 1 × 10 mg/Tag über 45 Tage (cave: Off-Label-Anwendung!)
- Thrombusabstand zum SFÜ/SPÜ <3 cm: Antikoagulation wie bei TVT für 3 Monate
- Chirurgische Sperr-OP (Krossektomie) umstritten, ggf bei mündungsüberschreitendem Thrombus

8.10.2 OVT in varikösen Venen

Definition: Mehr oder weniger ausgedehnte Thrombose in varikös veränderten epifaszialen Venen, häufig (bis 60 %) begleitet von einer TVT ipsilateral oder kontralateral, LE bis 33 %.
Diagnostik: Klinisches Bild, Sonographie.
Therapie
- Bei Beteiligung der Stammvene s. ▶ Abschn. 8.10.1

- Für alle Fälle mit einer Beteiligung der Stammvene bei einer Thrombuslänge < 5 cm und ausreichendem Abstand zum SFÜ/SPÜ besteht keine ausreichende Studienlage. Bei unterstelltem geringen Risiko zur Progression oder Embolisation symptomatische Therapie (KV, MKS, NSAR, antiphlogistische Externa) unter Verlaufskontrolle empfohlen.
- Bei begrenzten Befunden (Seitenastvarikose) symptomatische Therapie (KV, MKS, NSAR, antiphlogistische Externa) unter Verlaufskontrolle.

8.10.3 Septische Thrombophlebitis

Definition: Bakteriell, septisch infizierte oder infektiös induzierte OVT (Verletzungen, Venenkatheter, Drogenmissbrauch).
Klinik: Lokale und ggf. allgemeine Entzündungszeichen (Leukozyten, CRP).
Therapie: Entfernung von Fremdmaterial, lokal antiseptisch, ggf. Antibiose, bei lokalen Komplikationen ggf. chirurgische Herdsanierung.

8.10.4 Varizenblutung

Definition: Blutung aus epifaszialen Varizen
- Spontan
- Traumatisch
- Offen
- Geschlossen (subkutan)

Vorkommen
- Dünnwandige Varizen
- Bullöse kutane Varizen
- Pseudo-Kaposi-Syndrom

- Arrodierte Besenreiser oder retikuläre Venen
- Ulkusvenen
- Gemischte Angiodysplasien

Klinik: Leichte, aber auch massive Blutungen. Lebensgefährliche und tödlicher Verläufe sind beschrieben.
Therapie: Akute, gezielte (ggf. exzentrische) Kompressionstherapie; im Verlauf ggf. Sklerosierung.
Beachte: Von akuten Übernähungen/Umstechungen etc. ist wegen der bestehenden lokalen Gewebealterationen abzuraten.

8.10.5 Heterotope Knochenbildung

Definition: Knochenbildung in Weichteilgewebe außerhalb des Skeletts. Pathogenese unklar. Auftreten im Zusammenhang mit einer Vielzahl von Erkrankungen, nach chirurgischen Eingriffen und auch bei Venenerkrankungen.
Häufigkeit: Bei Venenerkrankungen unklar.
Klinik: Knochenartige Verhärtungen in und unter der Haut. Röntgen: punktartige bis flächenhafte Kalkeinlagerungen.
Therapie: Nur bei Beschwerden oder lokalen Komplikationen wie Ulzerationen etc.

8.10.6 Canyon-Varizen

Definition: Spätbild der CVI. Meist kaliberstarke Varizen, eingebettet in eine harte, scharfkantige, dermatoliposklerotisch veränderte Gewebeformation. Die Namensgebung erfolgte in Analogie zur geologischen Formation. Im Canyon eingebettet liegt die Varize.
Lokalisation meist am medialen, distalen US.
Therapie: Sklerosierung. Von chirurgischen Maßnahmen ist abzuraten.

8.10.7 Ulcus cruris venosum

Als Folge der Varikose kann es bei Ausbildung einer ausgeprägten CVI zu einem Ulcus cruris venosum kommen (s. ► Kap. 12).

Literatur

Antignani PL et al. (2019) Diagnosis and treatment of pelvic congestion syndrome. UIP consensus document. Int Angiol 38:265 ff

Eder s, (2009) Varizenchirurgie im Alter. Gefäßchirurgie 14:324–328

Meissner MH et al (2021) The Symptoms-Varices-Pathophysiology classification of pelvic venous disorders: A report of the American Vein & Lymphatic Society International Working Group on Pelvic Venous Disorders. J Vasc Surg Venous Lympharic Disord 9:568–584

Pannier F, Noppeney T, Alm J, Breu FX, Bruning G, Flessenkämper I, Gerlach H, Hartmann K, Kahle B, Kluess H, Mendoza E, Mühlberger D, Mumm A, Nüllen H, RassK, Reich-Schupke S, Stenger D, Stücker M, Schmedt CG, Schwarz T, Tesmann J, Teßarek J, Werth S, Valesky E (2019) S2k – Leitlinie Diagnostik und Therapie der Varikose. S2k-Leitlinie 037–018 7 ► https://www.awmf.org/uploads/tx_szleitlinien/037-0181_S2k_Varikose_Diagnostik-Therapie_2019-07.pdf

Schultz-Ehrenburg U et al. (2007) Bochumer Studie I-IV: Vom Vorläufer zur manifesten Varikose. Individuelle Verlaufsentwicklungen von Refluxen und Varizen von der Kindheit bis ins Erwachsenenalter. J Dtsch Dermatol Ges Suppl 2; 5:86 ff

Sutzko DC et al (2017) Age ist not a barrier to good outcomes after vein procedures. J Vasc Surg Venous Lymphat Disord 5:647–657

White JV et al. (2017) Management of pelvic congestion syndrome and perineal varicosities. In: Gloviczki P (Hrsg) Handbook of venous and lymphatic disorders. CRP-Press, Boca Raton

Wittens C, Davies AH, Bækgaard N, Broholm R, Cavezzi A, Chastanet S, de Wolf M, Eggen C, Giannoukas A, Gohel M, Kakkos S, Lawson J, Noppeney T, Onida S, Pittaluga P, Thomis S, Toonder I, Vuylsteke M (2015) Clinical practice guidelines of the European Society for Vascular Surgery (ESVS) Eur J Vasc Endovasc Surg 49:678–737

Venöse Thromboembolien (VTE)

Inhaltsverzeichnis

© Der/die Autor(en), exklusiv lizenziert an Springer-Verlag GmbH, DE,
ein Teil von Springer Nature 2025
H. Nüllen and T. Noppeney, *Repetitorium Phlebologie*,
https://doi.org/10.1007/978-3-662-68385-9_9

9.1 Thrombose

Definition: Partielle oder vollständige Verlegung der Leit- und/oder Muskelvenen bzw. Organvenen durch Blutgerinnsel („Blutgerinnung am falschen Ort"). Unter fortbestehendem Einfluss von Risikofaktoren und begünstigt durch eine Flussverlangsamung durch den primären Thrombus zeigen die meisten Gerinnsel ein appositionelles Wachstum.

Ausgangspunkt für eine Embolie ist eine Thrombose, daher werden beide Phänomene zusammengezogen zum Begriff venöse Thromboembolie (VTE).

Ätiologie: Man unterscheidet

- *idiopathische bzw. primäre Thrombosen,* die z. Z. des Entstehens keine Ursache erkennen lassen (30 % der Fälle) und
- *sekundäre bzw. getriggerte Thrombosen,* die z. Z. des Entstehens den Zusammenhang mit einer einwirkenden Ursache (dispositionelle und expositionelle Risikofaktoren) vermuten lassen (60–70 % der Fälle).

Virchow-Trias: Das ätiologische Grundkonzept für die Thrombose ist, unbeschadet der zwischenzeitlich erheblich erweiterten Detailkenntnisse zum Thrombosegeschehen, mit der sog. Virchow-Trias (s. ▶ Kap. 31) immer noch umfassend beschrieben. Eine Thrombose kann ausgelöst werden durch Veränderungen von

- Strombahn (Endothelläsion),
- Strömungsgeschwindigkeit (Stase),
- Bluteigenschaften (Gerinnung).

Geschlechtsspezifische Risiken
- VTE: Frauen > Männer
- VTE: Alte > Junge
- VTE: Erwachsene >> Kinder
- TBVT: Frauen ca. = Männer
- LE: Frauen > Männer

Risiken bei Malignom und VTE
- Malignomträger: 7-fach höheres VTE-Risiko als Nicht-Krebskranke
- 30 % der Malignomträger erleiden eine VTE (insbes. bei Karzinom von Pankreas, Ovar, Lunge, Zerebrum, Myelome, weniger bei Mamma und Prostata).
- Tumorassoziierte VTE ca. 20 % der VTE-Fälle (Trousseau-Syndrom)
- Bei primärer VTE 3- bis 4-fach höheres Risiko für ein okkultes Malignom als bei sekundärer VTE
- Malignom ist ein starker Risikofaktor für die VTE-Gesamtmortalität.

Risikofaktoren der venösen Thrombose
Starke Risikofaktoren (OR > 10) (s. ▶ Kap. 31) (s.a. ❏ Tab. 2.9)
- Fraktur der unteren Extremitäten
- Hospitalisierung wegen Herzinsuffizienz, Vorhofflimmern (in den letzten 3 Monaten)
- Hüft- und Kniegelenksersatz
- Schweres Trauma
- Myokardinfarkt (in den letzten 3 Monaten)
- Z.n. VTE
- Rückenmarksverletzung

Moderate Risikofaktoren (OR 2–9)
- Endoskopische Knie-OP
- Autoimmunerkrankung
- Bluttransfusion
- ZVK
- i.v.-Zugänge
- Chemotherapie
- Herz- und respiratorische Insuffizienz
- Erythropoetin etc.
- Hormonersatztherapie
- In-vitro-Fertilisation
- Orale Kontrazeptiva
- Wochenbett
- Infektionen (Pneumonie etc.)
- Chronisch entzündliche Darmerkrankungen
- Krebs

- Schlaganfall
- OVT
- Thrombophilie

Schwache Risikofaktoren (OR < 2)
- Bettruhe > 3 Tage
- Diabetes
- Arterielle Hypertonie
- Sitz-Immobilität (Flug-, Autoreisen)
- Höheres Lebensalter
- Laparoskopische OP
- Adipositas
- Schwangerschaft
- Varikose

Lebenserwartung nach VTE: Menschen mit durchlebter Venenthrombose zeigen eine erhöhte Gesamtsterblichkeit. Dies gilt für Betroffene nach idiopathischen Thrombosen auch ohne risikobehaftete Begleiterkrankungen. Durchschnittliche Minderung der Lebenserwartung ca. 5 Jahre (s.a. ◘ Tab. 2.10).

9.2 Tiefe Beinvenenthrombose (TBVT)

Die meisten Thrombosen betreffen die Venen der unteren Extremitäten und der Beckenetage.
Lokalisation
- 40 % Unterschenkel
- 16 % popliteal
- 20 % femoral
- 4 % Becken

Die *Rekanalisationsrate* beträgt 50–80 %. 30 % entwickeln eine PTS, 3 % eine schweres PTS, Latenzzeit 0,5–10 Jahre.
Lokalisation und Ausbreitung
- Aszendierende Thrombose: häufig; ausgehend von den US-Venen
- Deszendierende Thrombose: seltener; ausgehend von den Becken- oder OS-Venen (Ursache meist externe Kompression, also Tumoren, Schwangerschaft, May-Thurner-Syndrom etc.)

- Mehretagenthrombose: US-, Poplitea-, OS- und Beckenetage; langstreckige hämodynamische Störung, ggf. eingeschränkte Kollateralisation
- Transfaziale Thrombose: meist beginnend als OVT und Ausdehnung in die Tiefe
- Proximale Thrombose: popliteales Kniesegment plus V. femoralis bis zur Leiste
- Distale Thrombose: beschränkt auf die US-Leitvenen
- Isolierte Muskelvenenthrombose (iMVT): meist beschränkt auf die Gastrocnemiusvenen und/oder die Soleusvenen
- Bei zunehmender Flussbehinderung durch kritische Querschnittsminderung kann es zur Claudicatio venosum kommen.
- Sonderfall Phlegmasia coerulea dolens: Massive TVT mit praktisch (fast) komplettem Querschnittsverschluss und folgender Behinderung des arteriellen Einstromes. Vitale Gefährdung für Extremität und Leben.

LE-Risiko: Jeder Thrombus kann embolisieren:
- Höchstes LE-Risiko in der Akutphase der TBVT.
- Unter Therapie sinkt das Risiko von Tag zu Tag weiter ab.
- Proximale Thrombosen haben ein höheres LE-Risiko als distale TBVT.
- LE-Risiko wird durch Mobilität nicht erhöht.

Diagnostik
Thromboseverdacht: Ein Thromboseverdacht (TBVT) darf unterstellt werden bei allen anamnestisch geäußerten, anhaltenden Beschwerden in den Beinen (Schwere- und Spannungsgefühl, Schmerzen in Ruhe oder Belastung, Druckschmerz, Schwellung, Parästhesien, objektiv auslösbarer Druckschmerz an den Beinen, insbesondere entlang des Verlauf des Gefäßstranges und der Wade).
Beachte: Jeder klinische Verdacht auf eine Venenthrombose soll zeitnah so weit abge-

klärt werden, dass eine therapeutische Entscheidung getroffen werden kann. Anamnese und körperliche Untersuchung allein sind hierzu nicht ausreichend (Leitlinie VTE 2023).

Erklärung: Bei Tromboseverdacht nur auf Anamnese und klinische Untersuchung zu vertrauen führt zu

- 20 % falsch negativen Entscheidungen (Thrombose übersehen),
- 70 % falsch positiven Entscheidungen (Abwesenheit von Thrombose nicht erkannt).
- Bei einer Analyse von 745 konsekutiven Patienten, die mit V. a. TBVT eine große Ambulanz aufsuchten, konnte nur bei ca. 1/3 der Fälle die Diagnose bestätigt werden. In 2/3 der Fälle verteilten sich die Diagnosen auf CVI, PTS, unklare Ödeme, Lymphödeme, Gelenkerkrankungen, Lipödem, Hämatome, entzündliche Ursachen, Sonstiges.

Jeder ärztlich geäußerte und dokumentierte Verdacht auf Vorliegen einer TBVT führt, auch aus forensischen Gründen, zwingend zur Umsetzung eines allgemein akzeptierten **diagnostischen Algorithmus TVT,** bestehend aus:

- **klinischer Untersuchung,**
- **klinischer Wahrscheinlichkeit für das Vorliegen einer TVT,**
- **Labor D-Dimere,**
- **Sonographie.**

9.2.1 Diagnostischer Algorithmus TVT

Klinische Untersuchung

Anamnese

- Beschwerden: Art, Lokalisation, Schwere, Umfang
- Beginn der Beschwerden: Die Angaben zur Anamnesedauer sind oft unzuverlässig, da Beginn einer VTE oft schleichend und ohne wesentliches bzw. erkennbares Beschwerdebild
- Familienanamnese
- Subjektive Symptome:
  - Schweregefühl
  - Spannungsgefühl
  - Spontanschmerz
  - Bewegungsschmerz
  - Krämpfe
  - Claudicatio

Körperliche Untersuchung

- Objektive Symptome:
  - Ödeme
  - Sichtbare gestaute Venen
  - Rötung
  - Zyanose
  - Druckschmerz entlang der Gefäßachse
  - Gewebeverhärtung
  - Fieber
  - Erhöhte Herzfrequenz

Vorbemerkung: Die Leitlinie VTE 2023 legt im Gegensatz zur Leitlinie VTE 2016 den Schwerpunkt der Diagnostik auf den primären Einsatz der Sonographie, hierdurch ergeben sich leicht unterschiedliche Handlungsstrategien im Zusammenspiel der diagnostischen Instrumente.

Klinische Wahrscheinlichkeit (KW) von TBVT (z. B. n. Wells) (s. Kap. 31)

- In einer Liste anamnestischer und klinischer Daten für die TBVT werden die einzelnen Aussagen mit Punkten bewertet. Die Punkte werden aufaddiert. Die Übereinstimmung der Einzeldaten und der Summen werden statistisch getestet in Bezug auf ihre Trefferwahrscheinlichkeit (Prävalenz) für eine TBVT. Aus den besten Angaben wird ein Test kreiert und erneut validiert.
- Ein weit verbreiteter und bewerteter Test ist der Wells-Test für die KW einer
  - TBVT, meist angewendet in einer 2-stufigen Graduierung:
  - ≥2, KW hoch (Prävalenz TVT 30 %);

- <2: KW nicht hoch (Prävalenz TVT 6 %);
- KW hoch: immer dvKUS (keine D-Dimere)

D-Dimere (s. ▶ Kap. 31)
- D-Dimere sind ein Produkt des Fibrinabbaus (Fibrinspaltung).
- Eine Erhöhung der D-Dimer-Konzentration ist ein Marker für die Fibrinolyse.
- Normale Konzentrationen an D-Dimeren machen eine TVT unwahrscheinlich (Ws ca. 95 %).
- Erhöhte D-Dimer-Spiegel sind nicht zwangsläufig eine Hinweis auf eine TVT.
  - Erhöhte D-Dimer-Spiegel finden sich auch bei anderen Erkrankungen, z. B. OP, Trauma, Malignome, Gravidität, Infektionen, inflammatorische Erkrankungen.
  - D-Dimer-Konzentrationen steigen mit zunehmendem Lebensalter an.
  - Labor: Bevorzugt quantitative Bestimmung im Gerinnungslabor; falls nicht verfügbar, patientennahe Soforttests (POCT).
  - Normalwert D-Dimere <50. LJ 500 μg/l; >50. LJ ist eine Altersadjustierung angezeigt (altersadjustierter Grenzwert = LJ × 10 μg/l.
- Bei Erwartung unspezifischer D-Dimer-Erhöhung bei Vorliegen entsprechender Trigger (OP, Trauma, Malignom etc.) keine Indikation für D-Dimer-Bestimmung.

Sonographie
- Komplette FKDS assistierter Kompressions-Ultraschall (KUS) des gesamten Beines ist das bevorzugte Diagnostikum (duplexsonographisch vollständige Kompressionssonographie [dvKUS] bei V. a. TBVT).
  - Bei kompletter Sonographie des ganzen Beines ergibt sich ggf. die Chance, differenzialdiagnostisch alternative Ursachen für die vorliegenden Beschwerden zu finden (s. o.).
- Bei nicht verfügbarem dvKUS können eingeschränkte Sonographieprotokolle (Point of Care-Programm; PoC) zur Anwendung kommen, mit Untersuchung nur der proximalen Strombahn (proxKUS). Bei negativem Ergebnis Wiederholung nach 4–7 Tagen.
- KUS der Venen des ganzen Beines mit FKDS erfolgt unter standardisiertem Setting, standardisiertem Untersuchungsablauf und Dokumentation.
- Fortlaufende Darstellung der tiefen Venen im je nach Präferenz des Untersuchers im Längsschnitt und/oder Querschnitt und Prüfung auf komplette Kompression des Gefäßquerschnittes. Thrombosierte Venen lassen sich nicht oder nur unvollständig komprimieren.
- Die Flussdarstellung dient zur Orientierung und ist in Bezug auf die Venen eine Zusatzinformation (Rest-Flow).
- Bei positivem Befund sollen distales und proximales Ende des Thrombus lokalisiert, beschrieben und dokumentiert werden.
  - Bei positivem Befund am symptomatischen Bein folgt die Untersuchung auch des nichtsymptomatischen Beines (Koinzidenz bds. TBVT 5–10 %).
  - Bei negativem Befund am symptomatischen Bein keine Untersuchung des nichtsymptomatischen Beines erforderlich (Ws. für eine TBVT <0,5 %).
- Obligatorische Farbduplex-Untersuchung der V. femoralis com. im Seitenvergleich:
  - Reduziertes Flusssignal oder fehlende Atemmodulation spricht für den V. a. Strömungshindernis in der Beckenstrombahn.
  - Wenn zutreffend, sonographische Darstellung der Beckenstrombahn und ggf. VCI.

- Bei V. a. Beckenvenen-TVT zusätzlich alternative Bildgebung (Phlebographie, CT, MRT) erwägen.
- Bei negativem Sonographiebefund nach dvKUS lag die Irrtumswahrscheinlichkeit innerhalb 3 Monaten bei 0,5–1 %.

Unter Zusammenfassung der im Einzelnen möglichen Befundkonstellationen ergeben sich die folgenden unterschiedlichen Entscheidungsbäume für dvKUS und proxKUS (◘ Abb. 9.1 und 9.2).

Alternative weiterführende Bildgebung
- Konventionelle Phlebographie
- Angio-CT
- Angio-MRT

9.2.2 Therapie der TBVT

Therapiephasen
- Initialtherapie für 5–21 Tage
- Erhaltungstherapie mindestens 3–6 Monate

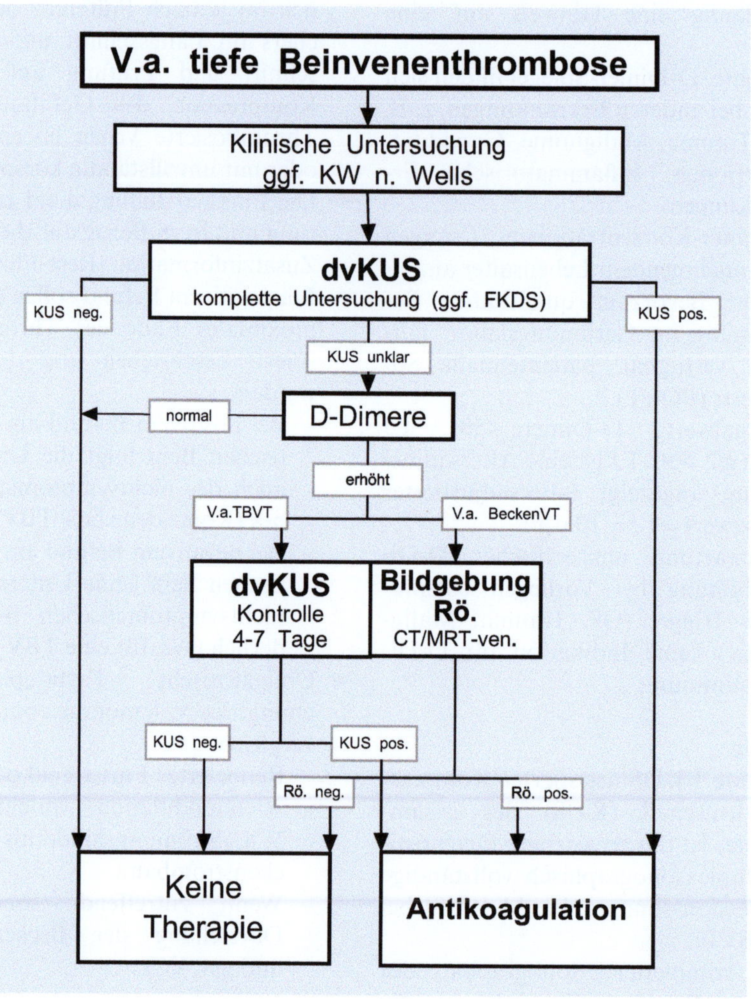

◘ **Abb. 9.1** Entscheidungsbaum zum diagnostischen Algorithmus TBVT bei erfolgter dvKUS (Aus LL VTE 2023)

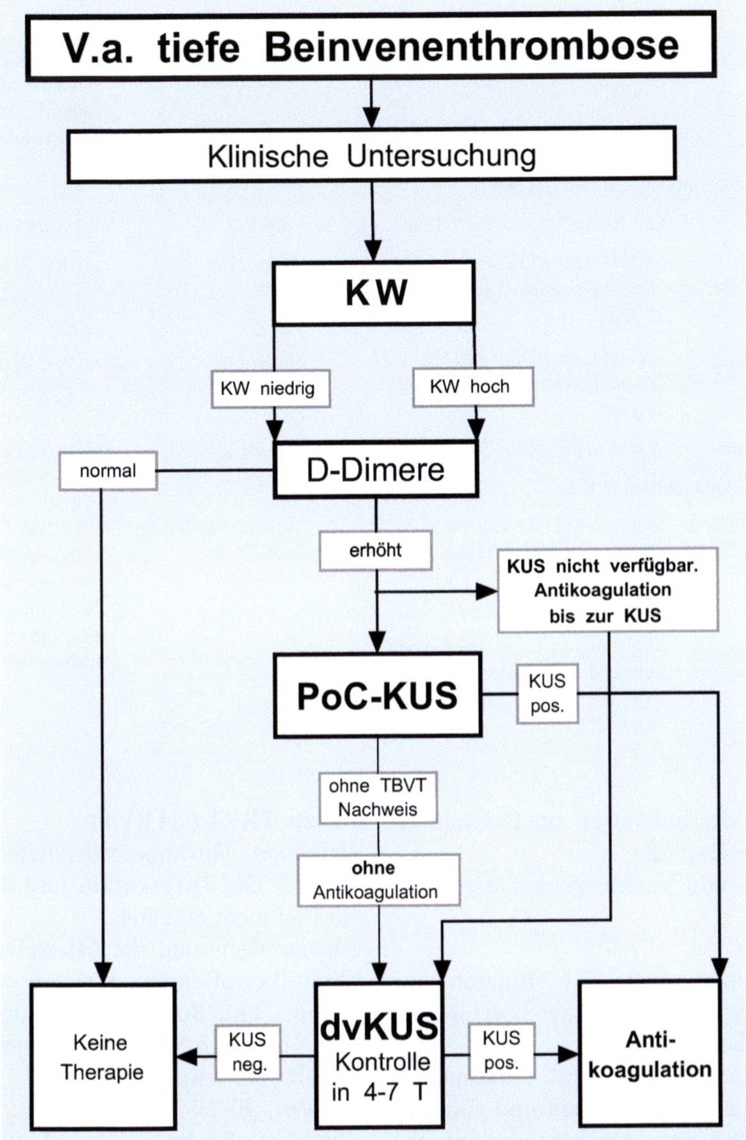

◨ Abb. 9.2　Entscheidungsbaum zum diagnostischen Algorithmus TBVT bei erfolgter proxKUS (PoC) (Aus LL VTE 2023)

— Sekundärprophylaxe nach Beendigung der Akuttherapie nach ca. 3–6 Monaten

Akuttherapie
— Antikoagulation (s. ▶ Abschn. 19.2) unmittelbar nach Diagnosestellung für 3–6 Monate bevorzugt mittels DOAK; Alternativen NMH, Vitamin-K-Antagonisten (◨ Tab. 9.1 und 9.2)
— Kompression (s. ▶ Kap. 20)
— Mobilisation (soweit möglich), ambulatorische Therapie (s. ▶ Kap. 18)

◻ Tab. 9.1 Orale Antikoagulation bei TBVT. (Aus LL VTE 2023)

Wirkstoff	Initialtherapie	Erhaltungstherapie	Anwendung bei Niereninsuffizienz möglich ohne Dosisreduktion
Direkte orale Antikoagulanzien (DOAK)			
Apixaban	2 × 10 mg/Tag p.o. für 7 Tage	2 × 5 mg/Tag	GFR ≥ 15 ml/min
Dabigatran	NMH oder FDX s.c. oder UFH i.v. in Therapiedosis für mind. 5 Tage	2 × 150 mg/Tag	GFR ≥ 30 ml/min
Edoxaban	NMH oder FDX s.c. oder UFH i.v. in Therapiedosis für mind. 5 Tage	1 × 60 mg/Tag	GFR ≥ 50 ml/min
Rivaroxaban	2 × 15 mg/Tag p.o. für 21 Tage	1 × 20 mg/Tag	GFR ≥ 15 ml/min
Vitamin-K-Antagonisten (VKA)			
Phenprocoumon	6 mg (2 Tbl.) an Tag 1 und 2, überlappend NMH oder FDX s.c. oder UFH i.v. in Therapiedosis bis INR ≥ 2	Individuelle Dosierung (INR-Ziel 2–3)	bei CKD 4 und 5 *standard-of-care*, obwohl bei manifester Niereninsuffizienz laut Fachinformation kontraindiziert
Warfarin	2,5–5 mg an Tag 1 und 2, überlappend NMH oder FDX s.c. oder UFH i.v. in Therapiedosis bis INR ≥ 2		

— Klärung der Indikation zur Rekanalisation (s. ▶ Kap. 22)
— Kontroll- und Nachsorgeplan erstellen

Nachsorge
— Reevaluation nach 3–6 Monaten zur Frage der Beendigung bzw. Fortführung der Antikoagulation
— Kontrollsonographie und Dokumentation des morphologischen und funktionellen Zustandes, ggf. hämodynamische Untersuchungen
— Aufklärung über Rezidivthrombose und PTS-Entwicklung
— Ggf. Aufklärung über Weiterführung der Antikoagulation
— Aufklärung über Bedeutung der Nachsorge

Distale TBVT (diTBVT)
Definition: Thrombose der tiefen Leitvenen des US. Die Trifurkation und die V. poplitea sind nicht beteiligt.
Abzugrenzen sind die Muskelvenenthrombosen (betroffen meist Venen der Gastrocnemius- und Soleusmuskulatur); VTE-Risiko <1,5 %, in Screening-Studien bis 13 %, PTS-Risiko sehr gering.
Inzidenz: 30–60 % der Fälle.
Therapie: Kompression, Antikoagulation 3 Monate, bei fortbestehendem nennenswertem Risiko auch länger.
Bei Entscheidung gegen eine Antikoagulation (Kontraindikationen, Wunsch des Patienten) kurzfristige Verlaufskontrollen.
Isolierte Muskelvenenthrombose: (iMVT)
Definition: Thrombosen in intramuskulären Venen.

☐ Tab. 9.2 Parenterale Antikoagulantien zur Therapie der TBVT. (Aus LL VTE 2023)

Wirkstoff	Therapeutische Dosierung für Initial- und Erhaltungstherapie
Niedermolekulare Heparine (NMH)	
Certoparin	2 × 8.000 lE/d s.c
Dalteparin	2 × 100 IE/kg KG s.c. oder 1 × 200 IE/kg KG s.c
Enoxaparin	2 × 100 IE/kg KG s.c. oder 1 × 150 IE/kg KG s.c
Nadroparin	2 × 86 IE/kg KG s.c. oder 1 × 171 IE/kg KG s.c
Reviparin	2 × 2.863 lE/d s.c. bei KG 45–60 kg 2 × 3.436 lE/d s.c. bei KG 46–60 kg 2 × 5.153 lE/d s.c. bei KG > 60 kg
Tinzaparin	1 × 175 IE/kg KG s.c
Synthetisches Pentasaccharid	
Fondaparinux	1 × 7,5 mg/d s.c. (1 × 5 mg/d s.c. bei KG < 50 kg, 1 × 10 mg/d s.c. bei KG > 100 kg
Unfraktioniertes Heparin (UFH)	
Heparin-Calcium	Initialer Bolus mit 80 lE/kg i.v., danach Infusion mit 15–20 lE/ kg KG/h und Anpassung an die Ziel-aPTT
Heparin-Natrium	

Verlauf: Progression in die tiefen Leitvenen 8–25 % der Fälle.

Therapie: Kompression. Studienlage zur Antikoagulation unklar.

Empfehlung: Ohne wesentliche Risikofaktoren NMH für 7–10 Tage. Bei schweren Risikofaktoren (Malignom, Immobilisation etc.) 4 Wochen.

Bei Entscheidung gegen eine Antikoagulation (Kontraindikationen, Wunsch des Patienten) kurzfristige Verlaufskontrollen.

9.3 Rezidivthrombose

Nach einer TVT drohen 2 Risiken:
- Postthrombotisches Syndrom (s. ▶ Kap. 11)
- Rezidivthrombose nach Beendigung der Antikoagulation.
  - Kumulatives VTE-Rezidivrisiko:
    - Nach 3 Monaten 6,3 %
    - Nach 6 Monaten 8,0 %
    - Nach 12 Monaten 13 %
    - Nach 5 Jahren 23 %
    - Nach 10 Jahren 30–40 %
  - In Abhängigkeit von ggf. fortbestehenden Risikofaktoren kann das kumulative Rezidivrisiko höher ausfallen als bei fehlendem fortbestehendem Trigger.
- Nach Abschluss der Therapiephase von 3–6 Monaten stellt sich bei der gegebenen Risikosituation für ein Thromboserezidiv die Frage nach einer Weiterführung der Antikoagulation über diesen Zeitraum hinaus (Sekundärprophylaxe). In die Analyse der Situation fließen eine Reihe sehr unterschiedlicher Faktoren ein. Neben dem individuellen Rezidivrisiko muss auch das jeweilige individuelle Blutungsrisiko unter Antikoagulation bedacht werden. Für beide Risikokategorien stehen unterschiedliche Score-Systeme für eine Klassifizierung der Risiken zur Verfügung (s. ▶ Kap. 31).
- Für die Entscheidungsfindung hat sich die Strukturierung des Entscheidungsprozesses durch die sog. Antikoagulationsampel als hilfreich erwiesen (☐ Abb. 9.3).

	Risikofaktor (Trigger) bei Index-VTE	Rezidiv-Risiko n. Absetzen d. Antikoagulation	Therapeutische Konsequenz
🔴	Persistierende starke Risikofaktoren • Aktives Malignom • Antiphospholipid-Syndrom • Schwere hereditäre Thrombophilie • Rezidiv-VTE (o. starken/reversiblen RF)	**hoch** (>8 %/Jahr)	Unbefristete Antikoagulation mit Therapiedosis
🟡	Persistierende schwache Risikofaktoren • Milde Thrombophilie • Chron. entzündliche Darmerkrankung • Aktive Autoimmun-Erkrankung • Paresen d. unteren Extremitäten Spontanes VTE-Ereignis ohne Trigger Transiente, schwache Risikofaktoren • z.B. kleine OP • Beinverletzung o. Fraktur • Reise >6-8 h • Östrogen-Therapie • Schwangerschaft • Wochenbett	**moderat** (3-8%/Jahr)	Individuelle Nutzen-Risiko-Beurteilung n. 3-6 Monaten. Bei Indikation zur weiteren Antikoagulation, evtl. Dosisreduktion (z.B. Apixaban, Rivaroxaban in "Niedrigdosis")
🟢	Transiente, starke Risikofaktoren • Z.B. OP in Vollnarkose >30 min • Trauma mit Fraktur • KH-Aufenthalt mit Immobilisation ≥ 3 T	**gering** (<3%/Jahr)	Zeitlich befristete Antikoagulation

◨ **Abb. 9.3** Sog. Antikoagulationsampel. Stratifizierung des Risikos für Rezidiv-VTE. (In Anlehnung an „Aktionsbündnis Thrombose", modifiziert. aus LL VTE 2023)

Daneben soll das individuelle Blutungsrisiko bewertet werden. Hierzu stehen eine Reihe von Score-Systemen zur Verfügung (s. ► Kap. 5). Die LL VTE 2023 favorisiert den in ◨ Tab. 9.3 gezeigten Score.
Bewertung des Blutungsrisikos: < 2 Punkte: niedriges Blutungsrisiko; ≥ 2 Punkte: hohes Blutungsrisiko

Sekundärprophylaxe
Auf der Basis einer sorgfältigen Risikoanalyse lässt sich eine Einteilung in hohes, moderates oder niedriges Risiko erreichen.
Die Schwierigkeit der Entscheidungsfindung liegt daran, dass das absolute Risiko für eine einzelne bestimmte Person nicht berechnet werden kann.

Hohes Rezidivrisiko
- Patienten mit persistierenden starken Risikofaktoren (z. B. aktives Malignom, schweres hereditäre Thrombophilie; APS) oder bereits früher durchgemachter TBVT

◨ **Tab. 9.3**   VTE-Bleed-Score. (Aus LL VTE 2023)

Faktor	Score
Aktive Tumorerkrankung	2
Männlich mit unkontrollierter Hypertonie (RR ≥ 140 mmHg)	1
Anämie (Männer: Hb < 13; Frauen: Hb < 12 g/dl)	1,5
Vorausgegangene Blutung (MG oder CRNMB)	1,5
Alter ≥ 60 Jahre	1,5
Niereninsuffizienz (eGFR < 60 ml/min)	1,5

- Sekundärprophylaxe: bei hohem Rezidivrisiko und vertretbarem Blutungsrisiko Antikoagulation unbefristet fortsetzen.

Moderates Rezidivrisiko
- Patienten mit VTE durch schwache passagere oder schwache persistierende Risikofaktoren oder spontane VTE ohne identifizierbare Risiken.
- Fortsetzung der Antikoagulation sinnvoll, Nutzen geringer als bei hohem Rezidivrisiko. Abwägung der Entscheidung mit Blick auf das Blutungsrisiko und den Patientenwillen.
- U.U. kann die Bestimmung der D-Dimere hilfreich sein. Es gilt jedoch zu bedenken, dass D-Dimere durch eine Vielzahl von dispositionellen und individuellen Risiken getriggert werden.
  - 40–50 % der Fälle nach spontaner proximaler TBVT zeigen bei Therapieende erhöhte D-Dimer-Werte.
  - D-Dimere erhöht unter Antikoagulation – erhöhtes Risiko
  - Ansteigende D-Dimere nach Beendigung der Antikoagulation bedeutet erhöhtes Risiko
  - Hohe Thrombuslast am Ende der Therapiephase bedeutet erhöhtes Risiko
  - Heterozygote Thrombophilien bedeutet relativ geringeres Risiko
- Sekundärprophylaxe bei moderatem Risiko: NOAK in niedriger Dosierung, z. B. Apixaban $2 \times 2{,}5$ mg/d; Rivaroxaban 1×10 mg/d

Niedriges Rezidivrisiko
- Rezidivrate < 3 %
- TBVT nach starkem Trigger (z. B. OP; Trauma, kurzfristige Immobilisation)
- Keine Sekundärprophylaxe. Therapie beenden.

Unter Berücksichtig aller verfügbaren Daten ergibt sich der Entscheidungsbaum in ◗ Abb. 9.4.

9.4 Schulter-Armvenenthrombose (SAVT)

Thrombosen an der oberen Extremität, ca. 5–7 % aller Thrombosen.
Klinik: Schmerzen, Schwere und Spannungsgefühl, Schwellung im Schulter-/Oberarmbereich; vermehrte Venenzeichnung.
LE-Risiko 10–14 %; PTS 10–28 %.
Ätiologie
- Primäre SAVT: Ohne erkennbaren Trigger (spontan) oder schwache RF (20–25 % d. F.)
- Sekundäre SAVT: Venöses Kompressionssyndrom oder katheterinduziert (70–75 % d. F.)

Diagnostik
- Primär FKDS, ggf. ergänzend Phlebographie; venCT
- Bei SAVT ohne erkennbaren Trigger Untersuchung auf venöses Kompressionssyndrom bei kostoklavikulärem Syndrom (s. ▶ Abschn. 6.5; s. ▶ Kap. 31)

Therapie
- Antikoagulation (DOAK, NMH, VKA) für 3 Monate; Rezidivrisiko 5–10 %
- Bei katheterinduzierter SAVT s.a. ▶ Abschn. 9.6.5

9.5 Oberflächliche Venenthrombose (OVT)

S. ▶ Abschn. 8.10.1 und 8.10.2

9.6 Sonstige Thrombosen

9.6.1 Postoperative Thrombose

Definition: Im Zusammenhang mit einer Operation oder einer anderen Intervention ausgelöste TBVT.

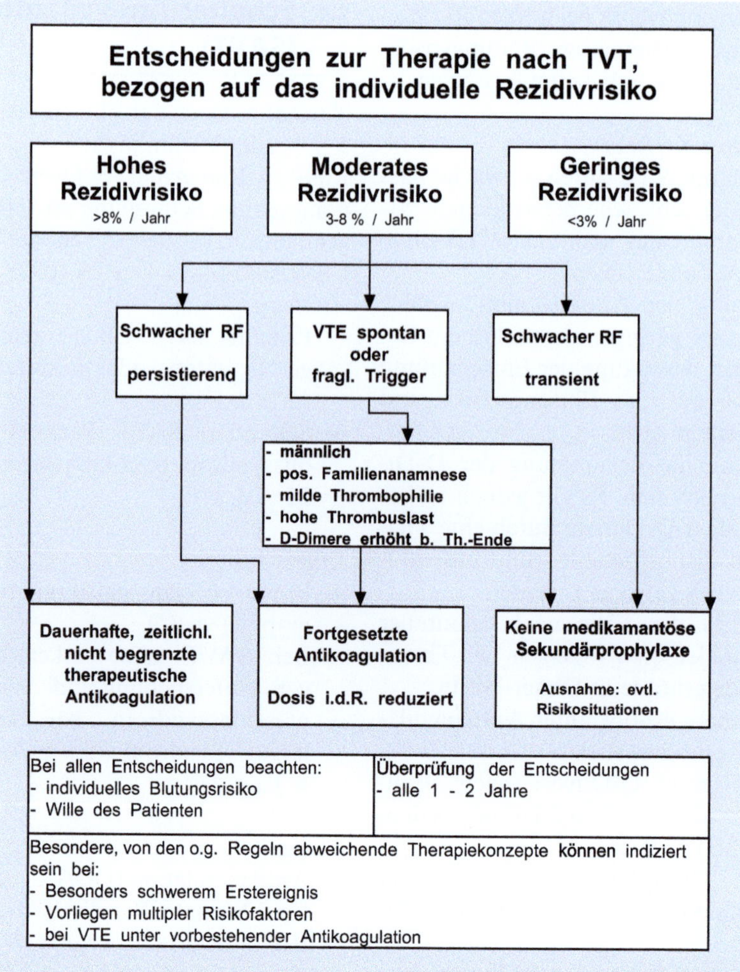

◘ Abb. 9.4   Entscheidungsbaum für Sekundärprävention unter Berücksichtigung des Rezidivrisikos. (Aus LL VTE 2023)

Häufigkeit: Aus der Zeit vor der systematischen medikamentösen Thromboseprophylaxe sind Häufigkeitsangaben bekannt, z. B.

- innere Medizin 10–20 %;
- Allgemeinchirurgie 15–40 %;
- Gynäkologie 15–40 %;
- Hüft- und Kniegelenkersatz 40–60 % etc.

Thromboserisiko: Individuelle Thromboserisiken ergeben sich aus eingriffsbedingten (expositionellen) und patienteneigenen (dispositionellen) Risikofaktoren (◘ Tab. 9.4).

Eingriffsbezogene Risiken ergeben sich aus Zahlen vor der systematischen Thromboseprophylaxe.

Ätiologie: Die Tatsache, dass operative Eingriffe das VTE-Risiko erhöhen, ist hinreichend belegt. Über die faktischen Zusammenhänge zwischen Operationstrauma und Auslösung eines thrombotischen Ereignisses ist wenig bekannt (◘ Tab. 9.4).

Pathophysiologie: Allgemeinplätze wie Ruhigstellung, Störung bzw. Ausschaltung von Rückstrommechanismen (Stase), Operationstrauma, Gerinnungsaktivierung, Einschwemmung von Gewebsthrombokinase

◘ Tab. 9.4 Risikogruppen in der operativen Medizin

	Operative Medizin
Niedriges VTE-Risiko	– Kleine operative Eingriffe – Verletzungen ohne oder mit geringem Weichteilschaden – Kein zusätzliches bzw. nur geringes dispositionelles Risiko, sonst Einstufung in höhere Risikokategorie
Mittleres VTE-Risiko	– Länger dauernde Operation – Gelenkübergreifende Immobilisation der unteren Extremitäten im Hartverband – Arthroskopisch assistierte Gelenkchirurgie an den unteren Extremitäten – Kein zusätzliches bzw. nur geringes dispositionelles Risiko, sonst Einstufung in höhere Risikokategorie
Hohes VTE-Risiko	– Größere Eingriffe in der Bauch- und Beckenregion bei malignen Tumoren oder entzündlichen Erkrankungen – Polytrauma, schwere Verletzungen der Wirbelsäule, des Beckens und/oder der unteren Extremitäten – Größere Eingriffe an Wirbelsäule, Becken, Hüft- oder Kniegelenk – Größere operative Eingriffe in Körperhöhlen der Brust-, Bauch- und/oder Beckenregion

etc. werden angeführt. Ein pathophysiologisches Konzept ist nicht erkennbar.

Es besteht ein Bezug zur Zeitdauer und zur Ausdehnung des Eingriffes.

- Bei operativen Eingriffen soll bei Patienten mit mittlerem und hohem VTE-Risiko eine medikamentöse VTE-Prophylaxe mit NMH durchgeführt werden.
- Thromboseprophylaxe bei Eingriffen wegen Varikose:
  - KVO wegen der Kürze des Eingriffes unter 60 min und unter ambulanten Bedingungen: keine Indikation zur medikamentösen Thromboseprophylaxe mit NMH. *Ausnahme:* Individuell erhöhte Risikofaktoren
  - Endovenöse Ablation: keine Indikation zur medikamentösen Thromboseprophylaxe
  - Flüssigsklerosierung: keine Indikation zur medikamentösen Thromboseprophylaxe
  - Schaumsklerosierung: prinzipiell keine Indikation zur medikamentösen Thromboseprophylaxe. *Ausnahme:* NMH bei Patienten mit hohem individuellen Risiko oder bei bekannter Thrombophilie
  - Ulkuschirurgie: wegen der postoperativen Immobilisation NMH-Prophylaxe

Die Dauer von Prophylaxemaßnahmen im Zusammenhang mit operativen Eingriffen ist unklar. Sie soll sich am Fortbestehen der Risikofaktoren orientieren.

9.6.2 Thrombosen im Kindesalter

Thrombosen im Kindesalter sind extrem selten. Inzidenz: 1:100.000 für alle Kinder.

Lokalisation: Bei Säuglingen und Kleinkindern atypisch (zentralvenös, renal, mesenterial und zerebral), bei Kindern und Jugendlichen, wie bei Erwachsenen, am häufigsten als TBVT.

Diagnostik: Unterscheidet sich nicht von Maßnahmen und Vorgehen bei Erwachsenen.

Therapie: Antikoagulation mit NMH, Erhaltungstherapie NMH, Frage DOAK in Abklärung, Dauer 1,5 bis 3 Monate.

9.6.3 Thrombosen in der Schwangerschaft

— Thrombosen sind die führenden Todesursachen während Schwangerschaft und Wochenbett, 2 pro 1000 Schwangerschaften.
— Manifestation:
  – 80 % als TBVT
  – 20 % als LE
  – 15–20 % aller VTE-Ereignisse in der Schwangerschaft sind Beckenvenenthrombose li.>re.
  – VTE-Risiko von Schwangeren 10- bis 20-fach höher als bei Nicht-Schwangeren.

Spezielle VTE-Risiken in der Schwangerschaft
— Mehrlingsschwangerschaft
— Gewichtszunahme <21 KG
— Künstliche Befruchtung
— Ovarielles Hyperstimulations-Syndrom
— Hyperemesis gravidarum
— Präeklampsie
— Immobilisation ≥ 4 Tage

Spezielle VTE-Risiken in der Wochenbettphase
— Sectio caesarea
— Postpartale Infektion
— Peripartaler Blutverlust (> 1000 ml)
— Transfusionen
— Frühgeburt (< 37. SSW)
— Totgeburt

Klinik
— Viele vermeintlich VTE-verdächtige Symptome sind bei Schwangerschaft mehrdeutig.
— Beinschwellung, insbesondere einseitig, bedarf der genauen Abklärung.
— Nur 10 % der Verdachtsdiagnosen werden im Verlauf bestätigt.

Diagnostik
KW bislang kein validierter Test. Algorithmus nicht etabliert.

D-Dimer nicht aussagekräftig, da in der Schwangerschaft immer erhöht.
KUS ist das primäre und einzig effektive diagnostische Instrument:
— KUS positiv: Therapie
— KUS negativ: keine TBVT
— KUS unsicher: Wiederholung nach 4–7 Tagen; zwischenzeitlich Therapie mit NMH
— Wiederholungs-KUS unsicher: kontrastmittellose MR-Phlebographie

Therapie
— NMH in therapeutischer Dosis; NMH gehen nicht nennenswert in die Muttermilch.
— Bei Kontraindikation für Heparin (HIT) Fondaparinux oder Danaparoid.
— Für die peripartale Phase gelten – in Abhängigkeit von der speziellen Situation und ggf. erforderlichen Maßnahmen – besondere Regeln.

9.6.4 Thrombosen bei Malignomen

Malignompatienten haben im Vergleich zu TU-Gesunden eine 8-fach höheres VTE-Risiko.
Kumulative Inzidenz für die ersten 12 Monate für ein VTE-Ereignis 2,3 %.
Klinik: Prinzipiell keine Unterschiede zu Nicht-Malignompatienten.
Beachte: Untypische Symptomatik bedingt durch das Malignom.
Antikoagulation: NMH oder direkter FXa-Inhibitor (DXI). Bei Chemotherapie ggf. mögliche Interaktion mit DXI prüfen.

Bei Kontraindikation für NMH (z. B. abgelaufene HIT II oder Ablehnung der s.c.-Applikation) Antikoagulation mit DXI. Ebenfalls bei Rezidivprophylaxe.
Beachte: Hohes Rezidivrisiko von Malignompatienten trotz Antikoagulation, Dosisanpassung des Antikoagulans (NMH oder DXI).

9.6.5 Thrombose bei mechanischen Hindernissen

Definition: Thrombosen ausgelöst durch und an Strombahnhindernissen.

Unterscheide:

- Intrinsic Compression (endoluminale Hindernisse):
  - umflossene bzw. organisierte Thromben
  - angeborene membranöse Lumeneinengungen (iliokavaler Übergang, VCI)
  - erworbene Intimaproliferation (Beckenvenensporn, Tumoren ausgehend von der Gefäßwand)
- Extrinsic Compression:
  - Kompression der Venenwand von außen (Hämatome, Tumoren, anatomische Engen, aberrante Muskel und Bänder etc.)

Intrinsische venöse Kompression

- *Beckenvenensporn n. May und Thurner (MTS)*
  Die rechte A. iliaca com. überkreuzt im Bereich des Promontorium ossis sacri die linke V. iliaca com. Die permanent mitgeteilte Pulsation bei dem gegebenen harten Widerlager erzeugt fortlaufend Intimaläsionen. Bei der Defektheilung kommt es zum Aufbau von Intimalefzen, die schließlich zu hämodynamischen und thrombogenen Strömungshindernissen führen.
  Prävalenz des MTS bei linksseitiger Beckenvenenthrombose 18-49%.
  Klinisch evident mit Stauungserscheinungen, meist erst bei hämodynamischer Relevanz der Veränderung und bei manifester Thrombose.
  Therapie: Rekanalisation und Stentversorgung.
- *Zystische Adventitiadegeneration*
  Definition: Ganglion (zystische Veränderung der Synovialmembran) in den äußeren Wandschichten einer Arterie, seltener auch einer Vene (V. femoralis, V. poplitea), das mit dem benachbarten Gelenk in Verbindung steht.
  Klinik: Tages- und belastungsabhängige, progrediente Schwellneigung. Bei kritischer Größe der Zyste mögliche Auslösung einer deszendierenden Thrombose.
  Therapie: Im blanden Stadium Ausschälung. Bei Thrombose Rekanalisation und Ausschälung.

Extrinsische Kompressionssyndrome (◼ Tab. 9.5).

- *Popliteales Venenkompressionssyndrom*
  Das popliteale Entrapment-Syndrom ist meist in der arteriellen oder arteriell-venösen Mischform bekannt, kann sich aber auch als rein venöses Syndrom zeigen. Ursächlich verantwortlich für das popliteale Entrapment-Syndrom ist der aberrante Verlauf des medialen Kopfes des M. gastrocnemius. Für das rein venöse Syndrom kommen auch andere aberrante Strukturen wie der M. popliteus oder aberrante Bandstrukturen in Betracht.

◼ **Tab. 9.5** Kompressionssyndrome im Becken- und Beinbereich. (Nüllen et al. 2014)

Unterschenkel	Maligne und benigne Tumoren Baker-Zyste Hämatom
Knie	Baker-Zyste Popliteaaneurysma Entrapment-Syndrom
Oberschenkel	Maligne und benigne Tumoren Hämatom
Leiste	Maligne und benigne Tumoren Leistenhernie Zystische Adventitiadegeneration
Becken	Maligne und benigne Tumoren Morbus Ormond Arterielle Aneurysmen Vertebrale Osteophyten

9

Es sind symptomatische und asymptomatische Formen bekannt.

Therapie: Je nach Beschwerdebild und klinischer Manifestation. Bei geringem Beschwerdebild und fehlenden Komplikationen MKS, bei Thrombosen Antikoagulation. Dekompression i. d. R. nur bei arterieller Beteiligung.

- *Kompressionssyndrom bei M. Ormond*
Die retroperitoneale Fibrose bei M. Ormond führt bei Ummantelung durch den fibrotischen Prozess zu Kompression und Stenosierung der retroperitonealen Strukturen. Führend ist dabei meist die Problematik durch die Einkapselung der Ureteren.

Therapie: Bei abflussbedingter Schwellneigung Kompressionstherapie (MKS), bei Thrombosen Antikoagulation. Eine befriedigende kausale Therapie ist nicht bekannt.

- *Venöse Kompression im Schulter-Arm-Bereich, Thoracic Inlet Syndrome (TIS)*
Anatomie: Das TIS ist Teil der Kompressionssyndrome im Bereich der oberen Thoraxappertur (Thoracic Outlet Syndrome, TOS) (s. Kap, 31). Von einem TIS spricht man, wenn die klinische Manifestation nur bzw. vorherrschend die V. axillaris betrifft. Ursache des TIS ist die permanente oder intermittierende Kompression im Bereich der kostoklavikulären Enge.

Pathophysiologie: Wiederholte starke Schulter-Arm-Belastung (Werfen, Schwimmen, Überkopfarbeiten, monotone Haltungen [Musiker]) beeinträchtigen den venösen Abstrom.

Pathogenese: Wiederholte kompressionsbedingte Mikrotraumen und Läsionen des Endothels erzeugen eine lokal thrombogene Situation oder es entwickeln sich lokale Fibrosierungen mit Stenosierungstendenz.

Die Axillarvenenthrombose (syn. Paget-von-Schroetter-Syndrom) ist ggf. der Endpunkt und die Komplikation des Kompressionssyndroms.

Symptomatik: Die TIS-Symptomatik sind abhängig von der Beteiligung der anderen begleitenden Strukturen: Schmerzen, Schwere und Spannungsgefühl, Schwellneigung, Ödeme, Zyanose, vermehrte Venenzeichnung im Schulter-Arm-Bereich (s. ▶ Abschn. 9.4).

9.6.6 Phlebitis migrans sive saltans

Definition: OVT bzw. epifasziale Phlebitis wechselnder Lokalisation; lokal begrenzte Ausdehnung; ohne Kontinuität (springende) weitere Ausdehnung auch kontralateral.

Ätiologie: Autoimmun:

- Primär: Ohne bekannte Grunderkrankung
- Sekundär: Bei Thrombangiitis obliterans (Buerger-Syndrom), paraneoplastisch, Vaskulitiden

Komplikationen: Wie bei allen OVT Beteiligung von TBVT und LE möglich.

Therapie: Lokal antiphlogistisch, NSAR (ggf. Steroide); je nach Ausdehnung und Lokalisation Antikoagulation (Fondaparinux).

9.6.7 Septische Thrombose

Definition: Infizierter Thrombus im tiefen Venensystem oder infizierter Thrombus in einer epifaszialen Vene bei OVT.

s. a. Lemierre-Syndrom: Septische Thrombose der V. jugularis interna als Folge von infektiösen Erkrankungen von Pharynx, Tonsillen etc.

Ätiologie: Peripher-venöse Zugänge, zentrale Venenzugänge, parenteraler Drogenkonsum, postpartale septische Thrombose im Bereich der Ovarialvenen (Puerperalsepsis).

Therapie: Gezielte Antibiose, Entfernung von Fremdmaterial, ggf. lokalchirurgische Maßnahmen

9.6.8 Phlegmasia coerulea dolens (PCD)

Definition: Fulminante extreme Thrombose fast der gesamten betroffenen Extremität. Durch die rasante Entwicklung unter Erfassung des (fast) gesamten Strombahnquerschnittes kommt es bei fehlender Kollateralisation zu einer Behinderung des arteriellen Einstromes mit vitaler Gefährdung der betroffenen Extremität und/oder der betroffenen Person; schleichende Verläufe sind bekannt.

Klinische Zeichen
- Starke Schmerzen
- Schwellung
- Rot-(bläulich-)livide Verfärbung der Haut
- Ödeme, Glanzhaut, Blasenbildung
- Abgeschwächte oder fehlende Fußpulse
- Sensibilitätsstörungen
- Motorische Paresen
- Schock
- Gangrän
- 10–40 % begleitende LE

Häufigkeit: Selten, keine Zahlen bekannt.
Ätiologie: Folge einer ausgedehnten und fulminant sich entwickelnden proximalen Thrombose (HIT II, APS, starke Thrombophilien, Malignome, Schwangerschaft, Hormone, OP, Sepsis).
Diagnostik: Blickdiagnose. Sonographie, wenn unmittelbar verfügbar, CT.
Therapie: Sofortige Antikoagulation, i. d. R. UFH, intensivmedizinische Versorgung, ggf. eilige Rekanalisation (alle möglichen und verfügbaren Optionen).

Ergebnisse: Mortalität 20–40 %; Amputationen 20–50 %.
Fazit: 1/3 der Fälle versterben, 1/3 Amputationen; 2/3 PTS.

9.6.9 Reisevenenthrombose

Definition: TBVT in der Folge einer längeren (mehrere Stunden) Periode sitzender Körperhaltung z. B. Reisen (Flugreisen, lange Autofahrten, sitzende Arbeiten, hockende, kniende Tätigkeiten).
Inzidenz: Wahre Inzidenz nicht bekannt; Angaben zum individuellen Risiko 0,0014 bis 0,01 %; kumulatives Risiko 0,5 % bei Flugreisen >8 h.
Ätiologie: Virchow-Trias. In sitzender Position verschlechtern sich alle venösen Flussparameter, V. poplitea und V. femoralis erweitern sich.
Risikofaktoren: Längere Reisezeiten, Immobilisierung (sitzende Positionen), Vorgeschichte von Thrombosen, Adipositas, Schwangerschaft, Rauchen und genetische Disposition (Thrombophilie).
Prävention: Regelmäßige Bewegung während langer Reisen, Tragen von Kompressionsstrümpfen, ausreichende Flüssigkeitszufuhr. Vermeidung von übermäßigem Alkoholkonsum.
Bei hohem Risiko (Z.n. TBVT, PTS, partielle Immobilisation durch Gipsverband, schwere Allgemeinerkrankung) kann eine kurzfristige medikamentöse Prophylaxe mit NMH oder Fondaparinux erwogen werden.

9.7 Thrombose bei intravenösen Devices

Fremdkörperwirkung durch ZVK, intravenöse Sonden von Schrittmachern und Defibrillator-Systemen.

9.7.1 Thrombosen bei peripherem venösen Zugang

Thrombotische Ereignisse bei peripheren Verweilkathetern (PVK) imponieren unter dem Bild der lokalen OVT bzw. Phlebitis, mit und ohne Infektion.

Ursache: Mechanische Irritation der Vene, lange Verweildauer, unsachgemäße Nutzung.

Therapie: Entfernung des Katheters bzw. der Venüle, ggf. lokal antiphlogistische Maßnahmen. Antikoagulation nur bei proximaler OVT im Oberarmbereich.

9.7.2 Thrombose bei zentralvenösen Zugängen

Fremdkörperwirkung durch ZVK, PICC, Demers-Katheter, Port-Katheter.

Definition: Thrombotische Veränderungen am und im Katheter, an der Katheterspitze oder im katheterführenden Gefäß.

Ursachen: Mechanische Irritation, lange Verweildauer, unsachgemäße Pflege und Nutzung, thrombophile Situation bei Patienten.

Therapie

- Für thrombosierte Venen mit inliegenden Kathetern gelten die gleichen Regeln wie bei Thrombosen in anderen Gefäßprovinzen: Antikoagulation und ggf. Kompression.
- Infizierte Katheter umgehend entfernen (Mikrobiologie, Antibiogramm), ebenso dislozierte oder nicht mehr erforderliche Katheter.
- Nicht infizierte oder dislozierte und funktionsfähige und weiterhin notwendige Katheter können belassen werden.
- Überprüfung von Lage, Durchgängigkeit und Abstrom (Katheter-Spitzenthrombus).
- Bei intravenösem Thrombus therapeutische Antikoagulation (wenn möglich).

- Bei thrombotischer Katheterokklusion: Fibrinolyse-Versuch.
- Infizierte Portsysteme sind umgehend zu entfernen. Thrombosierte Portsysteme können bei erhaltener Notwendigkeit lysiert werden.
- Thrombosen im Verlauf von Schrittmachersonden: Antikoagulation.

9.8 Tumor-Screening bei VTE

Malignomträger erleiden ein VTE-Ereignis 8-mal häufiger als Menschen ohne Malignom (paraneoplastische systemische Gerinnungsaktivierung).

Kumulative Inzidenz für VTE:
- bei manifestem Malignom 2,3 %,
- ohne Malignom 0,35 %.
- 10–25 % der Patienten mit akuter VTE haben zum Zeitpunkt der Diagnosestellung ein manifestes oder okkultes Malignom.
- Gehäufte Diagnose eines Malignoms innerhalb von 12 Monaten nach einem VTE-Ereignis, bevorzugt nach dem 50. LJ (6,8 vs. 1,0 %)
- Neu erkannte Malignome nach VTE innerhalb von 2 Jahren nach Spontan-VTE: 8,5 %, nach risikoassoziierter VTE: 4,8 %.
- **Risiko für ein bis dato unerkanntes Malignom zum Zeitpunkt der Manifestation einer VTE: 3–15 %.**

Soll in Zusammenhang mit einer VTE grundsätzlich aktiv nach einem Malignom gesucht werden?

Strategien für die Malignomsuche nach VTE-Ereignissen:
- Limitierte Tumorsuche: orientiert an alters- und geschlechtsspezifischen Vorsorgeuntersuchungen.
- Intensivierte Tumorsuche z. B. mit zusätzlichen Schnittbilduntersuchungen.
- Eine Studie mit Vergleich beider Strategien ergaben keine signifikanten Unterschiede in den Trefferquoten.

◧ Tab. 9.6 Empfehlungen rationelles Tumorscreening, angelehnt an die Vorsorgeuntersuchungen der GKV. n. LL VTE 2023

Für alle	– Anamnese, Familienanamnese – Ganzkörperstatus – Labor: BB, Na, K, Ca, CRP, GPT, GOT, LDH, AP, Urinstatus – Rö. Thorax 2E, sofern kein CT/MRT/Pet-CT – Sonographie Abdomen	
Alter	Männer	Frauen
≥ 20 J		Gyn. U.: inneres u. äußeres Genitale, Abstrich
≥ 35 J	Hautkrebsscreening	Hautkrebsscreening Gyn.U. plus HPV
≥ 45 J	Digitale rektale U, Prostata (PSA), LK, Genitale	
≥ 50 J	Test okkultes Blut i. Stuhl, Koloskopie	Test okkultes Blut i. Stuhl Mammographie-Screen
≥ 55 J		Koloskopie
Ggf. weitere Diagnostik (in begründ Verdachtsfällen	Labor: z. B. Elektrophorese. Tu.-Marker Bildgebung: Sono Schilddrüse, CT-Thorax, CT-Abdomen, ggf, Pet-CT	

— Leitlinienempfehlung zum Post-VTE-Tumor-Screening s. ◧ Tab. 9.6

Literatur

Bauersachs R et al (2021) Management and Outcomes of Patients with Isolated Superficial Vein Thrombosis under Real Life Conditions (IN-SIGHTS-SVT), Eur J Vasc Endovasc Surg 62, 241–249)

Linnemann BW, Blank T, Doens, C, Erbel P, Isfort U, Janssens C, Kalka R, Klamroth J, Kotzerke S, Ley J, Meyer K, Mühlberg OJ, Müller T, Noppeney C, Opitz H, Riess E-F, Solomayer T, Volk J (2023) Beyer-Westendorf: Diagnostik und Therapie der tiefen Venenthrombose und Lungenembolie – AWMF-S2k-Leitlinie Stand: 11.01.2023

Fowkes FJI, Price JF, Fowkes FGR (2003) Incidence of diagnosed deep vein thrombosis in the general population: systematic review. Eur J Vasc Endovasc Surg 25:1–5

Lungenembolie (LE)

Literatur – 114

Definition: Partielle oder komplette Obliteration von Lungenarterien durch die Embolisation von Thromben meist aus der peripheren Venenstrombahn. Infolge der Strombahnverlegung kommt es abhängig vom Ausmaß der Embolisation zu einer Erhöhung des Widerstandes im Lungenkreislauf mit konsekutiver Rechtsherzbelastung bzw. Rechtsherzinsuffizienz.

Die LE ist eine potenziell lebensbedrohliche Komplikation in der Akutphase der TBVT und steht bei den kardiovaskulären Notfällen nach Koronarinfarkt und zerebralem Insult an 3. Stelle.

Inzidenz: Die LE-Inzidenz für Deutschland wird z. Z. mit 39–115 pro 100.000 Personen (0,39–1,15 ‰) angegeben; die Mortalität lag im Zeitraum von 1998 bis 2008 bei 9,4–32,2 pro 100.000 Personen (0,09–0,322 ‰).

- Das LE-Risiko steigt mit zunehmendem Lebensalter an.
- 1/3 der Betroffenen verstirbt innerhalb der ersten Stunden.
- Im Gefolge einer TBVT ist die Lungenembolie ein häufiges Ereignis; 50 % der Patienten mit begründeter *Verdachtsdiagnose* TBVT bzw. mit neu manifestierter Diagnose TBVT haben zum Zeitpunkt der klinischen Untersuchung bereits embolisiert, häufig ohne evidente Symptomatik.

Das bedeutet, dass bei V.a. TBVT oder manifester TBVT immer auch nach Zeichen einer LE gefahndet werden soll.

Risikofaktoren für LE: Die Risikofaktoren für das Auftreten einer LE decken sich weitgehend mit den Risikofaktoren für die TBVT (s. ▶ Kap. 9).

Anamnese: Die frühere Anamnese bei V. a. LE deckt sich weitgehend mit der bei V. a. TBVT; bei der jetzigen (aktuellen) Anamnese ist besonderer Wert auf den Beginn der Beschwerden, Ödeme etc. zu legen, da sie u. U. die Abschätzung des Krankheitsbeginns ermöglichen.

Erfassung von bereits anderenorts durchgeführten Untersuchungen und eingeleiteter Medikation.

Beschwerden bei LE
- Schmerzhafte Atmung (Pleurodynie) (52 % der Fälle)
- Substernaler Brustschmerz (12 %)
- Dyspnoe (80 %)
- Husten (20 %)
- Hämoptoe (11 %)
- Synkope (19 %)
- Ggf. Schmerzen, Schwere-, Spannungsgefühl in den Beinen:
  - Beginn, wann, wo, dauerhaft, intermittierend, stehend, liegend

Klinische Zeichen bei LE
- Tachypnoe ≥ 20/min (70 % der Fälle)
- Tachykardie ≥ 100/min (26 %)
- Zeichen einer TVT (15 %)
- Zyanose (11 %)
- Fieber > 38,5° C

Beachte: Jeder Verdacht auf LE bedarf der unmittelbaren dringlichen Abklärung!

Beachte: Bei hämodynamisch instabilen Patienten **sofortige** Notfalleinweisung in eine Klinik!

Definition der hämodynamischen Instabilität:
- Schock oder
- Hypotonus
  - Systol. RR < 90 mmHg oder
  - Blutdruckabfall um > 40 mmHg
  - über einen Zeitraum von >15 min
  - ohne Vorliegen von neu aufgetretenen Arhythmien, Hypovolämie o. Sepsis

Basisdiagnostik bei V. a. LE bei hämodynamisch stabilen Patienten
- Bei hämodynamischer Stabilität als Erstmaßnahme klinische Wahrscheinlichkeit (KW) testen, z. B.
  - Wells-Score für LE (s. ◘ Tab. 5.4)
  - Rev. Genfer Score für LE (s. ◘ Tab. 5.5)
- Kompressionssonographie: Nachweis bzw. Ausschluss einer TBVT (Emboliequelle) (s. ▶ Kap. 9)
- Klinischer Lungenbefund (meist unauffällig)

- Erfassung und Dokumentation der Vitalparameter (RR, Puls, Atemfrequenz, Temperatur)
- EKG: ggf. Sinustachykardie, Typ S I – Q III, Rechtsschenkelblock, T-Negativierung, periphere Niedervoltage
- Ggf. Röntgen-Thorax
- Ggf. arterielle Blutgasanalyse
- D-Dimere (nur bei niedriger oder mittlerer KW)

Bildgebende Diagnostik bei LE-Verdacht
- Computertomographische Pulmonalisangiographie (CTPA) in Mehrzeilen-Technologie und mit dünnen Schichten (LL 2023, starker Konsens)
- Ventilations-Perfusionsszintigraphie (Alternative zu CTPA) (LL 2023, starker Konsens)
- MR-Angiographie, wenn CTPA bzw. Szintigraphie kontraindiziert sind (Kontrastgeber)

- Pulmonalisangiographie, nur in Kombination mit katheterbasierter Thrombolyse bzw. Thrombektomie
- Echokardiographie; kann Rechtsherzbelastung nachweisen und in Fällen von ressourcenbedingten Engpässen und/oder Dringlichkeit zusammen mit KW zu einer ausreichenden Diagnosesicherung führen

Interpretation der Befunde bei hämodynamisch stabilen Patienten
- Wenn KW-LE niedrig, mittlere KW oder LE unwahrscheinlich, außerdem D-Dimere negativ bzw. ≤ 500 µg/l: LE ist ausgeschlossen; d. h. keine Therapie, keine bildgebende Diagnostik (CTPA). Einsparung CTPA bei 1/3 der Verdachtsfälle (◘ Abb. 10.1).
- Wenn D-Dimere positiv: Wie bei TVT-Diagnostik sind positive D-Dimere auch bei LE-Verdacht nicht be-

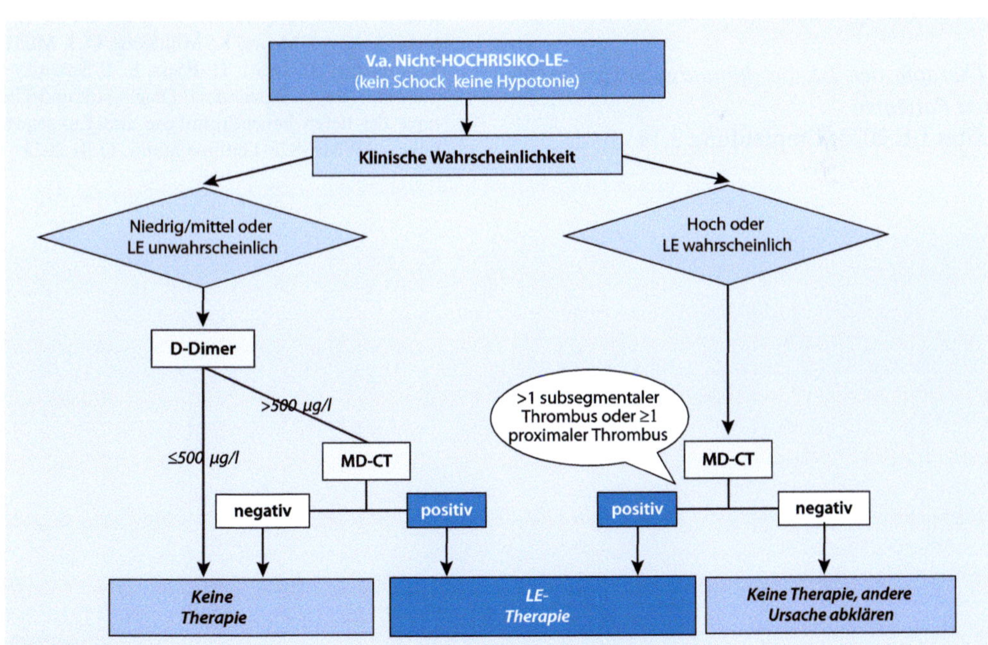

◘ **Abb. 10.1** Diagnostischer Algorithmus bei V.a. Lungenembolie der Nicht-Hochrisikogruppe (d. h. kein Schock, kein Hypotonus) (MD-CT = Multidetektor-CT, Mehrzellen-CT). (Mod. n. Torbicki et al. 2008, aus Nüllen und Noppeney 2014)

weiskräftig. Daher ggf. weiterführende Bildgebung mit CTPA.

- Bei hoher KW keine D-Dimere bestimmen, da nicht bedeutsam; sofort Diagnostik mit CTPA; LE-Nachweis >50 % der Fälle.
- Bestätigung der Verdachtsdiagnose LE in 15–25 % der Fälle.
- Bei Bestätigung der Diagnose LE und hämodynamischer Stabilität weitere Risikostratifizierung erforderlich, z. B. mittels sPESI-Index (Simplified Pulmonary Embolism Severity Index) (s. ◘ Tab. 5.6).
- Bei V.a. Rechtsherzbelastung Echokardiographie; Troponin bestimmen.

Risikoadaptierte Therapie der LE
- Hämodynamisch instabil: Reperfusionstherapie (systemische oder katheterbasierte Lyse, katheterbasierte oder operative Thrombektomie; Intensivmedizin
- Intermediäres Risiko: stationär; Überwachungseinheit, Kreislaufmonitoring

Therapie der LE bei hämodynamisch stabilen Patienten
Zitat LL 2023: Empfehlung 3.19

» „Hämodynamisch" stabile Patienten mit Lungenembolie und niedrigem Risiko können ambulant therapiert oder frühzeitig aus dem Krankenhaus entlassen werden, sofern eine therapeutische Antikoagulation gewährleistet ist. (Empfehlungsstärke: starker Konsens).
Als Entscheidungskriterien eignen sich ein negativer sPESI-Score, fehlende Zeichen der Rechtsherzbelastung (Echokardiografie, Computertomografie-Pulmonalisangiografie) und normwertige kardiale Biomarker (z. B. Troponin)."

Die Empfehlungen zur Antikoagulation für hämodynamisch stabile Patienten mit niedrigem Risikoprofil unterscheiden sich nicht von den Empfehlungen bei TBVT (s. ► Kap. 9).

Literatur

Linnemann, B, W. Blank, T. Doenst, C. Erbel, P. Isfort, U. Janssens, C. Kalka, R. Klamroth, J. Kotzerke, S. Ley, J. Meyer, K. Mühlberg, O. J. Müller, T. Noppeney, C. Opitz, H. Riess, E.-F. Solomayer, T. Volk, J. Beyer-Westendorf: Diagnostik und Therapie der tiefen Venenthrombose und Lungenembolie – AWMF-S2k-Leitlinie Stand: 11.01.2023

Postthrombotisches Syndrom (PTS)

Definition: Unter einem PTS versteht man alle subjektiven und klinischen Symptome, morphologischen Veränderungen und sonstige Folgezustände, verbunden mit einer chronisch venösen Insuffizienz (CVI), deren Kausalität in einer vorausgegangenen tiefen Beinvenenthrombose (TBVT) liegt.

Das Krankheitsbild ist dabei sehr variantenreich und umfasst Bilder mit einer leichten Schwellneigung und diskreten subjektiven Beschwerden bis hin zu Extremformen der CVI mit heftigen Beschwerden einschließlich Ulcus cruris und verbunden mit gravierenden persönlichen und sozialen Beeinträchtigungen.

Beachte: Das klinisch vordergründige Erscheinungsbild des PTS ist das der CVI.

Epidemiologie: (s. a. ▶ Abschn. 2.4) In Deutschland wird allgemein von einer Prävalenz des PTS von ca. 3 % ausgegangen; in der Bonner Venenstudie zeigte sich eine Prävalenz von 1,1 %.

Prospektive Registerstudie (FU 3 Jahre): 33 % entwickelten ein PTS, 23 % ein mildes PTS (Villalta < 5), 1,4 % ein schweres PTS oder Ulkus (Villalta ≥ 15).

PTS in Abhängigkeit von der Lokalisation
- Isolierte distale tiefe Venenthrombose (idTBVT): d.h. 30–60 % aller gesicherten TBVT, Entwicklung eines PTS selten
- Proximale TBVT: Entwicklung eines PTS 20–50 % der Fälle
  - schweres PTS ca. 5–10 % der Fälle
  - Zeitraum bis zur Manifestation 0,5–10 Jahre

Pathomorphologie und Pathophysiologie: Die infolge der Pathomorphose des Thrombus und ggf. verbliebener Okklusionen gestörte venöse Hämodynamik (venöse Hypertonie) ist entscheidend für das Entstehen des PTS.

Folgen der TBVT sind je nach Lokalisation und Ausdehnung der TBVT:
- Obstruktion
- Kollateralisation

- Rekanalisation
- Klappeninsuffizienz
- Sekundäre Varikose

Die Entwicklung der hierauf basierenden, mehr oder weniger ausgeprägten CVI ist zeitabhängig, Entwicklung in einem Zeitrahmen von 0,5 bis 10 Jahre.

Zusätzliche Risikofaktoren für die Entwicklung eines PTS
- Übergewicht
- Lebensalter
- Vorbestehende Veneninsuffizienz
- Proximale TBVT
- Mehretagen-TBVT
- Ipsilaterale Rezidiv-TBVT
- Hohe residuale Thrombuslast
- Residuale Obstruktionen
- Persistierende hohe D-Dimere
- Verzögerte Erstdiagnose
- Ineffektive Antikoagulation

Klinik
Subjektive Symptome sind Beschwerden wie:
- Schweregefühl
- Spannungsgefühl
- Schwellneigung
- Juckreiz
- Schmerzen
- Muskelkrämpfe
- Selten venöse Claudicatio

Objektive Symptome sind die Zeichen der CVI wie:
- Ödeme
- Sekundäre Varikose
- Dermatose
- Hyperpigmentierung
- Dermato-/Lipo-/Fasziosklerose
- Atrophie blanche
- Ulcus cruris

Diagnostik
- Anamnese (gesicherte vorausgegangen TBVT?)
- Klinischer Befund (s. o.)

- Villalta-Score
- Venöse Hämodynamik
- Venöse Sonographie (Befunde):
  - Wandständige, morphologische Veränderungen
  - Stenosen
  - Verschlüsse
  - Kollateralen
  - Klappeninsuffizienzen
- Klassifikation: CEAP, VCSS

Therapie bei PTS
- Risikoaufklärung
- Entstauungstherapie (KV, MKS, additiv IPK)
  - Akute Entstauung mit KV
  - Langzeitkompression MKS, i.d.R. MKS: A–D (ccl2 o. ccl3)
- Hautpflege
- Ggf. Antikoagulation
- Bewegungstherapie
- Ggf. Hydrotherapie
- Langzeitüberwachung
- Invasive Therapie: Sanierung der sekundären Varikose
  - Sklerosierung
  - Lokale chirurgische Maßnahmen
  - EVTA
- Ggf. endovaskuläre Rekanalisation

Prophylaxe des PTS
Das konsequente Tragen eines MKS kann bei ca. 50 % der Patienten die Entwicklung eines PTS verhindern bzw. mindern.
Cochrane Review (2017):
„Evidenz von geringer Qualität deutet darauf hin, dass elastische Kompressionsstrümpfe das Auftreten von PTS nach TBVT reduzieren können …"

Literatur

Blauschun U (2004) Aktuelle ökonomische Aspekte in der Therapie des Ulcus cruris – eine Übersicht. Vasomed 16:61–64

Hach-Wunderle V, Bauersachs R, Gerlach HE, Eberle S, Schellong S, Riess H et al (2013) Post-thrombotic syndrome 3 years after deep venous thrombosis in the thrombosis and pulmonary embolism in out-patients (TULIPA) PLUS registry. J Vasc Surg Venous Lymphat Disord 1(1):5–12. ▶ https://doi.org/10.1016/j.jvsv.2012.07.003

Kahn SR, Shrier I, Julian JA, Ducruet T, Arsenault L, Miron MJ, Roussin A, Desmarais S, Joyal F, Kassis J, Solymoss S, Desjardins L, Lamping DL, Johri M, Ginsberg JS (2008) Determinants and time course of the postthrombotic syndrome after acute deep venous thrombosis. Ann Intern Med 149:698–707

Kahn SR, Partsch H, Vedantham S, Prandoni P, Kearon C, on behalf of the subcommittee on control of anticoagulation of the scientific an standardization committee of the international society on thrombosis and haemostasis (2009) Definition of post-thrombotic syndrome of the leg for use in clinical investigations: a recommendation for Standardization. J Thromb Haemost 7:879–883

Kearon C, Kahn SR, Agnelli G, Goldhaber S, Raskob GE, Comerota AJ (2008) Antithrombotic therapy for venous thromboembolic disease: american college of chest physicians. Evidence-Based clinical practice guidelines (8. Aufl.). Chest 133 (6 Suppl): 454S–545S

Rabe E, Pannier-Fischer F, Schuldt K, Stang A, Poncar C, Wittenhorst H, Bock E, Weber S, Jockel KH (2003) Bonner Venenstudie der Deutschen Gesellschaft für Phlebologie zur Frage der Häufigkeit und Ausprägung von chronischen Venenkrankheiten in der städtischen und ländlichen Wohnbevölkerung. Phlebologie 32:1–14

Pradoni P, Leusing AWA, Prins HH et al (2004) Below-knee elastic compression stockings to prevent the post-thrombotic syndrome: a randomized, cotrolled trial. Ann Intern Med 141:249–256

Pradoni P, Kahn SR (2009) Postthrombotic syndrome: prevalence, prognostication and need for progress. Br J Haematl 145:286–295

Ulcus cruris

Inhaltsverzeichnis

© Der/die Autor(en), exklusiv lizenziert an Springer-Verlag GmbH, DE,
ein Teil von Springer Nature 2025
H. Nüllen and T. Noppeney, *Repetitorium Phlebologie*,
https://doi.org/10.1007/978-3-662-68385-9_12

12.1 Definition

Ulcus cruris (lat. ulcus „Geschwür", crus „Schenkel") (syn: offenes Bein): Desintegration und Ulzeration der Haut, der Hautanhangsgebilde und meist des Unterhautfettgewebes im Bereich des Unterschenkels, d. h. eine oder multiple, meist chronische, exsudative Wunde(n) mit Entzündung und schlechter bis fehlender Heilungstendenz.

Nosologie: Unterscheide Ulcus cruris und Ulcus cruris venosum.

Ätiologie: Variabel; bei jedem Ulkus im Bereich des US die DD bedenken (Tab. 12.1).

DD und Diagnosesicherung für Ulcus cruris venosum
- Anamnestischer, hämodynamischer und morphologischer Nachweis einer CVI (phlebologischer Status) beweist nicht zweifelsfrei die venöse Ätiologie (z. B. Ulcus cruris sonstiger Ätiologie bei bestehender CVI).
  - Fehlender Nachweis einer CVI belegt eine *nichtvenöse Ätiologie*.
  - Schwierige DD bei CVI plus AVK (av-Ulkus).

12.2 Pathogenese

Die Pathogenese des Ulcus cruris venosum (UCV) ist bestimmt durch die venöse Hypertonie und die hierdurch bedingte CVI (Pathophysiologie bei CVI s. ▶ Abschn. 7.2). Das UCV ist keine akute Erkrankung. Das Ulkus ist der Endpunkt einer längerfristigen pathophysiologischen Entwicklung (mangelhafte oder fehlende Compliance) (s. ▶ Kap. 7).
- Gestörte Regulation der Mikrozirkulation
- Erhöhte Kapillarpermeabilität
- Lymphostase
- Reduktion des tcpO$_2$

- Expression von Entzündungsmediatoren
- etc.

Z. Z. keine einheitliche Theorie zur Pathogenese. Welcher Faktor final für die Überschreitung der kritischen Schwelle zum Gewebsuntergang und damit zur Ulkusbildung verantwortlich ist, bleibt bislang unklar.

12.3 Klinik

- Spontane Ulzeration im Bereich der durch die CVI pathologisch veränderten Haut (Schuppung, Pigmentierung, Atrophie blanche, Hypodermitis (s. ▶ Kap. 31), Dermatosklerose (s. ▶ Kap. 31)
- Meist schnelle Größenzunahme: von stippchenförmigen Hautdefekten zu mehr oder weniger flächenhafter Ausdehnung bis hin zu zirkulären Ulzerationen (Gamaschenulkus) am Unterschenkel, häufig oberhalb oder im Bereich des Innenknöchels oder der retromalleolären Kulisse (weniger als 20 % in abweichender Lokalisation)
- Unscharf begrenzte Wundränder
- Schmerzen
- Entzündungszeichen
- Sekretion
- Geruchsentwicklung

Die Befunddokumentation umfasst
- Lokalisation
- Umgebende Hautverhältnisse
- Zugeordnete/einstrahlende Venen/Varizen
- Größe/Flächenausdehnung
- Ulkusgrund
- Ulkusrand
- Sekretion
- Geruch

◼ Tab. 12.1 Synopsis der Differenzialdiagose des Ulcus cruris. (In Anlehnung an Rieger 1998, Salzmann 2010, Hach 2013, Dissemond 2006, 2017, Stücker 2016)

Vasopathie	**Venen**	**CVI; Varikose; PTS; venöse Malformation** Ulcus cruris venosum ca. 50–70 % aller Ulkusfälle
	Arterien	pAVK; Hypertonus (Ulcus Martorell); Morbus embolicus; Thrombangitis obliterans; Aneurysmen; arteriovenöse Anastomosen; arterielle Malformationen
	Mikroangiopathie	Diabetische Mikroangiopathie; Necrobiosis lipoidica; Livido-Vaskulopathie
	Vaskulitis	Rheumatoide Arthritis; leukozytoklastische Vaskulitis; Periarteriitis nodosa; Wegner-Granulomatose; Churg-Strauss Syndrom; Erythema induratum Bazin; Lupus erythematodes; Sjögren-Syndrom; Sklerodermie; Morbus Beçet
	Lymphologie	Lymphödeme, Lymphgefäßdysplasie
Hämatologie	Erythrozyten	Sichelzellanämie, Thalassämie, Polycythaemia vera
	Leukozyten	Leukämie Essenzielle Thrombozytose
	Thrombozyten	Kryglobulinämie, Lymphom
	Dysproteinämie	Plasmatische Gerinnungsfaktoren, Gerinnungsinhibitoren, Fibrinolysefaktoren
	Gerinnung	
Metabolisch		Diabetes mellitus, Gicht; Prolidasemangel, Morbus Gaucher, Amyloidose, Kalziphylaxie, Porphyrin, Hyperhomozysteinämie
Neuropathisch	Peripher	Diabetische Neuropathie, Alkohol, Medikamente,
	ZNS	Tabes dorsalis, Myelodysplasie, Syringomyelie, Spina bifida, Poliomyelitis, multiple Sklerose
Exogen/Trauma		Druckschäden, thermische Noxen, chemische Noxen, ionisierende Strahlen, Artefakte, Traumata
Neoplasie		Karzinome, Melanome, Sarkome, kutane Lymphome
Infektion	Bakterien Viren Pilze Protozoen	Furunkel, Ekthyma, Mykobakteriosen, Lues, Anthrax, Diphtherie, chron. vegetierende Pyodermie, Ulcus tropicum Herpes, Pocken, Zytomegalie Sporotrichose, Histoplasmose, Blastomykose, Kokzidiomykose Leishmaniose
Medikamente		Hydroxyurea, Leflunomid, Methotrexat, Halogene, Marcumar, Impfungen, Ergotamin, Zytostatika
Genetischer Defekt		Klinefelter-Syndrom, Felty-Syndrom, TAB-1-Mutation, Leukozytenadhäsionsdefizienz
Nicht sicher klassifizierbare „dermatologische Erkrankungen"		Pyoderma grangraenosum, Necrobiosis lipoidica, Sarkoidose, perforierende Dermatose, Langerhans-Zell-Histiozytose, bullöse Dermatosen

Die Lebensqualität (QoL) des Ulkuspatienten ist sehr schlecht. Das Klientel aus besteht 3 Gruppen mit vergleichbarer QoL: C0–C1; C2–C4; C5–C6.

12.4 Diagnostik

— Kompletter phlebologischer Status (s. ► Kap. 6), einschließlich hämodynamischer Untersuchung und Sonographie
— Dokumentation des Wundbefundes und der Wundumgebung
— Bestimmung der Ulkusfläche (Schätzung, Vermessung, Planimetrie) (s. ► Kap. 31)
— Bei Erstkonsultation immer Ulkusabstrich zur Keim- und Resistenzbestimmung (? MRE)
— Bei morphologisch auffälliger Wundoberfläche ggf. Biopsie zum Ausschluss eines Malignoms
— Bei Entscheidung zur Diagnose „Ulcus cruris venosum" Klassifikation festlegen (CEAP, Villalta; VCSS; evtl. Wundklassifikation)

Klassifikation des UCV

Ein spezifisches und differenziertes Klassifikationstool für das UCV ist nicht verfügbar.

Neben den bekannten, jedoch nicht speziell für das UCV entwickelten Klassifikationen nach CEAP und VCSS werden häufig die Klassifikations-Tools nach Wagner (1981) und Knighton (1990) empfohlen (◘ Tab. 12.2). Beide Tools sind nur begrenzt verwertbar, da sie ursprünglich für die Klassifikation des diabetischen Fußsyndroms entwickelt wurden.

12.5 Konservative Therapie des Ulcus cruris venosum

Ersttherapie: Konservativ, bestehend aus
— Lokal: antiseptisches Wundmanagement (s. ► Kap. 31)
— Wunddebridement (s. ► Kap. 31)
— Exzentrische Kompressionstherapie; Ziel: möglichst vollständige Entstauung (Cochrane-Review 2004: Heilungsraten 60–80 %)

12

◘ **Tab. 12.2** Synopsis der Wundklassifikation nach Wagner (1981) und nach Knighton et al. (1990)

Wagner (1981)	Grad	Knighton et al. (1990)
Oberflächliche Wunde/Ulzeration	Grad 1	Ulkus, dessen Tiefenausdehnung die Epidermis und Dermis nicht überschreiten
Tiefes Ulkus bis zur Gelenkkapsel, zu Sehnen oder Knochen	Grad 2	Ulkus, dessen Tiefenausdehnung die Subkutis erreicht
Tiefes Ulkus mit Abszedierung, Osteomyelitis, Infektion der Gelenkkapsel	Grad 3	Ulkus, dessen Tiefenausdehnung eine Sehne oder Knochen oder Ligament oder ein Gelenk erreicht
Begrenzte Nekrose im Vorfuß oder Fersenbereich	Grad 4	Grad 3 – plus Abszesse und/oder Osteomyelitis
Nekrose des gesamten Fußes	Grad 5	Grad 3 – plus Nekrotisches/gangränöses Gewebe in der Wunde
	Grad 6	Grad 3 – plus Gangrän der Wunde und des umgebenden Gewebes

- Schmerzmanagement (s. ▶ Kap. 31)
- Adjuvante medikamentöse Therapie (keine Evidenz; Coleridge Smith 2017)
- Überprüfung der Tetanus-Immunisierung (empfohlen, aber keine Studien)
- Mobilisierung, Krankengymnastik
- Ggf. Verbesserung der hämodynamischen Situation durch Ausschaltung der im Ulkusbereich direkt einwirkenden insuffizienten Venen (Evidenz uneinheitlich); cave: Infektionsgefährdung bei Eingriffen im floriden Stadium C6
- Förderung der Compliance (fragl. Ulkus-Persönlichkeit)

12.6 Wundmanagement

Die Behandlung des UCV soll einem strukturierten Plan folgen. Standardisierter Behandlungsplan, regelmäßige Erfolgsbeurteilungen und Befunddokumentation anlässlich von Verbandswechseln (Wundmonitoring). Änderung der Lokalbehandlung bei fehlendem Erfolg.

- Maßnahmen nach Erstkontakt
  - Wundabstrich zum Ausschluss einer MRE-Kolonisierung
  - Mechanische Reinigung der Wunde von avitalem Gewebe, Belägen, Verunreinigungen und Exsudatresten unter Verwendung von wirkstofffreien sterilen Lösungen, bei Wundinfektion ggf. geeignete antiseptische Lösungen (Polyhexanid oder Polyhexamethylenbiguanid [PHMB], Octenidin)
  - Mechanische Reinigung durch
    - Wischen mit feuchter Kompresse und/oder durch
    - Kratzen mit sterilen Instrumenten.
  - 60 % der UCV weisen Biofilmstrukturen an der Oberfläche auf (s. ▶ Kap. 31). Die mechanische Wundreinigung ist in der Lage, diese Biopolymere, in deren dreidimensionaler Matrix sich die Wundkeime aufhalten, aufzubrechen.

  - Wird durch mechanische Maßnahmen das Ziel einer zufriedenstellenden Wundreinigung nicht erreicht, soll ein chirurgisches Debridement (s. ▶ Kap 31) erfolgen.
  - Behandlungsziel: Eine Wundfläche frei von avitalem Gewebe, Belägen, Verunreinigungen und Exsudatresten.
  - Der Reduktion der Exsudation dient der exzentrische Kompressionsverband.
  - Bei allen Versorgungsmaßnahmen ist eine adäquate und abgestimmte Schmerztherapie angezeigt.
- Wahl der Wundauflagen
  Das Angebot an Wundauflagen ist groß und vielfältig im Hinblick auf Material, Spezifikation und Wirkversprechen. Die Analyse der S3-LL Chronische Wunden zeigt: Vielfalt mit meist fehlender oder geringer Evidenz für die Endpunkte Wundheilung und/oder Heilungstendenz und Schmerzlinderung. Im Einzelnen muss auf die LL und die Fachliteratur verwiesen werden.
  - Das UCV soll bis zur Abheilung mit einer feuchten, vollständig aufliegenden Wundabdeckung unter Vermeidung von Hohlräumen versehen sein.
  - Auflagen zur Vermeidung der Verklebung des Verbandes mit dem Wundgrund: Schaumstoff, Fettgaze, silikonbeschichtete Netze.
  - Bei starker Exsudation sind aufnahmefähige Wundauflagen erforderlich.
  - Bei fehlenden Hinweisen auf Infektion sollen wirkstofffreie Wundauflagen verwendet werden (LL).
  - Bei starker Geruchsbildung können zur Geruchsminderung Kohlekompressen verwendet werden (positive Evidenz).
- Wundmonitoring und Dokumentation: Bei jedem Verbandwechsel soll der Lokalbefund beurteilt und dokumentiert werden. Beurteilt werden sollen
  - Ulkusgrund: fibrinös, pyocyan, infiziert, sauber granuliert etc.

- Wundrand: Form: flach, wulstig, unterminiert etc.; Zustand: vital, livide, mazeriert, hyperkeratotisch etc.
- Wundumgebung: trocken, rissig, feucht, mazeriert, atrophisch, livide, Rötung, Schwellung, Blasenbildung, Juckreiz, Schmerzen
- Exsudat: serös, serös-eitrig, eitrig, purulent, fibrinös, hämorrhagisch
- Wundgeruch: intensiv, gering, unauffällig
- Schutz der Wundumgebung vor Mazeration etc. durch Abdeckung mit Vaseline oder Acrylat-Film etc.

12.7 Chirurgische Therapie bei Ulcus cruris venosum

- Chirurgisches Debridement (s. ▶ Kap. 23.1)
- Vakuumversiegelung
- Ulkusexzision
- Hauttransplantation
- Lappenplastik
- Faszienchirurgie
- Shave-Therapie (s. ▶ Kap. 23.2)

12.8 Heilungsverlauf

Die Zeitdauer von Beginn der konservativen Therapie bis zur vollständigen Abheilung (Heilungsverlauf, s. ▶ Kap. 31) ist abhängig von

- Ulkusverlaufsdauer z. Z. des Therapiebeginns (Wie lange besteht das Ulkus),
- Begleiterkrankungen (Diabetes, AVK, Bewegungseinschränkungen, sonstige konsumierende Erkrankungen),
- Compliance (s. ▶ Kap. 31),
- Ulkusgröße (Fläche)
- Heilungsdauer
  - Kleinere Ulzera bei konsequenter Therapie 5,9 Monate
  - 1/3 bis 2/3 der Fälle > 1 Jahr

- 20 % der Fälle ca. 2 Jahre
- 8 % der Fälle bis zu 5 Jahre

Definition des therapieresistenten UCV: Wenn unter optimaler konservativer Therapie

- innerhalb von 3 Monaten keine Heilungstendenz erkennbar ist oder
- innerhalb von 12 Monaten keine Abheilung erreicht wurde.

Ursachen für Therapieresistenz
- Größe der Ulkusfläche
- Nicht beherrschte Superinfektion
- Nicht „optimale konservative Therapie"
- Diagnose UCV falsch oder unvollständig
- Arthrostatisches Stauungssyndrom (s. ▶ Kap. 31) bzw. Ausfall der Gelenk- und Wadenmuskelpumpe
- Kompartmentsyndrom (s. ▶ Kap. 31)

12.9 Ulkusrezidiv

Das Ulkus heilt, die CVI bleibt!
- Weiterführung der Kompressionstherapie nach Abheilung ist zwingend erforderlich.
- Die Rezidivrate wird mit 50–70 % angegeben.
- Rezidivursachen sind i. d. R. mangelhafte oder fehlende Therapie und/oder mangelhafte Compliance.
- Zusätzliche Faktoren, ggf.: Lebensführung, Begleiterkrankungen, berufliche Exposition.

Aufklärung und Kenntnis der Kausalität der CVI können geeignet sein, die Compliance zu verbessern.
Umfrageergebnisse bei Ulkusträgern
- 42 % kannten den Zusammenhang von Ulkus und CVI.
- 20 % wussten gar nichts.
- 21 % glaubten an eine Hauterkrankung.
- 16 % glaubten an ein lokales Trauma.

Umfrage zur Dauertherapie mit MKS
- 91 % gaben an, dass ihnen nach Abheilung MKS verordnet wurden.
- 71 % gaben an, diese zu tragen; davon 38 % täglich.
- 53 % trugen MKS gelegentlich oder nie, davon
  - 31 % wegen mangelhaftem Handling der MKS,
  - 32 % glaubten nicht an die Wirksamkeit der MKS,
  - 11 % trugen keine MKS aus kosmetischen Gründen.
- 83 % betrieben Hautpflege.
- 26 % betrieben überhaupt keine Vorsorge.

12.10 Nachsorge

Wegen hoher Rezidivquote enge Patientenführung mit klinischen Kontrollen, Beratung sowie Hilfsmittelkontrollen und -verordnung in 3-monatigen Abständen angezeigt; ggf. sofortige Konsultation bei erkennbarer Verschlechterung des Lokalbefundes.

12.11 MRE

In den 60er-Jahren erstmals Auftreten von Staphylokokken mit Resistenzen gegenüber β-Lactam-Antibiotika (s. ► Kap. 31), genannt Methicillin-resistente Staphylococcus aureus (MRSA). In der Folge wurden immer mehr Keime mit multiplen Resistenzen für sehr unterschiedliche Antibiotikagruppen bekannt, für die weitere spezifische Abkürzungen gebildet wurden, z. B. für die seit Ende der 90er-Jahre aufgetretenen gramnegativen Keime (MRGN). Für die gesamte Gruppe der verschiedenen resistenten Keime gilt als Oberbegriff das Akronym **multiresistente** Erreger (MRE).

Die Kolonisation mit resistenten Erregern tritt am häufigsten in Verbindung mit einer medizinischen Behandlung auf (nosokomiale Infektion).

Die Daten zur Infektionslage und die exakte Terminologie in der Infektiologie (s. ► Kap. 31) finden sich beim Robert-Koch-Institut (RKI).

Angaben zur Keimbesiedlung von Ulzera variieren stark.

Grundsätzlich gilt:
- Ulcera crura sind immer kolonisiert.
- Typische Keime sind Staphylococcus aureus (ca. 50 % der Fälle) und Pseudomonas aeruginosa (ca. 30 % der Fälle).
- Die bakteriologische Untersuchung (Keimspektrum) des Ulkus ist für die Wahl der Behandlungsstrategie unerheblich.
- Die bakteriologischen Untersuchungen des Ulkus bei Erstkonsultation und ggf. wiederholt im Behandlungsverlauf dienen ausschließlich dazu, MRE-kolonisierte Ulzera zu identifizieren (s. Hygienekonzept).
- MRE-Kolonisation findet sich gehäuft bei:
  - lange bestehenden Ulzerationen,
  - sehr großen Ulzera,
  - Patienten mit kurz zurückliegender stationärer Behandlung,
  - Bewohnern von Alten- und Pflegeheimen,
  - ambulanter Pflege,
  - Patienten mit Bezug zur Landwirtschaft.

12.12 Hygienekonzept bei MRE

Das Keimspektrum des Ulcus cruris auch im Hinblick auf eine Kolonisation mit MRE ist für die Wahl der Behandlungsstrategie unerheblich. Es ist jedoch im Sinne der Verhinderung der Weiterverbreitung und Übertragung auf andere Patienten mit der Gefahr medikolegaler Konsequenzen zwingend notwendig, die MRE-Fälle zu identifizieren.

Für die Erstkonsultation gilt: Solange der primäre bakteriologische Befund nicht vorliegt, gilt jeder Ulkuspatient als potenziell MRE-kolonisiert (MRE-positiv).

Allgemeine Risikofaktoren für den MRE-Verdachtsfall:

- Positive MRE-Anamnese
- Kontakt mit einem MRE-Träger
- Krankenhausaufenthalt (> 24 h) innerhalb der letzten 6 Monate
- Aufenthalt in einem Alten- bzw. Pflegeheim (> 24 h) innerhalb der letzten 6 Monate
- Antibiotikatherapie innerhalb der letzten 6 Monate
- Chronische Pflegebedürftigkeit/Pflegedienst
- Katheterträger
- Dialysepflichtigkeit
- Chronische Wunde, Ulcus cruris etc.
- Kontakt zur Landwirtschaft

Zur Vermeidung medikolegaler Verwicklungen ist im Rahmen des Hygienemanagements (s. ► Kap. 31) die Entwicklung und Fixierung einer Prozessdokumentation dringend zu empfehlen: „Maßnahmen bei MRE" mit detaillierten Ablaufplänen.

Maßnahmen MRE-Management

- Keimbestimmung
- Risikobewertung
- Aufklärung
- Schulung
- Standardisierte Ablauforganisation (s. ► Kap. 31)
- Basishygienemaßnahmen
- Flächendesinfektion
- Instrumentenmanagement
- Materialversorgung
- Materialentsorgung
- Sorgfältige und konsequent vollständige Dokumentation

Literatur

Cullum N, Nelson EA, Fletscher AW, Sheldon TA (2004) Compression for venous leg ulcers. Cochrane Database Syst Rev (2):CD000265

The Alexander House Group (1992) Consensus paper on venous leg ulcers. Phlebology 7:48–58

S3 LL: Lokaltherapie schwerheilender und/oder chronischer Wunden aufgrund von peripherer arterieller Verschlusskrankheit, Diabetes mellitus oder chronischer venöser Insuffizienz. AWMF 091/001

12

Venöses Aneurysma

Inhaltsverzeichnis

© Der/die Autor(en), exklusiv lizenziert an Springer-Verlag GmbH, DE,
ein Teil von Springer Nature 2025
H. Nüllen and T. Noppeney, *Repetitorium Phlebologie*,
https://doi.org/10.1007/978-3-662-68385-9_13

Definition: Umschriebene, isolierte, persistente Dilatation einer Vene auf das Doppelte des lokal vorherrschenden Venendurchmessers.

Häufigkeit: Selten, keine verlässlichen Zahlen.

Diagnose: Per Zufall oder bei Komplikationen.

Diagnostik: FKDS, CTA, MRA.

Risiken: Keine bis lebensbedrohlich.

Komplikationen: Thrombose, Embolisation, Ruptur.

Lokalisation – Komplikation – Therapie
- Kopf-Hals-Bereich:
  - VTE-Risiko: Gering
  - Antikoagulation: Keine
  - Therapie: Ggf. Resektion
- Thorakal:
  - VTE-Risiko: Gering
  - Antikoagulation: Bei rezidivierender VTE
  - Therapie: Konservativ, Abwarten
- Abdominell:
  - VTE-Risiko: Gering
  - Antikoagulation: Keine
  - Risiko: Ruptur, Blutung
  - Therapie: Ggf. Resektion
- Extremitäten:
  - VTE-Risiko: Hoch
  - Antikoagulation: Allein nicht ausreichend
  - Therapie: Resektion

Operationsverfahren
Wenn Kontinuitätsunterbrechung sicher folgenlos: Resektion, ansonsten tangentiale Aneurysmektomie mit lateraler Venorrhaphie.

Literatur

Zerwes S et al. (2021) Venöse Aneurysmen: Anatomie und klinisches Management. Gefässchirurgie 26:590–594

Vaskuläre Malformationen/ Gefäßanomalien

Inhaltsverzeichnis

© Der/die Autor(en), exklusiv lizenziert an Springer-Verlag GmbH, DE,
ein Teil von Springer Nature 2025
H. Nüllen and T. Noppeney, *Repetitorium Phlebologie*,
https://doi.org/10.1007/978-3-662-68385-9_14

14.1 Definition und Terminologie

Bei den vaskulären Malformationen (VM) handelt es sich um im Rahmen der Vaskulogenese entstandene, lokalisierte Unregelmäßigkeiten in der Struktur des Gefäßsystems. Sie sind zu unterscheiden von den Gefäßtumoren. VM sind bereits bei der Geburt vorhanden, wachsen normal und proportional entsprechend dem Wachstum des betroffenen Individuums. VM bilden sich nicht spontan zurück.

Die zugrundeliegenden genetischen Defekte der VM wurden in den letzten Jahren eingehend erforscht und vielfach lokalisiert. VM treten häufiger sporadisch auf als vererbt. Unvollständige Penetranz mit marginalen oder asymptomatischen Läsionen kann die Einordnung in einen familiären Zusammenhang schwierig machen.

Internationale Terminologie

- Gefäßanomalien (engl. „vascular anomalies") = Oberbegriff für alle aufgrund einer komplexen mesenchymalen Entwicklungsstörung entstandenen Fehlbildungen des Gefäßsystems und ggf. von anderen geweblichen Strukturen. Weiter unterteilt in:

  – Gefäßmalformation (Malformation = Fehlbildung) oder vaskuläre Malformation (engl. „vascular malformation")
  – Gefäßtumoren (engl. „vascular tumors")

Im Zusammenhang mit Gefäßfehlbildungen im Deutschen verwendet:

- Angiodysplasie = angeborene Gefäßfehlbildung
- Hamartom (griech. Verfehlen) = angeborene oder sich später manifestierende Gewebefehlbildung. Tumorartige Entwicklungsstörung während der embryonalen Blastogenese durch atypische Differenzierung von Keimgewebe (Hamartie).

14.2 Klassifikation

Die verwirrende Vielfalt der möglichen Veränderungen bei Gefäßanomalien hat zur Entwicklung einer ganzen Reihe von Klassifikationsverfahren geführt (◻ Tab. 14.1, ◻ Tab. 14.2, ◻ Tab. 14.3, ◻ Tab. 14.4, ◻ Tab. 14.5).

◻ **Tab. 14.1** Formale Ausprägung von Angiodysplasien

Normale Ausbildung des Gefäßrohres, aber …	– Anormaler anatomischer Verlauf (Verlaufsanomalie) – Anormale Einmündungen (Mündungsanomalie) – Doppelungen etc. (numerische Varianten)
Entwicklungsstörungen des Gefäßrohres	– Aplasie, Agenesie, Atresie, Hypoplasie, Hyperplasie – Persistenz embryonaler Vorläufergefäße – Dilatierende Dysplasien (Ektasien, Aneurysmata, Zysten) – Frühembryonale mesenchymale Entwicklungsstörungen mit Ausbildung dysplastischer Gefäßkonvolute und/oder multipler arteriovenöser Fisteln (gemischte Dysplasien)

◻ Tab. 14.2   Schobinger-Klassifikation der angeborenen Gefäßfehler (1977)

Arterielle Angiodysplasie	Hypoplasie, Aplasien, Atresien, Agenesie, kongenitale Stenosen, Arteriomegalie, fibromuskuläre Dysplasie, zystische Adventitiadegeneration, kongenitale Aneurysmen, idiopathische zystische Medianekrose
Venöse Angiodysplasie	Hypo- und Aplasie – tiefer Venenstämme – der Venenklappen – der V. cava inferior Phlebektasien Venöse Aneurysmen

◻ Tab. 14.3   Hamburger Klassifikation der Angiodysplasien (1989)

Art	Trunkuläre Dysplasie (ca. 70 %)	Extratrunkuläre Dysplasie (ca. 30 %)
Vorwiegend arterielle Fehler	– Aplasie oder Obstruktion – Dilatation	– Infiltrierend – Umschrieben
Vorwiegend venöse Fehler	– Aplasie oder Obstruktion – Dilatation	– Infiltrierend – Umschrieben
Vorwiegend lymphatische Fehler	– Aplasie oder Obstruktion – Dilatation	– Infiltrierend – Umschrieben
Vorwiegend arteriovenöse Fehler	– Tiefe a.v.-Fistel – Oberflächliche a.v.-Fistel	– Infiltrierend – Umschrieben
Kombinierte Gefäßfehler	– Arteriell u. venös o. Shunt – Hämolymphatisch mit u. ohne Shunt	– Infiltrierend hämolymphatisch – Umschrieben hämolymphatisch

◻ Tab. 14.4   ISSVA-Klassifikation der **Gefäßanomalien** (vereinfachte Darstellung in Anlehnung an Wohlgemuth 2017)

Vaskuläre Tumore	Vaskuläre Malformationen		
	Einfache	Kombiniert	Assoziiert mit anderen Anomalien (Syndromen)
– benigne – okal aggressiv/borderline – maligne	„slow-flow": – kapilläre M – venöse M – lymphatische M	– CVM – CLM – CLVM	– Klippel-Trénaunay – Sturge-Weber-Krabbe – Proteus – etc.
	„fast-flow": – AVM – AV-Fistel	– CAVM – CLAVM	– FP Weber – CLOVES – etc.

M = Malformation; AV = arteriovenös; AVM = arteriovenöse M; CVM = kapillär-venöse M; CLM = kapillär-lymphatische M; CLVM = kapillär-lymphatisch-venöse M; CAVM = kapillär-arteriovenöse M; CLAVM = kapillär-lymphatisch-arteriovenöse M; CLOVES = Congenital Lipomatous Overgrowth, Vascular Malformations, Epidermal Nervis, Skletal Anomalies

◘ Tab. 14.5 Zusammengefasstes Klassifikationssystem kongenitaler vaskulärer Malformationen. Gemeinsame Klassifikation der International Union of Phlebology (IUP) und der International Union of Angiology (2013)

Kongenitale vaskuläre Malformationen					
Low flow			**High flow**		
Venös	Extratrunculär	Diffus/infiltrierend lokalisiert	Arteriell	Extratrunculär	Diffus/infiltrierend lokalisiert
	Trunculär	Verschlüsse/Stenosen Dilatationen		Trunculär	Verschlüsse/Stenosen Dilatationen
Lymphologisch	Extratrunculär	Diffus/infiltrierend lokalisiert	Arteriovenös	Extratrunculär	Diffus/infiltrierend lokalisiert
	Trunculär	Verschlüsse/Stenosen Dilatationen		Trunculär	Verschlüsse/Stenosen Dilatationen
Kapillär					

Beachte: Syndrom assoziierte Malformationen können sowohl low flow als auch high flow Formationen oder kombinierte Veränderungen aufweisen.

14.3 Diagnostik

Klinische Verdachtsdiagnose bei:
- Naevus flammeus lateralis
- Auffällige morphologische Veränderungen an den Extremitäten
- Umschriebene Weichteilhypertrophien
- Sichtbare, auffällige Gefäßzeichnungen oder schwammartige Gefäßkonvolute
- Morphologisch abnorme oder atypisch lokalisierte variköse Konvolute (z. B. Marginalvene)
- Atypisch lokalisierte Lymphödeme

Stufendiagnostik mit Einsatz aller gefäßmedizinischen diagnostischen Instrumente zur Klärung der Fragen:
- Welcher dysplastische Gefäßtyp dominiert (Lokalisation, topographische Zugehörigkeit, Ausdehnung)?
- Trunkuläre oder extratrunkuläre Dysplasie?
- Umschrieben oder infiltrativ?
- AV-Fisteln?
- Beteiligung von Skelettanteilen?
  - Hypertrophie, Hypotrophie
  - Proportioniert, dysproportioniert
  - Osteolysen, Knochenerosionen
- Neurologische Auffälligkeiten?

Die terminologisch exakte Formulierung der Diagnose nach dem Ende der Diagnostik kann schwierig sein, da nicht alle Ausprägungen dysplastischer Gefäßerkrankungen – insbesondere bei marginaler oder rudimentärer Ausprägung – sich in einer sprachlich eindeutigen Kurzform ausdrücken lassen.

14.4 Therapie

Wegen der geringen Inzidenzen sind die Erfahrungen sehr ungleich auf die Institutionen und Therapeuten verteilt. Im

Zweifelsfall, insbesondere bei komplexen Malformationen (Polydysplasien) ist die Zuweisung an eine Institution mit entsprechender Expertise anzuempfehlen.

Erste Wahl in der Therapie sind endovaskuläre Verfahren (Embolisation, thermische Ablation [RFA, EVLT], Sklerosierung). Einsatz offen-chirurgischer Verfahren nur bei besonderen Indikationen und ggf. in Kombination mit endovaskulären Verfahren.

Bei venösen Dysplasien i. d. R. kontinuierliche Kompression mit MKS.

Literatur

International Society for the Study of Vascular Anomalies: ISSVA classification for vascular anomalies (2014) ▶ https://www.issva.org/UserFiles/file/Classifications-2014-Final.pdf

Jin Y, Lin X, Li W, Hu X, Ma G, Wang W (2008) Sclerotherapy after Embolization of draining vein: a safe treatment method for venous malformations. J Vasc Surg 47:1292–1299

Lee BB, Baumgartner I, Berlien P et al. (2015) Diagnosis and treatment of venous malformations. Consensus document of the International Union of Phlebology (IUP): updated 2013. Int Angiol 34:37–149

Vaskuläre Tumoren

H. Nüllen and T. Noppeney, *Repetitorium Phlebologie*,
https://doi.org/10.1007/978-3-662-68385-9_15

Bei der Klassifikationen von Tumoren des Gefäßsystems werden häufig nur Erkrankungen des Endothels aufgeführt. Aber unter systematischen Gesichtspunkten gehören auch Tumoren der Media und der unmittelbaren Adventitia zur Gesamtschau (◻ Tab. 15.1).

Die Tumoren des Gefäßsystems sind nicht im TNM-System der UICC (s. ▶ Kap. 31) erfasst.

Vaskuläre Tumoren, insbesondere maligne Gefäßtumoren, spielen in der phlebologischen Sprechstunde keine große Rolle.

Bei Verdacht auf Vorliegen eines Gefäßtumors ist die gesamte angiologische Diagnostik gefordert. Die Therapie soll wegen der weithin begrenzten Expertise in der Hand entsprechender onkologischer Zentren liegen.

Therapie der Wahl: Chirurgische Resektion ("wide excision"); bei malignen Tumoren ggf. ergänzende Chemotherapie bzw. Radiatio. Rezidive sind häufig, daher wird bei Resektionen die Markierung der Ränder empfohlen.

◻ **Tab. 15.1**   Tumoren des Gefäßsystems. (Mod. nach Debus et al. 2020)

Tumore u. tumorähnliche Proliferationen d. Endothels

Benigne	Hämangiome	Pathol., benigne Proliferation von Endothelzellen. Vorkommen: 5–10 % der Neugeborenen. Kongenitale und infantile Formen; i. d. R. spontane Rückbildung ohne Therapie. Evtl. Therapie bei sehr großen Hämangiomen, mit Störung der lokalen Entwicklung, o. bei Thrombosierung u. Thrombopenie (Kasabach-Merrit-Syndrom)
	Angiomatosen	Multiple Angiome; benigne; überschreiten Kompartimente u. Organgrenzen
	Epitheloides Hämangiom	Benigne, Proliferation epitheloider Venolen
	Lymphangiom	Kongenital o. infantil (1. LJ); Weiche, helle eindrückbare Schwellungen; benigne; überschreiten Kompartimente u. Organgrenzen
Intermediäre Malignität	Hämangioendotheliome	Sarkom. Lokalisation: Alle gefäßführende Regionen, wächst multifokal, invasiv u. verdrängend; keine diffuse Infiltration d. Umgebung
Hochmaligne	Angiosarkom	Sarkom d. Endothelzellen. (Hämangio-/Lymphangiosarkom). Lok.: Alle Organe, bevorzugt Haut u. Unterhautgewebe. Risikofaktoren: Genetische Disposition, Strahlentherapie (Stewart-Treves-Syndrom), Umweltfaktoren. Prognose: Schlecht, frühzeitige Metastasierung
	Epitheloides Hämangioendotheliom (EHE)	Derbe Tumore, epithelähnliches, strangartiges Wachstum ohne Lumenbildung, ausgedehntes bindegewebiges Stroma. Lok.: Leber, Lunge, Knochen und Weichteilen
	Kaposi-Sarkom	Sarkom d. Endothelzellen. Ursachen: Humanes Herpesvirus 8 (HHV-8); HIV, iatrogen (Immunsuppression). Häufige Manifestation auf der Haut als violette, rote oder braune Flecken oder Knoten

(Fortsetzung)

◻ Tab. 15.1 (Fortsetzung)

Tumore u. tumorähnliche Proliferationen d. Endothels		
Tumore der Media		
Benigne	Leiomyome	Syn. Angioleiomyome. Tumore aus glatten Muskelzellen u. Blutgefäßen. Lok.: Haut, Organe, Gelenke
Maligne	Leiomyosarkome	Sarkom glatter Muskelzellen von Arterien und Venen. Lok.: Häufig Becken und Beingefäße. Symptomatik: Perfusionsstörungen
Tumore des unmittelbaren perivaskulären Gewebes		
i. d. R. benigne	Glomustumore	I.d.R. benigne Tumore der Glomuszellen; bläulich-rötliche Knötchen (Haut, Akren, subungual; andere Lok. selten). Symptomatik: Schmerzen, Druck- u. Kälteempfindlichkeit. Maligne Glomustumore Rarität
i. d. R. benigne	Paragangliome	Tumore des neuroendokrinen Gewebes; paraganglionäre Zellen, z. B. Nebennierenmark o. Kopf-Hals-Bereich; ggf. hormonell aktiv. Symptome: Hypertonie, Kopfschmerzen, Tachykardie. Selten: Metastasen i.d. Knochen. < 10 %
Maligne	Hämangioperizystom	Gruppe Sarkome. Selten, 1–2 % aller Weichgewebstumoren; jede Altersklasse betroffen, Histologisch: Dicht gepackte kapilläre Blutgefäße und fibrotisches Stroma; wahrscheinlich nicht von „Perizyten" ausgehend. Lok.: Multilokulär in Nähe größerer Gefäße; Hals-Kopf, retroperitoneal, Extremitäten; Klinisch: Schwellungen, Druckgefühl, Schmerzen, neurologische Defizite
Semimaligne	Lymphangiomyomatose	syn. mikronoduläre Pneumozytenhyperplasie (MNPH); selten, progrediente Lungenerkrankung; Proliferation glatter Muskelzellen mit Obstruktion der Atemwege u. Zerstörung von Lungengewebe, u. U. Zystenbildung; betroffen hauptsächlich Frauen im gebärfähigen Alter. Unheilbar
Benigne	Angiomyolipom	Seltener Tumor der Niere; Muskelzellen, Blutgefäße u. hoher Anteil an Fettgewebe; betroffen meist Frauen 40 bis 60 LJ.; 80 % d. F. asymptomatisch. Vorgehen: Verlaufskontrollen, Therapie nur bei Größenproblemen u/o Beeinträchtigung der Nierenfunktion

Spezielle venöse Krankheitsbilder und Syndrome

Inhaltsverzeichnis

16.1 Venenverletzungen

Verletzungen der Venen (Gefäße) entstehen durch direkte (scharfe oder stumpfe) oder indirekte Traumata (Überdehnung oder Dezeleration) infolge von Unfällen oder auch iatrogen.

16.2 Morbus Mondor

Syn.: Mondor-Syndrom; Maladie de Mondor, Phlebitis fil der fer; Eisendrahtphlebitis:

Definition: Strangförmige, harte, meist schmerzlose Phlebitis subkutaner Venen; häufig der lateralen Thoraxwand, Brustbereich, medialer Oberarm, Achselhöhle; seltener weibliche Brust, Hals oder Penis.

Histologie: Riesenzellvaskulitis

Ätiologie: Unbekannt, möglicherweise autoimmunologisch

Diagnostik: Blickdiagnose

Therapie: Antiphlogistika, meist lokal, selten systemisch.

16.3 Behçet-Syndrom

Syn.: Adamantiades-Behçet-Syndrom; „generalized aphtosis"; Grande Aphtose Touraine

Definition: Erkrankung des rheumatischen Formenkreises: Systemische autoimmune Entzündung kleiner Gefäße und Kapillaren (leukozytoklastische Vaskulitis)

Diagnostik: – Typische Trias:
- Augensymptome: Iritis, Hypopyon
- Aphten in Mund und Intimbereich
- Hautknoten an den US; Thrombophlebitis, Erytheme

Augenbeteiligung kann zu Verlust des Augenlichtes führen, zerebrale und gastrointestinale Beteiligung mit gehäufter Todesfolge

Diagnose: o. g. Trias, symptomorientiert; fragl. HLAB-35-Antigen positiv

Therapie: Immunsuppressiv

Kompetenzzentren: Uni Tübingen, Städt. Kliniken Dessau

16.4 Budd-Chiari-Syndrom (I82.0)

Syn.: von Rokitansky Disease

Definition: Seltene Erkrankung der Leber mit Insuffizienz bis hin zur Nekrose in der Folge von thrombotischen Verschlüssen der Lebervenen Letalität bis zu 40 %.

Symptomatik: Akut auftretende Oberbauchbeschwerden, Aszites, Ikterus, Enzephalopathie.

16.5 Lemierre-Syndrom

Syn.: Postangina-Sepsis; postanginöse Sepsis; Nekrobazillose

Definition: Seltenes septisches Krankheitsbild; meist bei Jugendlichen und jungen Erwachsenen im Zusammenhang mit einer eitrigen Venenentzündung der V. jugularis interna. Häufig in der Folge oropharyngealer Infekte und Abszesse, > 80 % durch Fusobacterium necrophorum.

Klinik: Allgemeines Krankheitsgefühl, Fieber, Halzschmerzen, Druckschmerz entlang der Halsgefäße. Im fortgeschrittenen Stadium: Sepsis. Mortalität ca. 5 %.

Diagnostik: Klinik; BB; CRP; Ultraschall; ggf. Keimnachweis.

Therapie: Antibiotika; ggf. Abszessdrainage; ggf. Exstirpation der septischen Thrombose.

16.6 Trousseau-Syndrom

Syn.: Paraneoplastische Phlebothrombose

Definition: Koinzidenz von VTE und Malignom

Formen:
- Thrombophlebitis saltans et migrans
- Nichtbakterielle thrombotische Endokarditis
- Paraneoplastische akrale Durchblutungsstörungen
- Thrombose gastrointestinaler Venen
- Thromboserezidiv unter effektiver Antikoagulation

Ödemkrankheit

Inhaltsverzeichnis

Definition (griech. οἴδημα *oídēma* „Geschwulst, Schwellung"): Pathologische Zunahme der interstitiellen Flüssigkeit (extrazelluläres Volumen); sichtbar der i. d. R. als schmerzlose Volumenzunahme (Schwellung) der betroffenen Körperregion.

Nachweis: Volumenzunahme und Umfangsvermehrung, d. h. z. B. Schwellung der betroffenen Extremität; Dellenbildung unter lokalem Druck.

Lokalisation: Generalisiert, lokalisiert/umschrieben (fokal), peripher; extremitätenbezogen.

Unterschiede: Eiweißreiche (er) (> 1 mg/100 ml) und eiweißarme Ödeme (ea).

Zahlen:
- Plasmamenge (physiologisch): ca. 3 l
- Lymphproduktion (physiologisch): ca. 8 l/24h
- Verhältnis Lymphproteine/Plasmaproteine (physiologisch) Extremitäten: 0,23/0,58
- Lymphödeme: (er), 1–4 mg/100 ml
- Venöse Ödeme: (ea), 0,6–0,9 mg/100 ml
- Inflammatorische Ödeme: (er), 1–4 mg/100 ml
- Kardiale Ödeme: (ea), 0,1–0,3 mg/100 ml
- Allergische Ödeme: (ea), 0,1–0,3 mg/100 ml

Bei manifestem Ödem ist die Transportkapazität des Lymphgefäßsystems erschöpft (◼ Abb. 17.1). Bei sichtbarem peripherem Ödem hat das interstitielle Volumen um mindestens 100 % (absolute Reservekapazität) zugenommen, ≙ einer Umfangszunahme (an Extremitäten) von ca. 10 %.

17   **Beachte:** Ödeme sind das objektive Symptom einer Grunderkrankung, keine nosologische Entität (s. ► Kap. 31). Ödemkrankheit ist kein nosologischer Begriff (s. ► Kap. 31), sondern ein Sammelbegriff für eine Vielzahl ätiologisch unterschiedlicher Ödeme.

17.1 Physiologie und Pathophysiologie der Ödembildung

Unter physiologischen Bedingungen ist das Körperwasser in relativ stabilen Verhältnissen auf die verschiedenen, durch Membranen abgeteilte Abschnitte des Organismus (Kompartimente) verteilt (◼ Abb. 17.2).

Der zur Aufrechterhaltung des lebensnotwendigen Stoffwechsels erforderliche (transendotheliale) Flüssigkeits- und Stoffaustausch findet in der Endstrombahn (s. ► Kap. 31) statt (Mikrozirkulation, s. ► Kap. 31) in Form von: Plasma-Ultrafiltration (s. ► Kap. 31) über eine semipermeable Membran (s. ► Kap. 31), Diffusion und Rückresorption (s. ► Kap. 31) (◼ Abb. 17.3).

Treibende Kräfte der Ödembildung sind: hydrostatischer Druck (s. ► Kap. 31), onkotischer Druck (s. ► Kap. 31), Kapillarpermeabilität (s. ► Kap. 31).

Nach dem Konzept von H. E. Starling (1896) befinden sich bei einem normalen, ausgeglichenen Zustand, bei dem weder Ödem noch Gewebeaustrocknung besteht, der Flüssigkeitsaustritt (Filtration) aus dem intravasalen Raum in den extravasalen Raum und umgekehrt der Flüssigkeitseintritt aus dem extravasalen Raum in den intravasalen Raum (Resorption) im Gleichgewicht (Starling-Gleichgewicht).

Entscheidend für das Maß der Filtration ist die Höhe des effektiven Filtrationsdruckes (P_{eff}) (unter Gleichgewichtsbedingungen ca. 10 mmHg). Dieser errechnet sich aus den Unterschieden (Δ) des intrakapillaren (ΔP) und des interstitiellen ($\Delta\pi$) Druckes:

S t a r l i n g - G l e i c h u n g :

$$P_{eff} = \Delta P - \Delta\pi = (P_{kap} - P_{int}) - (\pi_{pl} - \pi_{int}).$$

Die Gefäßwände und die relevanten Membranen sind insbesondere für Proteine nicht ideal semipermeabel. Daher ist der rechnerisch mögliche onkotische Druck nur teilweise wirksam. Dies macht die Korrektur

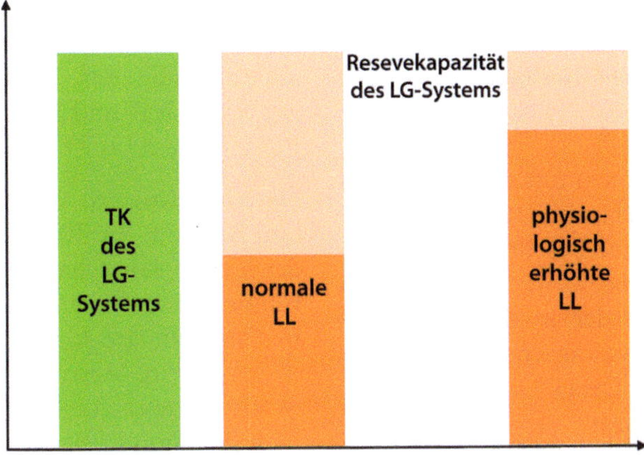

▫ Abb. 17.1 Transportkapazität des Lymphgefäßsystems (LG). (TK = Transportkapazität, LL = lymphpflichtige Last). (Bringezu/Schreiner (2014)

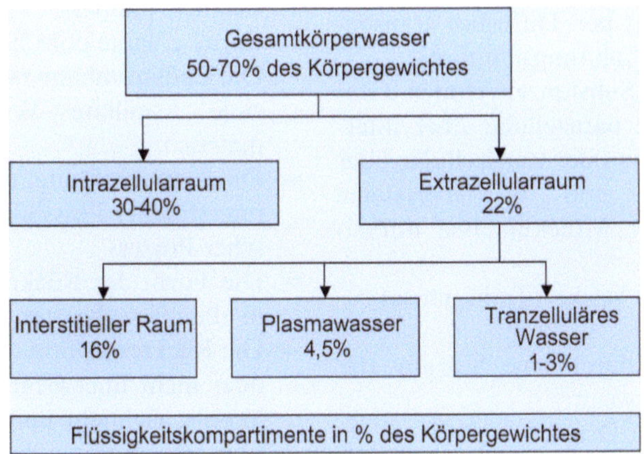

▫ Abb. 17.2 Flüssigkeitskompartimente. (Noppeney/Nüllen 2021)

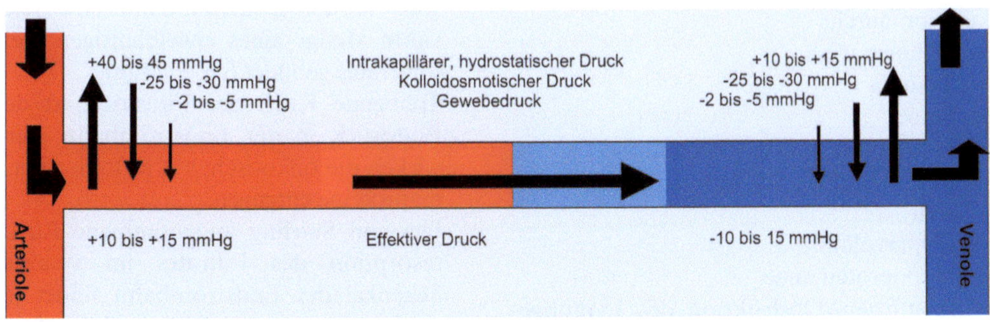

▫ Abb. 17.3 Schema der Ödempathogenese (idealisiert). (Noppeney/Nüllen 2021)

der Gleichung durch einen Koeffizienten (Reflexionskoeffizient σ) erforderlich. Modifizierte **Starling-Gleichung:**

$$P_{eff} = \Delta P - \Delta \pi = (P_{kap} - P_{int}) - \sigma \cdot (\pi_{pl} - \pi_{int})$$

Weitere Modifikationen unter Berücksichtigung der Wasserpermeabilität (hydraulische Leitfähigkeit) etc. sind beschrieben.

Das *Starling-Gleichgewicht* entspricht einem Gleichgewicht der in der Endstrombahn wirkenden physikalischen Kräfte:

- Hydrostatischer Druck
- Kolloidosmotischer (onkotischer) Druck
- Gewebedruck

Stofftransport:

- Fettlösliche Substanzen: (O_2, CO_2, Steroide, Alkohol) per Diffusion transendothelial (durchblutungslimitiert)
- Wasserlösliche Substanzen: (Ionen, Glukose, Proteine) parazellulär über interzelluläre Spalten oder transzellulär über Kanalproteine und Carrier-Systeme (mit steigender Molekülmasse diffusionslimitiert)
- Transport über Vesikel (Transzytose)

Ödeme entstehen durch eine Störung der Mikrozirkulation, wenn:

- Hydrostatischer Druck ↑
- Kolloidosmotischer Druck ↓
- Kapillarpermeabilität ↑
- Lymphabfluss ↓

Ödembildung bei Störungen der Mikrozirkulation durch:

- Inflammation
- Trauma
- Stase
- Hyperperfusion/Vasodilatation
- Pharmakologische bzw. toxische Agenzien
- Hypervolämie
- Hypoproteinämie
- Insuffizienz/Obstruktion des Lymphgefäßsystems

Folgen eines Ödems: Vergrößerung der Diffusionsstrecken (Kapillare – Zelle); Verschlechterung der Versorgung der Zellen mit Sauerstoff und Nährstoffen etc.; Folge: Functio laesa bis Zelltod (Nekrobiose).

Die *Grundaussage von Starling* hat weiterhin Bestand. In Kenntnis der Forschung der letzten Jahrzehnte müssen aber weitere Einflussfaktoren berücksichtigt werden:

- Interzelluläre Grundsubstanz (syn. extrazelluläre Matrix, s. ▶ Kap. 31)
- Glykokalyx (s. ▶ Kap. 31) (Schleimhülle, Biomembran)
- Unterschiedliches Diffusionsverhalten von Wasser, Molekülen, Ionen
- Unterschiedliche, präformierte Austauschwege ("tissue channels": "high resistance pathway", "low resistance pathway", "large pore system")
- Die Endstrombahn (s. ▶ Kap. 31) (Arteriole – Kapillare – Venole) ist nicht symmetrisch.
- Die Lymphbildung, d. h. die Aufnahme interstitieller Flüssigkeit, ist ein dynamischer Prozess.
- Die Form der Rückresorption ist nicht in allen Gewebearten gleich.
- Die Rückresorption erfolgt i. d. R. nicht oder nicht überwiegend im Bereich der Venole; vielmehr findet sich eine Filtration, die entlang der mikrovaskulären Achse abnimmt.

Zusammenfassung

- Unter physiologischen Bedingungen wird in der Endstrombahn eine relevante Menge eines eiweißhaltigen Nettofiltrates gebildet (ca. 8 l/Tag).
- Treibende Kraft der Filtration ist der Blutdruck in der Endstrombahn; dem wirken die onkotischen Kräfte der Plasmaproteine entgegen.
- Die von Starling angenommene Rückresorption des Filtrates im venösen Schenkel der Endstrombahn findet jedoch nicht statt; das Filtrat wird nahezu quantitativ über das Lymphgefäßsystem in den Gesamtkreislauf zurückgeführt.

— Änderungen des arteriellen Blutdruckes führen, autoregulatorisch kompensiert, nicht zu Veränderungen des Kapillardruckes.

— Ein Anstieg des venösen Druckes hingegen wirkt sich direkt und quantitativ auf den Filtrationsdruck aus und somit auf die Menge des Filtrates (Lymphe).

— Ein Anstieg der lymphpflichtigen Last führt zu einem Anstieg des Lymphtransortes (Sicherheitsventilfunktion).

— Der Abtransport des Filtrates erfolgt fast ausschließlich über das Lymphgefäßsystem.

— Die Triebkraft der Lymphströmung sind autochthone Kontraktionen der Lymphgefäße (Lymphangiome). Frequenz 6–10/min; P_S 7–30 mm Hg; Muskelpumpe; Atmung (gering).

— Strömungsgeschwindigkeit der Lymphe unter physiologischen Bedingungen bis zu 80 cm/min.

— Passagegeschwindigkeit der Lymphe in den Lymphknoten (LK) bis zu 30 min.

— Limitierung für den Abtransport des Filtrates durch: Erschöpfung der Transportkapazität (Sicherheitsventil-Insuffizienz), mechanische Insuffizienz (z. B. Obstruktion); funktionelle Insuffizienz (z. B. toxisch, inflammatorisch); kombinierte Insuffizienz.

— Überschreitet die Filtratmenge pro Zeiteinheit die absolute Transportkapazität der lymphatischen Abstrombahn pro Zeiteinheit, so kommt es zur Einlagerung des Filtrates, d. h. zu einem Ödem.

17.2 Ödemarten

17.2.1 Periphere Ödeme/ Phlebödeme

Im strengen Sinne gehören nur die lokalisierten, peripheren Phlebödeme zum Fachbereich der Phlebologie. Praktisch ergibt

◘ Tab. 17.1 Nosologische Systematik peripherer Ödeme
Phlebödeme (akut, chronisch)
Inflammatorisches Ödem (akut, chronisch)
Posttraumatisches Ödem (akut, chronisch)
Ischämisches Ödem
Postrekonstruktives Ödem
Chronisch hydrostatisches Ödem

sich die Zuständigkeit für eine Vielzahl an peripheren Ödemarten (◘ Tab. 17.1) aufgrund der Kernkompetenz der Phlebologen in Bezug auf die Kompressionstherapie, so auch für Lymphödeme und Lipödeme.

Der Begriff chronisch hydrostatisches Ödem gilt als Sammelbegriff für eine Reihe weiterer peripherer Ödeme wie orthostatische, arthrostatische Ödeme, Inaktivitätsödeme etc.

Nicht eindeutig systematisch einzuordnen sind: Peripher idiopathische oder zyklische Ödeme, Hitzeödeme (Sommerbeine), periphere Schwangerschaftsödeme etc.

Nicht in den Zuständigkeitsbereich der Phlebologie gehören die nichtperipheren, generalisierenden Ödeme (kardiale, allergische, nephrologische Ödeme etc.).

Ursache der Phlebödeme: Venöse Insuffizienz mit venöser Hypertonie. Zur Erinnerung: Ein Anstieg des venösen Druckes wirkt sich direkt und quantitativ auf den Filtrationsdruck aus und somit auf die Menge des Filtrates (Lymphe) (s. o.).

Diagnostik der Phlebödeme: Indirekt über Nachweis und Objektivierung einer CVI.

Therapie der Phlebödeme: Akut Kompressionstherapie und Behandlung der venösen Grunderkrankung zur Verbesserung der venösen Hämodynamik. In Abhängigkeit von der Chronizität der venösen Grunderkrankung häufig ergänzende, ggf. dauerhafte Kompressionstherapie mit MKS.

17.2.2 Lymphödeme

Unter einem Lymphödem versteht man ein Ödem, das durch anatomisch-pathologische Veränderungen und/oder funktionelle Störungen der Lymphstrombahn ausgelöst ist. Man unterscheidet primäre von sekundären Lymphödemen sowie akute und chronische Lymphödeme (s. ▶ Kap. 28).

Chronisches Lymphödem: Das chronische Lymphödem führt im Verlauf zu schwerwiegenden sekundären Gewebeveränderungen in den betroffenen Regionen.

Die chronisch vermehrte (pathologische) Verteilung von Lymphe im Interstitium (Lymphostase) führt neben der Auslösung des Phänomens „Ödem" zur Auslösung eine ganzen Kaskade von lokalen pathologischen Stoffwechselveränderungen und zu inflammatorischen Prozessen, insbesondere im perilymphatischen Fettgewebe. Das perilymphatische Fettgewebe ist ausgesprochen stoffwechselaktiv und vielfältig endokrin aktiv. Adipozyten und Makrophagen exprimieren unter den Bedingungen der Lymphostase proinflammatorische Zytokinine (z. B. IL-6, TNFα etc.) und andere Mediatorsubstanzen. Die Inflammation unter Lymphostase führt so zu einer zunehmenden lokalen Fettgewebshypertrophie und Fibrose des umgebenden Gewebes.

Am Ende steht eine ausgeprägte Volumenvermehrung der lymphostatischen Region bzw. Extremität sowohl durch das Ödem selbst als auch durch die Gewebehyperthrophie und die Fibrose. Dies wiederum führt zu einer mehr oder weniger ausgeprägten Funktionseinschränkung z. B. der betroffenen Extremität und zu einer weiteren Verschlechterung des Lymphtransportes (Circulus vitiosus).

Spezielle Therapieverfahren

Inhaltsverzeichnis

Therapie- und Versorgungsplanung in der Phlebologie

Inhaltsverzeichnis

18.1 Stationäre Therapie

Unter stationärer Therapie versteht man Therapie, die unter Verbleib in einer stationären Einrichtung begonnen und gelenkt wird.

Stationäre Versorgung bei der Therapie von Erkrankungen des Venensystems ist – gemessen an den Gesamtzahlen – nur selten und ausnahmsweise indiziert.

18.1.1 Gesetzliche Grundlage

Ein Anspruch auf stationäre Krankenhausbehandlung ist geregelt in § 39.1 SGBV:

„… Versicherte haben Anspruch auf vollstationäre, … Behandlung durch ein nach § 108 zugelassenes Krankenhaus, wenn diese … nach Prüfung durch das Krankenhaus erforderlich ist, weil das Behandlungsziel nicht durch teilstationäre, vor- und nachstationäre oder ambulante Behandlung einschließlich häuslicher Krankenpflege erreicht werden kann. …"

18.1.2 Indikationen

Indikationen für die stationäre Versorgung in der Phlebologie nach klinischen Erwägungen und geübter Praxis:

- Diagnoseunabhängig
  - Fehlende häusliche Versorgung bei gegebener längerdauernder Überwachungsbedürftigkeit
  - Fehlende Selbstversorgungsfähigkeit und nicht gesicherte oder zweifelhafte häusliche Versorgung
  - Schweres Krankheitsbild mit Pflege und/oder Überwachungsbedürftigkeit (ggf. auch wg. Begleiterkrankungen)
  - Fehlende oder unzureichende Compliance
- Varikose: Eine stationäre Versorgung ist nur unter den o. g. diagnoseunabhängi-

gen Gegebenheiten angezeigt. Die Diagnose Varikose selbst ist unabhängig von der geplanten Therapieform keine Indikation für eine stationäre Versorgung.
- TVT
  - Wenn die TVT unter stationären Bedingungen aufgetreten ist und das ursprünglich zur stationären Versorgung führende Leiden fortbesteht und eine stationäre Behandlung erfordert
  - Klinisch relevante LE
  - V. a. klinisch relevante LE
  - Erhebliche, ambulant nicht zu beherrschende Schmerzhaftigkeit, die eine ambulante Mobilisation unmöglich macht (heftiger periphlebitischer Schmerz, Spannungsschmerz bei massivem Ödem etc.)
  - V. a. oder manifeste Phlegmasia coerulea dolens
- PTS: Keine Indikation für eine stationäre Versorgung; Ausnahme: Ulkuschirurgie
- CVI: Keine Indikation für eine stationäre Versorgung; Ausnahme: Ulkuschirurgie
- Sonstige: Einzelentscheidungen unter Würdigung besonderer Umstände

18.2 Ambulante Therapie

Unter ambulanter Therapie versteht man Therapie, die unter ausschließlich häuslicher Versorgung ohne Verbleib in einer stationären Versorgungseinheit durchgeführt wird.

In den letzten Jahren hat die ambulante Therapie in allen Bereichen der Phlebologie erheblich zugenommen. Im Rahmen der Krankenhausreform 2023/24 soll der Trend zur ambulanten Versorgung insgesamt durch geänderte gesetzliche Rahmenbedingungen weiter verstärkt werden (Stichwort: Ambulantisierung).

18.2.1 Gesetzliche Grundlage

Traditionell ist die ambulante Therapie zulasten der GKV im dualen medizinischen Versorgungssystem den Vertragsärzten (Kassenärztliche Vereinigungen) vorbehalten (§ 95 SGB V). Ambulante Behandlungen im Krankenhaus sind möglich und geregelt im Rahmen von Ermächtigungen von Krankenhausärzten und den Reglungen nach § 116b Ambulante spezialfachärztliche Versorgung sowie § 115b zum ambulanten Operieren im Krankenhaus.

18.2.2 Indikationen

Indikationen für die ambulante Versorgung in der Phlebologie nach klinischen Erwägungen und geübter Praxis:
- Varikose: Grundsätzlich können alle medizinischen Maßnahmen, die im Zusammenhang mit der Diagnose Varikose denkbar sind – einschließlich aller invasiver Maßnahmen – unter ambulanten Bedingungen durchgeführt werden.
- TVT: Die Diagnose und Therapie der TVT erfolgt ambulatorisch unter ambulanten Bedingungen. Ausnahmen s. 18.2.1.
- PTS: Grundsätzlich ambulatorisch und ambulant. Ausnahme s. 18.2.1.
- CVI: Grundsätzlich ambulatorisch und ambulant. Ausnahme s. 18.2.1.
- Sonstige: Einzelentscheidungen unter Würdigung besonderer Umstände.

18.3 Ambulante Kranken- und Behandlungspflege

Für Personen, die der gesetzlichen Krankenversicherung angehören, kann zur Sicherung einer mittel- bis längerfristig erforderlichen phlebologischen Behandlung ambulante Behandlungspflege durch den behandelnden Arzt verordnet werden. Die ambulante Behandlungspflege wird durch entsprechend qualifizierte und zugelassene sowie gelistete ambulante Pflegedienste ausgeführt.

Die Verordnung zulasten der GKV ist genehmigungspflichtig (MDK). Die Erstverordnung gilt für 28 Tage, bei Erfordernis einer Weiterführung der Versorgung ist eine neue, begründete Verordnung erforderlich.

18.3.1 Gesetzliche Grundlage

Gesetzlich Krankenversicherte haben Anspruch auf Behandlungspflege, wenn eine im Haushalt des Versicherten lebende andere Person nicht in der Lage ist, die Behandlungspflege im erforderlichen Umfang zu erbringen (§ 37.3 SGB V) und wenn die Behandlungspflege zur Sicherung des Ziels der ärztlichen Behandlung erforderlich ist (§ 37.2 SGB V).

18.3.2 Indikationen

Indikationen für die ambulante Behandlungspflege in der Phlebologie nach klinischen Erwägungen und geübter Praxis:
- Versorgung chronischer Wunden
- Ulkusversorgung
- Kompressionsverband anlegen und entfernen
- MKS anziehen und ausziehen
- Medikamentengabe bzw. -verabreichung
- Injektionen

18.3.3 Qualitätssicherung in der ambulanten Behandlungspflege

Die Kontrolle und Bewertung der ambulanten Pflegedienste in Bezug auf die ambulante Behandlungspflege obliegt dem Medizinischen Dienst (der Länder; zusammengeschlossen im Medizinischen Dienst Bund).

Es erfolgen jährliche Prüfungen und Bewertungen der Qualität der Leistungserbringung und der Plausibilität der Abrechnung, darüber hinaus werden anlassbezogen Prüfungen durchgeführt.

Der verordnende Arzt ist gegenüber dem beauftragten ambulanten Pflegedienst (Verordnungsnehmer) nicht weisungsberechtigt. Die genaue Umsetzung von speziellen Behandlungsmaßnahmen durch den ambulanten Pflegedienst ist daher von Absprachen zwischen verordnendem Arzt und dem Verordnungsnehmer und dem guten Willen des Verordnungsnehmers abhängig.

In der Regel bleibt der Behandlungsvertrag (Patient – Arzt) nach der Verordnung von häuslicher Behandlungspflege bestehen und damit auch die Verantwortlichkeit des Arztes für das Wohl des Patienten. Der verordnende Arzt ist somit verpflichtet, sich durch regelmäßige Kontrollen von der ordnungsgemäßen Durchführung der ambulanten Behandlungspflege und der Wirksamkeit der verordneten Maßnahmen zu überzeugen.

18.4 Ambulatorische Therapie

Der Begriff der ambulatorischen Therapie von Venenerkrankungen beschreibt (z. B.) die Therapie der TVT unter Vermeidung der Immobilisation. Eine weitere Begrifflichkeit ist die „ambulatorische venöse Hypertonie", d. h. die venöse Hypertonie, die aufgrund des insuffizienten Klappenapparates unter motorischer Aktivität weiter ansteigt.

Die Begrifflichkeit der ambulatorischen Therapie der TVT ist entstanden zur Charakterisierung der Gegenthese, der in der Vergangenheit und bis in die 90er-Jahre dominierenden Schonung bzw. Ruhigstellung bei der akuten TVT.

Der Erfolg einer Therapie der TVT wird geprägt von der zeitgerechten und konsequenten Antikoagulation. Antikoagulation ist entscheidend für die Unterbrechung der prokoagulatorischen Situation, hat jedoch keinen Einfluss auf das Beschwerdebild. Forciertes Gehen unter Kompression (ambulatorisch) jedoch wirkt sich auf die Strömungsbedingungen und die Ödemsituation aus und damit auf das Beschwerdebild.

Das Prinzip der Verbessrung der venösen Hämodynamik durch aktive Muskelarbeit und Gelenkbewegung in den unteren Extremitäten (Muskel- und Gelenkpumpen) gilt als universell wirksames Therapieprinzip bei allen Erkrankungen des Venensystems. Der Begriff, der dieses Therapieprinzip beschreibt, lautet „ambulatorisch" (s. ▶ Kap. 31).

Literatur

Gesetz zur Verbesserung der Rechte von Patientinnen und Patienten (Patientenrechtegesetz)
▶ https://www.bundesaerztekammer.de/fileadmin/ user_upload/_old-files/downloads/Patientenrechtegesetz_BGBl.pdf

Pharmakologie – medikamentöse Therapie in der Phlebologie

Inhaltsverzeichnis

H. Nüllen and T. Noppeney, *Repetitorium Phlebologie*, https://doi.org/10.1007/978-3-662-68385-9_19

19.1 Ödemprotektiva

Das Konzept der medikamentösen Therapie bei Venenerkrankungen bzw. bei CVI basiert auf der Hoffnung, durch sog. „Venenmedikamente" einen positiven Einfluss auf die Auswirkungen der CVI wie Hautveränderungen, Entzündung, Schmerz, Ödem etc. nehmen zu können. Als Venenmedikamente werden Pflanzenextrakte (Saponine, Flavanole und Kumarine) eingesetzt. Die Auswahl der Substanzen basiert auf Tradition und klinischer Erfahrung. Pathophysiologische Konzepte auf der Basis pharmakologisch definierter Wirkprinzipien fehlen. Für einige Substanzen liegen positive Daten aus Laborexperimenten vor, die wegen der dort benutzten unrealistisch hohen Wirkdosen nicht auf den Menschen übertragbar sind.

Daneben werden vielfältige Externa (Cremes, Öle) angeboten. Die verwendeten Substanzen werden kaum bis gar nicht transkutan aufgenommen. Dies gilt insbesondere wegen der hohen Molekulargewichte für Heparine (sehr großes Molekül mit hohem Molekulargewicht).

Studienlage: In einer fachpharmakologischen Analyse zu sog. Venenmedikamenten (Hohlfeld 2022) konnten 19 RCTs identifiziert werden (Rosskastanienextrakt 8, Roter Weinlaubextrakt 6, Rutin-Derivate 5). *Ergebnisse:* Die Ergebnisse sind uneinheitlich und reichen von positiven Effekten wie Reduktion subjektiver Symptome bis zu geringen und fehlenden Effekten.

Cochrane-Analysen (s. ▶ Kap. 31) und Assessments der europäischen Zulassungsbehörden billigen den Präparaten eine begrenzte klinische Wirksamkeit zu, verweisen jedoch auf die widersprüchliche Datenlage und die methodischen Mängel mancher Studien.

Umfrage (n = 23.000) Statista-Portal (2017): 0,5 Mio. Personen im deutschsprachigen Raum nehmen täglich oder fast täglich „Venenmittel".

19.2 Antikoagulanzien

Eine Indikation zur Antikoagulation besteht im Rahmen der Thromboseprophylaxe, bei Vorhofflimmern, venösen Thromboembolien und nach Herzklappenersatz.

Antikoagulanzien verhindern das appositionelle Thrombuswachstum und reduzieren das Risiko der Embolisation.

Sie verschieben das Gleichgewicht zwischen prokoagulatorischen und antikoagulatorischen Faktoren zugunsten der körpereigenen Lyse.

Absolute und relative Kontraindikationen
Die Indikation und die Kontraindikationen sind immer am Einzelfall und den Wirkungsparametern des jeweils angewendeten Medikamentes zu überprüfen. Kontraindikationen sind:
- Generell erhöhtes Blutungsrisiko
- Aktive Blutungen
- Frische Operationen
- Schwere Thrombozytopenie
- Unkontrollierter Hochdruck
- Schwangerschaft
- Akuter Schlaganfall
- Intrazerebrale Blutungen
- Leberinsuffizienz
- Höheres Lebensalter
- Niereninsuffizienz
- Kreatininclearance < 15 ml/min

Zur Verfügung stehen oral und parenteral zu applizierende Antikoagulanzien (s.a. ◖ Tab. 9.1 und 9.2).
- Orale Antikoagulanzien
  - Direkte orale Antikoagulanzien (DOAK) (s. ▶ Kap. 31)
    - Direkte Faktor-X-Inhibitoren: Apixaban, Edoxaban, Rivaroxaban
    - Direkte Thrombininhibitoren: Dabigatran
  - Vitamin-K-Antagonisten: Phenprocoumon, Warfarin
- Parenterale Antikoagulanzien

19

- Niedermolekulare Heparine (NMH): Certoparin, Dalteparin, -Enoxoparin, Reviparin, Tinzaparin
- Synthetisches Pentasaccharid: Fondiparinux
- Unfraktioniertes Heparin (UFH)

Therapiephasen bei VTE
1. Initialtherapie: ca. 5–21 Tage
2. Erhaltungstherapie: mindestens 3–6 Monate
3. Sekundärprophylaxe: ggf. unbegrenzt

19.3 Aggregationshemmer in der Phlebologie

Der im Rahmen der Thrombogenese entstehende, wandständige Erythrozyten-Fibrin-Thrombus ist verbunden mit einer (sekundären) Plättchenaktivierung; diese wirkt als verstärkender Faktor auf die Thrombogenese. Hier liegt der Ansatz für eine antiaggregatorische Therapie bei Thromboserisiko.

- Gemäß der gegenwärtigen Studienlage wird der Einsatz einer ASS-Monotherapie zur Thromboseprophylaxe nicht empfohlen (Am. College of Chest Physicians).
- ASS senkt im Rahmen der Sekundärprävention, nachfolgend einer ordnungsgemäßen, leitliniengerechten 3- bzw. 6-monatigen Antikoagulation, das Risiko einer Rezidivthrombose um ca. 1/3 (ASPIRE- und WARFASA-Studie).

19.4 Medikamentöse Thromboseprophylaxe

Alle invasiven Maßnahmen sowie jede Form der Immobilisation sind mit einer Erhöhung des individuellen Thromboserisikos vergesellschaftet. Entsprechend gilt für alle genannten Situationen die Indikation zur medikamentösen Thromboseprophylaxe, ggf. begleitet von adjuvanten physikalischen Prophylaxemaßnahmen. In der Phlebologie kommen i. d. R. NMH zur Anwendung.

TBVT-Rate bei invasiven Maßnahmen in der Phlebologie
- Varizen-OP (KVO): 0,03–0,1 %
- EVTA: Mit EHIT 0–3,4 % (s. ▶ Kap. 31)
- EVTA: Ohne EHIT 0,5–0,6 %
- Sklerotherapie: 0,01–1,0 %

Eine Indikation zur medikamentösen Thromboseprophylaxe in der Therapie der Varikose besteht i. d. R. nicht (LL Thromboseprophylaxe 2016).
Unter praktischen Gesichtspunkten ist es jedoch opportun, eine besondere Indikation zur Prophylaxe durch Heparin zu stellen, ausgerichtet an individuellen dispositionellen Risikofaktoren, die der Patient mitbringt:
- Stattgehabte TVT
- Positive VTE-Familienanamnese
- Bekannte Thrombophilie
- Übergewicht
- Hormongabe
- Gehbehinderung

Dauer der ggf. eingeleiteten Prophylaxe 10–14 Tage.

19.5 Thrombogene Medikamente

Pharmakologische Substanzen können sich als Trigger für die TVT erweisen. Ohne Anspruch auf Vollständigkeit:
- Antikonvulsiva
- Chemotherapeutika
- Erythropoetin
- Hormonsubstitution
- Immunsuppressiva
- Orale Kontrazeptiva
- Steroide

Literatur

Encke A, Haas S, Kopp I et al (2015) S3-Leitlinie. Prophylaxe der venösen Thromboembolie (VTE). AWMF, Leitlinien-Register-Nr. 003/001. ► http://www.leitlinien-onbline.de. Leitlinien-Register-Nr. 003/001

Encke A, Haas S, Kopp I (2016) The Prophylaxis of Venous Thromboembolism. Dtsch Aerzteblatt 113:532–538

Hohlfeld T (2022) Pharmakotherapie bei Venenerkrankungen und Ödemen. In: Noppeney/Nüllen Varikose Diagnostik-Therapie-Begutachtung. 2. Aufl. Springer, Heidelberg

Nüllen H, Noppeney T (2006) Thromboseprophylaxe in der Varizenchirurgie. Gefäßchirurgie 11: 117–120

Physikalische Therapie in der Phlebologie

Inhaltsverzeichnis

Definition: Allgemeine oder gezielte und ggf. wiederholte oder permanente Anregung oder Behandlung gestörter physiologischer Funktionen durch die Einwirkung physikalischer Mittel und Kräfte mit dem Ziel der Besserung oder Behebung der gestörten Funktion.

Physikalische Therapie ist ein Teilbereich der konservativen Therapie.

20.1 Kompressionstherapie

Zentraler Dreh- und Angelpunkt bei der Therapie der CVI sowie akuter venöser Erkrankungen und von Ödemen, gleich welcher Genese, ist die externe Kompressionstherapie (KT) in allen ihren Varianten. Ziel der Kompressionstherapie ist die Verbesserung des venösen Rückflusses, die Nivellierung der ambulatorischen Hypertonie und die Reduzierung der Ödemlast.

Kompressionsmittel sind:
- Kompressionsverband (KV) (s. ▶ Kap. 31),
- medizinischer Kompressionsstrumpf (MKS) (s. ▶ Kap. 31),
- apparative intermittierende Kompression (AIK).

Die externe Kompression soll
- im Gefäß den pathologisch erhöhten venösen Druck in Ruhe und unter Aktivität (ambulatorisch venöse Hypertonie) ausgleichen bzw. reduzieren,
- das Ausmaß pathologischer Stase reduzieren und das venöse Drainagevolumen erhöhen,
- den transmuralen Druckgradienten im Gewebe in Richtung Rückresorption verschieben (Starling),
- durch Rückführung des Ödems und Reduzierung der lymphpflichtigen Last des Ödems die Entzündungsreaktion im Gewebe dämpfen,

- bei chronisch irreversiblen Zuständen die weitere Progression verhindern bzw. mildern,
- den arteriellen Einstrom nicht behindern.

Kompressionstherapie-Phasen
- Entstauungstherapie/Akuttherapie mit Kompressionsverbänden
- Dauertherapie mit Kompressionsstrümpfen
- Adjuvante Therapie mit AIK/IPK

20.1.1 Theoretische Grundlagen der Kompressionstherapie (KT)

Physikalische Grundlage der KT:
Laplace-Gleichung:

$$D = S/r$$

- Dabei ist D = Druck in radialer Richtung, S = Spannung der „elastischen" Binde, r = lokaler Krümmungsradius des komprimierten Körpers.
- Druckverteilung bei externer Kompression (s. ▶ Kap. 31):
  - Konzentrische Kompression
  - Exzentrische Kompression:
    - Positiv exzentrische Kompression
    - Negativ exzentrische Kompression
- Druckarten (s. ▶ Kap. 31):
  - Anpressdruck
  - Ruhedruck
  - Arbeitsdruck

20.1.2 Kompressionsmaterialien

Bei den Materialien zur Durchführung externer Kompression unterscheidet man:
- elastische von unelastischen Kompressionsmaterialien,
- Kompressionsverbände von Kompressionsstrümpfen,

20

- Dauerverbände von Wechselverbänden (s. ▶ Kap. 31).

Materialien und Materialeigenschaften:
- Textile Grundstoffe: Baumwolle, Polyurethane, Polyamide
- Elastische Materialien: Naturgummi, synthetische Elastomere
- Dehnbarkeit: Kurzzug, Mittelzug, Langzug
- Hafteigenschaften: nonhäsiv, kohäsiv, adhäsiv
- Textile Konstruktion und Oberflächenbeschaffenheit
- Abmessungen: Breiten, Längen, Dicken
- Pflege: waschbar, farbecht, sterilisierbar
- Allergene
- Hilfsmittel: Verbandmaterialien, Polstermaterialien, Rutschhilfen, Rutschbremsen

Kompressionsverband (KV)

- Dauerverband oder Wechselverband.
- Standardkompressionsverband: Wechselverband mit Kurzzugbinden (Kurzzugverband) (s. ▶ Kap. 31).
- Unterschiedliche Verbandtechniken (einfachste Technik: zirkulärer Tourenverband).
- Wechsel des Kompressionsverbands: Nach Erfordernis, täglich oder mehrtägig.

Medizinischer Kompressionsstrumpf (MKS)

MKS werden individuell angepasst nach Maß, Strumpflänge (s. ▶ Kap. 31) und Kompressionsklasse (s. ▶ Kap. 31).

Angaben bei der individuellen Verordnung eines MKS:
- Anzahl der Strümpfe
- Strumpflänge: Kniestrumpf (AD), Halbschenkel- (AF), Schenkel- (AG), Strumpfhose
- Kompressionsklasse (ccl 1–4)

- ggf. Befestigung
- Diagnose
- Konfektionsware oder Maßanfertigung
- ggf. besondere Materialeigenschaften (z. B. Naturgummi, Baumwollumspinnung etc.)

Ergebnisse der Kompressionstherapie mit MKS
Unter praktischen Gesichtspunkten gilt die Kompressionstherapie als einfaches, kostengünstiges und effektives Prinzip in der Therapie phlebologischer Erkrankungen.
Die Zusammenfassung eines Reviews (Raabe 2018) über 51 Publikationen zu positiven Ergebnissen der KT zeigt:
- Mäßig starke Evidenz: Tragen von MKS bei venösen Beschwerden und zur Prävention bzw. Therapie von venösen Ödemen.
- Starke Evidenz: Tragen von MKS zur Prävention und Behandlung bei Ulcus cruris.
- Eingeschränkte Evidenz: Die Evidenz für das Tragen von MKS nach Intervention im Bereich der VSM ist begrenzt auf die ersten Wochen nach der Intervention.
- Keine Evidenz: Für den prophylaktischen Effekt von MKS auf die Progressionstendenz der CVI; keine RCTs.
- Starke Evidenz: Für die unmittelbare Kompressionstherapie bei TVT zur Begrenzung von Schmerzen und Schwellung.
- Unentschieden: Unbeschadet der negativen Ergebnisse der „socks-study" zur Prävention des PTS durch Tragen von MKS bleibt wegen der großen methodischen Mängel der „socks-study" die Empfehlung zum Tragen von MKS in dieser Situation bestehen.
- Bei der Thromboseprophylaxe ist der Effekt von MKS zusätzlich zur Antikoagulation begrenzt.

20.1.3 Apparative intermittierende Kompression (AIK)

Syn. Intermittierende pneumatische Kompression (IPK).
Intermittierende und passagere medizinische Kompression unter Zuhilfenahme einer Apparatur. Die IPK ist eine additive Maßnahme in der Ödemtherapie.

Methoden
- Vakuum-Kompressionstherapie: Gesteuerter Wechsel zwischen Unterdruck (Dekompression) und Überdruck (Kompression)
- Intermittierende pneumatische Kompression unter Vermittlung von aufblasbaren Manschetten: Einkammerige oder sequenziell bzw. überlappend mehrkammerige, aufblasbare Manschetten für Extremitäten und/oder Körperstamm werden durch einen Luftkompressor mit Luft gefüllt. Je nach Ausstattung der Geräte sind die Parameter für Druckaufbau, maximalen Druck, Druckplateau und Druckabbau sowie die Wiederholungsfrequenz und die Zyklusdauer steuerbar.
- Eine nennenswerte Verbreitung hat nur die IPK gefunden, wobei Mehrkammergeräte zu bevorzugen sind.

Nachgewiesene therapeutische Effekte der IPK
- Ödem ↓
- Arterieller Zufluss ↑
- Mikrozirkulation ↑
- Vasodilatation ↑
- $TcPO_2$-Spiegel ↑
- Intravaskuläre Gerinnung ↓
- Thromboserisiko ↓
- Endogene fibrinolytische Aktivität ↑
- Prostazyklinproduktion ↑
- Endothelial-derived Relaxing Factor ↓
- Plateled-derived Growth Factor ↓
- Schmerzen ↓
- Ulkusheilung ↑
- QoL ↑

Indikationen und Kontraindikationen zur IPK sind breit gefächert (◘ Tab. 20.1).

20.2 Physikalische Thromboseprophylaxe

Die physikalische Form der Thromboseprophylaxe resultiert aus dem Punkt „Stase" der Virchow-Trias.

Bedarf an physikalischer Thromboseprophylaxe besteht bei allen Zuständen und Tätigkeiten, die mit einer passager oder länger andauernd bzw. dauerhaft eingeschränkten oder aufgehobenen Beweglichkeit oder Zwangshaltung verbunden sind und die zu einer mehr oder weniger ausgeprägten Einschränkung der Effektivität der Muskelpumpen mit konsekutiver Abnahme der venösen Strömungsgeschwindigkeit (s. ◘ Tab. 4.1) führen (sitzende Tätigkeit, Bettlägerigkeit, Gelenkversteifungen, Lähmungen etc.).
Alle Maßnahmen, die zu einer Beschleunigung des venösen Rückstroms beitragen, sind zur physikalischen Thromboseprophylaxe geeignet; dazu gehören:
- Externe Kompression: IKP, Kompressionsstrümpfe, Thromboseprophylaxestrümpfe (s. ► Kap. 30), Balneotherapie (s. 20.4).
- Muskuläre Aktivität: Gymnastik, Sport.
- Bei Bettlägerigkeit: Frühmobilisation, Bettfahrrad bzw. Pedalergometer, Krankengymnastik.
- Lageveränderungen: Sitzende Tätigkeiten intermittierend gezielt unterbrechen (Bürotätigkeit, lange Autofahrten, etc.); bei Bettlägerigkeit Fußende erhöhen (s. ◘ Tab. 4.1).

▣ Tab. 20.1 Indikationen und Kontraindikationen zur IPK. (Mod. nach S. 1-1.1. 037-007, Bringezu et al. 2014)

Indikation	Kontraindikation
Thromboembolieprophylaxe Postthrombotisches Syndrom	**Absolute Kontraindikation:**
	Dekompensierte Herzinsuffizienz Ausgedehnte oberflächliche
Venöse Ödeme	Venenthrombose (Thrombophlebitis)
Dermato(lipo)sklerose	Thrombose u. Thromboseverdacht
Posttraumatische Ödeme	Akutes Erysipel
Postrekonstruktive Ödeme	Akute Phlegmone
Lymphödeme	Schwere, nicht eingestellte Hypertonie Okkludierende Prozesse in der Lymphabstrombahn
Lipödeme	
Ödem-Mischformen	**Relative Kontraindikation:**
Ulcus cruris	Akutes Weichteiltrauma
Stabile AVK	Ausgeprägte Neuropathie
Diabetisches Fußsyndrom	Blasenbildende Dermatosen

20.3 Bewegungstherapie bei Venenerkrankungen

Die Bewegungstherapie bei Venenerkrankungen im Sinne von gezielter körperlicher Aktivität zur Prophylaxe und Therapie von Venenerkrankungen umfasst alle Formen der körperlichen Tätigkeiten, die geeignet sind, eine Aktivierung der Muskel- und Gelenkpumpen und der abdominellen Zweiphasenpumpe einzuleiten und zu trainieren.

Organisatorisch ist zu unterscheiden zwischen empfohlenen und eigenverantwortlich durchgeführten Maßnahmen (flottes Gehen, Gymnastik, Radfahren, Schwimmen, Wassertreten) und institutionell geleiteter medizinischer Bewegungstherapie (Ergo-, Physiotherapie, Tanztherapie, Gefäßsportgruppen etc.).

Die Notwendigkeit physikalischer Maßnahmen bzw. Therapie bei Venenerkrankungen ist eine Schlussfolgerung aus der hierbei vorliegenden gestörten Physiologie des venösen Blutflusses und folgt im Umkehrschluss der traditionellen Vorstellung, dass alle Maßnahmen, die den venösen Blutfluss fördern, der Besserung des Krankheitsbildes dienlich sind.

Die wissenschaftliche Beweisführung folgt den Ergebnissen von Studien. Eine *Cochrane-Analyse* von 2022 findet 5 RCTs zu CVI und Bewegungstherapie mit insgesamt lediglich 146 eingeschlossenen Probanden. Ergebnis: „Keine ausreichende Evidenz, ob die Behandelten von der Bewegungstherapie profitieren".

20.4 Balneotherapie

Unter Balneotherapie versteht man die medizinische Behandlung mit natürlichen Mineral- und/oder Thermalwässern; die Applikation von Süß- oder Leitungswasser nennt man Hydrotherapie; liegt der Schwerpunkt der Anwendung auf der Abkühlung, spricht man von Thermotherapie.

Balneotherapie und Hydrotherapie bei phlebologischen Erkrankungen wird getriggert von:

- Dichte,
- hydrostatischem Druck,
- statischem Auftrieb (Archimedes),
- Temperatur,
- Wasserinhaltsstoffen.

Die wichtigsten Faktoren zur hydrostatischen Beeinflussung der Venenfunktion, der Mikrozirkulation und des Lymphflusses sind:

- Hydrostatischer Druck (P): $P = pH_2O \times g \times h$ (p = Dichte H_2O; g = Schwerkraft; h = Tauchtiefe)
- Wassertemperatur (Kneipp-Anwendungen mit Wassertemperatur 15 °C)

Wassertreten, Bewegungsbad, Wassergymnastik etc. wirken lokal entstauend und über die sog. Badediurese allgemein entwässernd.

Grob orientierend gilt: Stehen bei thermoindifferenter Wassertemperatur (32–35 °C; Behaglichkeitszone) in einer Wassertiefe von
- 100 cm ≙ im Fußbereich einem Druck von 73,6 mmHg,
- 135 cm (Regeltiefe von Bewegungsbecken in Heilbädern) ≙ 100 mmHg,
- Wassertiefe ca. 40 cm (Kneipp-Tretbecken) ≙ ca. dem Druckverlauf eines MKS Klasse II,
- Wassertiefe bis zur Leiste ≙ ca. dem Druckverlauf eines MKS Klasse III.

20.5 Manuelle Lymphdrainage (ML)

Die manuelle Lymphdrainage ist eine spezielle Massagetechnik zur Förderung des Ödem- bzw. Lymphabflusses im Gewebe.

Durch sanfte, zentripetal gerichtete, kreisförmige Dehn-, Verschiebe- und Schöpfgriffe bewirkt die ML eine Mobilisierung von interstitiellem Ödem im Haut- und Unterhautgewebe und aktiviert gleichzeitig die Pumpleistung der lokalen Lymphangiome, die sich u. a. in einer gesteigerten Kontraktionsfrequenz äußert (Ruhefrequenz 10–12/min; aktiviert bis zu 20/min).

Neben der entödematisierenden Wirkung sind vagotone, sympathikolytische und analgesierende Effekte beschrieben. Im Gegensatz zur klassischen Massage wird keine Steigerung der Gewebedurchblutung ausgelöst.

Zusammen mit Kompressionstherapie, Bewegungstherapie und Hautpflege wird die ML zum Konzept der komplexen physikalischen Entstauungstherapie (KPE) zur Behandlung des Lymphödems zusammengefasst.

Literatur

Ernst E, Saradeth T, Resch KL (1991) A single blind, randomized controlled trial of hydrotherapy for varicose veins. VASA 20:147–152

Ernst E, Saradeth T, Resch KL (1992) Hydrotherapy for varicose veins. Phlebology 7:154–157

Hartmann BR, Drews B, Bassenge E (1998) Venous function in patients with venous disease and healthy controls before and after a bathing procedure and subsequent cold stimulus. Int J Angiology 7:252–254

Hartmann B, Hartmann M, Strass D (2007) Wirkfaktoren Temperatur und hydrostatischer Druck In: Rehn H, Strass D (Hrsg) Bewegungsraum Wasser im Spannungsfeld zwischen Theorie und Praxis, Bad Nenndorf, S 86–102

Hohlbaum GG (1987) Zur Geschichte der Kompressionstherapie (I). Phlebol Proktol 16:241–255

Hohlbaum GG (1988) Zur Geschichte der Kompressionstherapie (II). Phlebol Proktol 17:24–37

Jünger M, Steins A, Zuder D, Klyscz T (1998) Physikalische Therapie bei Venenerkrankungen. VASA 27:73–79

Klyscz T et al (1997) Gefäßsport zur ambulanten Therapie venöser Durchblutungsstörungen der Beine. Hautarzt 6:384–390

Klyscz T, Jünger M (1999) Venenfitness Übungen zur Behandlung und Vorbeugung. Falken Niedernhausen

Mosti G (2014) Compression treatment in venous insufficiency and arterial disease. Phlebologie 43:127–133

Rabe E, Partsch H, Hafner J, Lattimer C, Mosti G, Neumann M, Urbanek T, Huebner M, Gaullard S, Carpentier P (2018) Indications for medical compression stockings in venous and lymphatic disorders: an evidence-based consensus statement. Phlebology 33:163–184

Spezielle Therapie der Varikose

Inhaltsverzeichnis

H. Nüllen and T. Noppeney, *Repetitorium Phlebologie*,
https://doi.org/10.1007/978-3-662-68385-9_21

21.1 Konservative Therapie der Varikose

Die Varikosis ist keine lebensentscheidende Erkrankung. Daher ergibt sich immer und grundsätzlich eine konservative Therapieoption. Dies bedeutet nicht obligatorisch konservative Therapie. Die konservative Therapie ist vielmehr eine gleichwertige Option im Konzert aller therapeutischen Möglichkeiten.

Die Entscheidung für eine bestimmte Form der Therapie ist zu treffen unter Abwägung von
- Benefit für den Betroffenen,
- Risiken für den Betroffenen,
- Wille des Betroffenen.

Grundlage der konservativen Therapie der Varikose und ihrer Folgeerscheinungen wie Reflux etc. bis hin zur venösen Hypertonie ist die externe Kompressionstherapie (KT).
Mittel der Kompressionstherapie (s. ▶ Kap. 20) sind
- Kompressionsverbände (KV),
- medizinische Kompressionsstrümpfe (MKS),
- apparative intermittierende Kompressionstherapie (AIP).

Additive Maßnahmen können sein
- Bewegungstherapie bzw. Gefäßsport,
- Physiotherapie,
- Pharmakotherapie,
- Balneotherapie.

Beachte Unter medikolegalen Gesichtspunkten gehört im Rahmen von Beratung und Aufklärung das Aufzeigen der Möglichkeit der konservativen Therapie unbedingt zum Beratungsinhalt (Bemessungskriterium für die umfassende Beratung), und dies sollte dokumentiert werden.

21.2 Chemische Ablationsverfahren

21.2.1 Sklerosierung

Definition: Verödung von Krampfadern durch systematische Injektion eines Sklerosierungsmittels.

Durch Einspritzung eines Sklerosierungsmittels in eine varikös veränderte Vene wird ein Spasmus der Vene erzeugt, verbunden mit einer Schädigung des Endothels und einer aseptischen Entzündungsreaktion. Unter Kompression kommt es zu einer primären Verklebung und Obliteration sowie im Verlauf zur Fibrosierung und schließlich zur Resorption des ehemaligen Gefäßstranges.

Verödungsmittel
- Flüssiges Pharmakon unterschiedlicher Konzentration (s. ▶ Kap. 31)
- Aufgeschäumte Verödungsmittel (s. ▶ Kap. 31)

Z. Z. in Deutschland zugelassen ist nur Polidokanol als Verödungsmittel in unterschiedlichen Konzentrationen.

Maximale Tagesdosis für Polidokanol: 2 mg/kg Körpergewicht.

Indikationen: Von den kutanen Varizen über die Stammvenen-, Seitenast-, und Perforansvarizen und die Malformationen sind prinzipiell alle variкösen Formationen am epifaszialen Venensystem für die Sklerosierungsbehandlung geeignet.

Schaumverödung bevorzugt nach erfolgloser Flüssigkeitsverödung und bei Stammvenenverödung bzw. Verödung großkalibriger Venen und Malformationen.

21

Kontraindikationen
Absolute
- Bekannte Allergie auf Verödungsmittel
- Schwere Systemerkrankung
- Akute VTE
- Infektionen im Sklerosierungsbereich
- Immobilität
- AVK Stadien III und IV
- Schwangerschaft

Relative
- Nicht kompensierte Ödeme
- Diabetische Neuropathie
- AVK Stadium II
- Schlechter AZ
- Asthma bronchiale
- Schwere allerg. Diathese
- Bekannte Thrombophilie

Komplikationen
- Allergische Reaktion 0,2 %
- Hautnekrosen 1,0–1,5 %
- Überschießende Reaktion (Phlebitis) 1,9–3,6 %
- Pigmentationen 0,2–2,3 %
- Matting, häufig 1–10 % (s. ▶ Kap. 31)
- Nervenläsion, selten 0,01–0,1 %
- Flimmerskotome, selten – gelegentlich 0,01–1,0 %
- Migräne-Reaktion, selten – gelegentlich 0,01–1,0 %
- Orthostatischer Kollaps
- VTE selten, 0,4–1,0 %

Nachsorge: KV o. MKS im Anschluss an die Behandlung und ca. 3–4 Wochen nach Therapieende.

Ergebnisse: Rezidive 8–35 % nach 1–5 J.

Stammvenen-Verödung: In allen Vergleichsstudien KVO oder EVTA gegen Sklerosierung ist die Sklerosierungstherapie primär unterlegen. Nach Rezidivverödung sind die Ergebnisse vergleichbar.

21.2.2 Mechano-chemische Ablation (MOCA)

Definition: Kombination einer mechanischen Alteration des Endothels (endovenös rotierender Draht) mit einer Sklerosierung und nachfolgender Kompression.

Kontraindikationen: Bekannte Allergien gegen das Sklerosierungsmittel.

Komplikationen: Wie bei reinen Sklerosierungsverfahren (allergische Reaktionen; Verschleppung von Sklerosierungsmittel in andere Organbereiche, TVT etc.) Mechanisch: Perforation mit Hämatomen etc.

Ergebnisse: Verschlussrate nach 2 Jahren 94–95 %.

21.2.3 Cyanoacrylat-basierte endovenöse Ablation (CAVA)

Definition: Nichtthermisches (kaltes), kathetergestütztes Klebeverfahren mittels Einspritzung von N-Butyl-Cyanoacrylat zur Stammvenenablation mit direkter externer Kompression (manuell oder durch den aufliegenden Ultraschallkopf).

Komplikationen: Phlebitis, Ekchymosen, passagere allergische Rötungen, TVT, LE.

Nachsorge: Kompression nicht zwingend.

Ergebnisse: Verschlussrate

- 93–97,2 % nach 1 Jahr
- 95,3 % nach 2 Jahren
- 94,4 % nach 3 Jahren

21.3 Endovenöse thermische Ablation (EVTA)

Definition: Ablation von erkrankten Venen durch endovenöse Hitzeanwendung. Durch die Hitzeeinwirkung kommt es zu einer Endothelschädigung und zur Schrumpfung kollagener Strukturen mit konsekutiven Verschluss der Vene.

Technik: Die Applikation der thermischen Energie erfolgt durch Kathetersysteme, die per Seldinger-Technik transkutan unter Ultraschallkontrolle eingeführt werden. Die Spitzen der thermischen Elemente werden bis auf einen definierten Abstand (1–2 cm) an den Stammvenenmündungsbereich platziert, und nach einem methodenspezifischen Protokoll wird die Thermoablation retrograd durchgeführt. Die Art der Hitzeapplikation an das Gewebe ist je nach Methode unterschiedlich. Die V. epigastrica superficialis soll nicht einbezogen werden, sondern frei bleiben. Die epigastrische Vene soll der Drainage eines ggf. erhaltenen Stumpfes im SFÜ dienen.

Zum Schutz der Haut vor zu hohen Temperaturen wird eine Schutzschicht aus Tumeszenz-Lösung (s. ▶ Kap. 31) in die Saphenaloge eingebracht.
Die Energieabgabe an die Venenwand soll mindestens 70 J/cm betragen.

Indikation: Stammveneninsuffizienz, Segmentablation, Perforansablation.

Kontraindikationen
- Akute TBVT
- OVT
- Obliterierende Veränderungen in der Stammvene

Nachsorge: MKS für 2–4 Wochen.

21.3.1 Endovenöse Radiofrequenz-Ablation (RFA)

Definition: Applikation von thermischer Energie (Hochfrequenzenergie) in Form einer direkten Hitzeanwendung (120 °C Closure Fast, 60–100 °C RFITT) über ein endständiges Thermoelement.

Direkte Übertragung der Hitze an die Gefäßwand, daher möglichst blutleere Vene (leichte Kopftieflage).

Komplikationen
- Nervenläsion/Parästhesie 3,4 %; nach 5 Jahren 0,4 %
- Ekchymose (durch Tumeszenz) 5,8–33,3 %
- Hämatome
- Induration der Stammvene
- Pigmentierung perioperativ 2,4 %; nach 5 Jahren 0,4 %
- Phlebitis der Stammvene 1–8,2 %
- EHIT 1,2–2,4 % VSM; 3 % VSP (s. ▶ Kap. 31)
- Verbrennung unter Tumeszenz extrem selten
- Tiefe Beinvenenthrombose 1,4 % TVT + EHIT; 0,5 % TVT
- Lungenembolie 0,1 %
- Einzelfälle: Lymphozele, Wundinfektion, AV-Fistel

Ergebnisse
- Verschlussrate postoperativ 99–100 %
- Verschlussrate nach 5 Jahren ca. 94–96 %
- Neue Varizen nach 5 Jahren 18,7 %

21.3.2 Endovenöse Laserablation (EVLA)

Definition: Endovenöse Applikation von Laserlicht unterschiedlicher Wellenlänge über eine Lichtleitersonde (z. B. Glasfaser) und Absorption der Photonen im Gewebe. In

Abhängigkeit von der Wellenlänge des Laserlichtes und der Absorptionskennlinie des primären Zielmoleküls im Gewebe wird die Laserenergie vom Zielgewebe absorbiert und in Wärme umgewandelt. Kontinuierlicher Rückzug der Sonde; Rückzugsgeschwindigkeit je nach gewünschter Energiedichte (60–100 J/cm).

Lichtleiter
- In der Spitze plangeschliffene Glasfaser (Bare Fiber)
- In der Spitze radial abstrahlende Lichtleiter

Wellenlängen
- 810, 940, 980 nm; überwiegend absorbiert im Hämoglobin
- 1320, 1470, 1940 nm, überwiegend absorbiert in Wasser

Komplikationen: Mögliche Komplikationen der EVLA und ihre Häufigkeit sind in ◘ Tab. 21.1 zusammengefasst.

Ergebnisse
- Verschlussrate nach 5 Jahren 93–96 %
- Neue Varizen nach 5 Jahren 38 %

21.3.3 Endovenöse Heißdampfablation (Endovenous Steam Ablation, ESVA)

Ablation von größeren Venen durch direkte pulsatile Injektion von heißem Wasserdampf (120 °C), entsprechend 60 J pro Dampfimpuls.

Komplikationen
- Nervenläsionen: 0,9–9,6 %
- Ekchymosen/Hämatome: 3,1–47,3 %
- Oberflächliche Venenthrombose: 8,5 %
- Schmerzen: 35 %
- Hyperpigmentationen: 4,6–7–6 %

Ergebnisse: < 90 % Verschlussrate nach 1 Jahr
Die Verbreitung der Methode scheint begrenzt; wenige Studien. In den letzten Jahren wird die Methode nur noch in Reviews erwähnt.

21.4 Klassische Varizenoperation (KVO)

Definition: Unter klassischer Varizenoperation (s. ▶ Kap. 31) versteht man die offen-chirurgisch simultane Durchführung von:
- Abtrennung der Stammvene im Bereich der Mündung in die tiefe Leitvene V. femoralis = Krosse (s. ▶ Kap. 31); V. poplitea = saphenopoplitealer Übergang (s. ▶ Kap. 31),
- stadiengerechte Exstirpation, Stripping (s. ▶ Kap. 31) der Stammvene (Refluxstrecke, s. ▶ Kap. 31),
- ggf. Seitenastexstirpation,
- ggf. Perforansdissektion.

Das technisches Vorgehen kann schulabhängig differieren. Forderungen nach minimalinvasiven Techniken und Minimalisierung des Blutverlustes (s.a. Blutleere), sowie stadiengerechtes Vorgehen (s. ▶ Kap. 31),

◘ Tab. 21.1 Komplikationen EVLA (%)

Frequenz nm	810–980	1320–1940
Nervenläsion	0–17	KA
Verbrennung	0–3	0–0,5
Hämatom	0–10	KA
Ekchymosen	10–92	2–64
Infektion	0–3	0–0,8
Pigmentierung	0–43	0–4
Lymphfistel	0–9	KA
Phlebitis	0–22	0–14
TVT	0,6	0–2
LE	0	0
Matting	0–13	KA

sind zu beachten und durch Variation der Operationstechnik zu erreichen.

21.4.1 Operation der VSM

Der Eingriff beginnt in der Leiste.

Krossektomie: Freilegen der Saphenakrosse (s. ▶ Kap. 31). Präparation, Ligatur und Durchtrennung aller im Krossenbereich einmündenden Seitenäste. Selektive Präparation auf den unmittelbaren Saphenaverlauf beschränken. Beachte atypisch einmündende Seitenäste, daher ausreichendes Freilegen (0,5–1 cm) der V. femoralis proximal der oberen Mündungszirkumferenz sowie der unteren Mündungszirkumferenz der VSM. Ausklemmen der Krosse. Mündungsnahes Abtrennen der VSM. Versorgung des Saphenastumpfes. Methodik der Saphenastumpfversorgung schulabhängig; keine eindeutige Studienlage zu den Ergebnissen unterschiedlicher Versorgungstechniken (resorbierbares/nichtresorbierbares Nahtmaterial, Versorgung des Stumpfendothels, etc.).

Stripping der VSM:
Sondierung: Bevorzugt von proximal nach distal (retrograd). Distales Ausleiten der Sonde möglichst über minimale Inzision.
Strippingmethodik (s. ▶ Kap. 31): Durchzugsmethode, Rückzugsmethode; Kopfstripping, Invaginationsstripping, Pin-Stripping, Kryostripping etc.
Strippingrichtung: Bevorzugt von proximal nach distal (retrogrades Stripping).
SA-Exstirpation: Bevorzugt Miniphlebektomie (s. ▶ Kap. 31) bzw. Häkelmethode.
Perforansdissektion: Studien belegen: Nach Sanierung der Stammveneninsuffizienz (Blow down) kommt es häufig (bis zu 70 % der Fälle) zu einer Rekompensation der präoperativ insuffizienten Perforansvenen (IPV). Daher Beschränkung der operativen Perforanssanierung auf eindeutig massive Insuffizienzen. Sanierung von ggf.

postoperativ fortbestehenden Insuffizienzen zu einem späteren Zeitpunkt. Operative Technik: Subfasziale Ligatur, Dissektion mit Häkelmethode o. ä., endoskopisch (s. ▶ Kap. 31).

Blutverlust: Stripping und Miniphlebektomie bedeuten ungeschütztes Zerreißen von Venen; Einblutungen und Blutverlust sind zwangsläufige Folgen. Bei sorgfältiger Technik ist der Blutverlust gering; in Studien~100–150 ml (5–581 ml), mit Anwendung relativer Blutleere (s. ▶ Kap. 31)~0–15 ml (0–136 ml).

Wundverschluss: Kosmetisch günstige Nahttechniken bei größeren Inzisionen mit monophilem, ggf. resorbierbarem Nahtmaterial; Miniinzisionen ohne Naht, mit Kleber, Strips oder dünnster monophiler Naht.

Kompressionsverband: Kurzzugverband oder MKS.

Dauer der Kompressionstherapie: Keine Evidenz. Die Angaben in der Literatur schwanken zwischen 1 und 4 Wochen und länger. In den Guidelines des AVF wird mindestens 1 Woche empfohlen.

21.4.2 Operation der VSP

Der Eingriff erfolgt in Bauchlage und beginnt in der Kniekehle.

Hohe Varianz der Topographie des saphenopoplitealen Übergangs (vulgo: Parvamündung); nur in 25 % der Fälle Mündung im Bereich des Kniegelenkspaltes. Genaue sonographische Lokalisation und Markierung ist anzuraten.

Inzision möglichst in der Kniekehlenbeugefalte (Kosmetik); Eröffnung der Faszie möglichst längs; Anschlingen der VSP. Selektive Präparation auf den unmittelbaren Parvaverlauf beschränken. Nach eindeutiger Identifikation der Parvamündung mündungsnahe Ligatur und Durchtrennung der VSP. Stumpfversorgung analog zur VSM.

Sondierung der VSP möglichst retrograd unter palpatorischer Kontrolle der Sondenspitze zur Vermeidung von Aberration der Sonde (cave: Vv. gastrocnemiae). Stadiengerechtes retrogrades Stripping, möglichst *nicht* bis zum Außenknöchel (N. suralis!). Zwingende Notwendigkeit zur Fasziennaht in der Kniekehle ist nicht belegt.

21.4.3 Zugangswege

Die Topographie der VSM- bzw. VSP-Mündung zeigt in Abhängigkeit von Geschlecht, Alter, Körperbau und Körpergewicht viele Lagevariationen zu anatomischen Bezugspunkten und verändert sich im Liegen im Vergleich zur aufrechten Körperposition.

Der kosmetisch günstigste Hautschnitt liegt in der Beugefalte.

Unterhalb der Haut grundsätzlich in Längsrichtung, orientiert am Verlauf der Stammvene präparieren.

Zugang zur Leiste: Das Lig. inguinale liegt proximal (6,5 ± 1,9 cm) der Leistenbeugenfalte (Lechner 1988) (◘ Abb. 21.1).

Nach sonographischen Studien findet sich die Krosse in 90 % der Fälle in einem Quadrat mit einer Seitenlänge von 3 cm, 1–4 cm lateral und 0–3 cm distal des Tuberculum pubicum (Mirjalili 2014) (◘ Abb. 21.2).

Zugang zur Kniekehle: Empfehlung: Parvamündung in jedem Fall sonographisch lokalisieren und markieren. VSP verläuft hier subfaszial; Faszieninzision möglichst in Längsrichtung (Erweiterbarkeit). Präparationsrichtlinien einhalten.

Beachte: Aberrant verlaufende Nervenfasern.

21.4.4 Ergebnisse der KVO

Bewertungskriterien für die Ergebnisse sind:

- Komplikationen
  - Intraoperative Komplikationen
  - Postoperative Komplikationen
- Morbidität
- Rezidivquote
- Lebensqualität (QoL; PRO)

Komplikationsraten bei und nach KVO sind sehr gering. Die angegebenen Ergebnisse schwanken jedoch z. T. deutlich, je nach Quelle (◘ Tab. 21.2).

Morbidität: Keine belastbaren Studien zur postoperativen Morbidität.

Todesfälle: 0,004–0,023 %; die Angaben stammen aus den 70er- und 80er-Jahren des letzten Jahrhunderts (s. LL 2019). Dignität der Zahlen zweifelhaft. Neuere Zahlen sind nicht verfügbar.

Rezidivquoten: Studien vor der Ultraschallära zeigen nach 5–10 Jahren Rezidivraten von 20–30 % (Chant, Hobbs).

Befunde aus Vergleichsstudien endovenöser thermischer Ablation zur KVO aus 2 Metaanalysen zeigen: Rezidivquoten nach Chirurgie 12,1 % nach 2 Jahren (Brar) und 24,3 % nach 5 Jahren (van den Bos).

LaVaCro-Studie: Einzige Langzeitstudie zur KVO; multizentrisch, prospektiv, kontrolliert über 10 Jahre angelegt (◘ Tab. 21.3).

QoL: Die Lebensqualität der Varizenträger ist nach operativer Sanierung gebessert.

PRO: Keine Studien zu KVO mit Patient Reported Outcome Measurement (PRO).

21.4.5 Spezielle Komplikationen und unerwünschte Ereignisse nach offener Chirurgie

Wundinfektion

Häufigkeit von Wundinfektionen in der Folge von Varizenoperationen 0,05–0,32 %. AMBUKISS 2015 (s. ► Kap. 31): n = 60.819 aus 93 Institutionen; Mittelwert 0,15 %; 75-%-Quantil = 0,27 %.

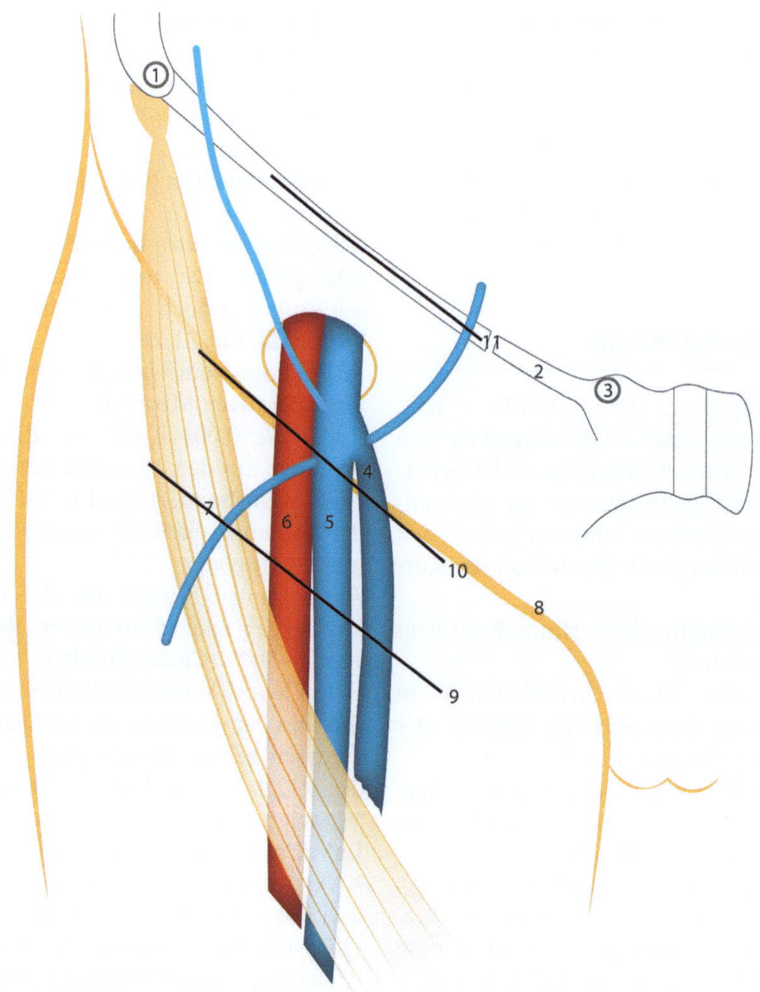

◘ Abb. 21.1 Zugangswege zur Krossektomie. Topographische Beziehungen. Suprainguinaler Zugang und Hautschnitt in der Leistenbeuge und distaler Zugang. (1 Spina iliaca anterior superior, 2 Ligamentum inguinale, 3 Tuberculum pubicum, 4 VSM, 5 V. femoralis, 6 A. femoralis, 7 M. sartorius, 8 Leistenbeugenfalte, 9 distale Inzision zur Krosse, 10 Leistenbeugenfalten-Inzision, 11 Inzision nach Brunner). (Noppeney/Nüllen 2021)

Nervenläsionen

Topographie der peripheren Nerven ist bei allen invasiven Eingriffen, im Bereich der Extremitäten und der Leiste zu memorieren, um das Risiko iatrogener Schädigungen mit konsekutiven sensiblen und/oder motorischen Ausfällen zu minimieren.

Schädigungsmechanismen: Druck, Zug, Durchtrennung, thermische Noxen, chemische Noxen.

Häufigkeit von Nervenläsionen bei Eingriffen wegen Varikose: Kaum belastbaren Zahlen. Angaben aus dem Varizenregister der DGG (n = 49.939): N. saphenus 0,068 %; N. peroneus 0,0165 %; Sonstige 0,04 %.

Diagnostik: Frühzeitige grob-neurologische Untersuchung; im Verdachtsfall: FA Neurologie.

Therapie: Begrenzte Möglichkeiten. Bei begründetem Verdacht auf Läsion durch

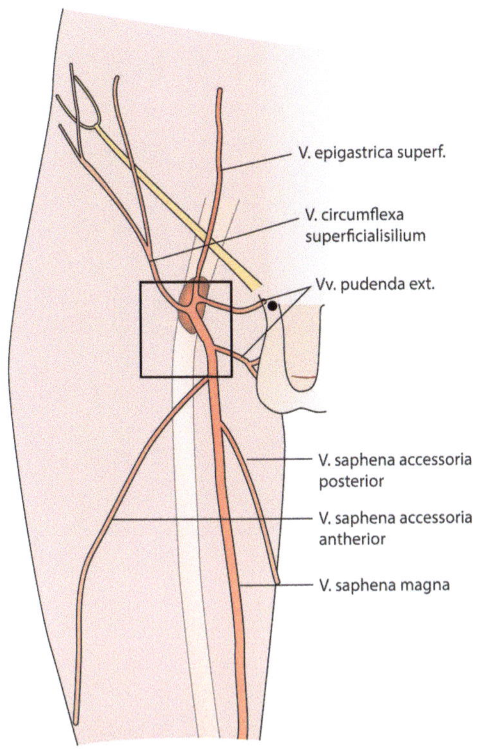

◨ Abb. 21.2 Topographie der VSM-Krosse. Erwartungsbereich für die Krosse relativ zum Tuberculum pubicum. (Zeichnung in Anlehnung an Mirjalili et al. 2014). (Noppeney/Nüllen 2021)

Umstechungen, Nähte, Ligaturen, Hämatome ggf. Revision. Bei chemischen Noxen: abwarten.
Sog. neurotrope Medikamente oder Elektrotherapie: Keine Evidenz.

Läsionen der Lymphbahnen

Topographie der Lymphbahnen des oberflächlichen Lymphgefäßsystems ist bei allen invasiven Eingriffen, im Bereich der Extremitäten und der Leiste (◨ Abb. 21.3) zu memorieren, um das Risiko iatrogener Schädigungen mit konsekutivem Lymphödem zu minimieren (s. ▶ Kap. 3).

Es gilt: Lymphkollektoren

- liegen umso tiefer, je dicker die Fettgewebsschicht,
- am Fußrücken überkreuzen die Kollektoren die Venen,
- am US unterkreuzen die Kollektoren die Seitenäste und überkreuzen die VSM,
- im Bereich von PV, insbesondere Cockett 2 und 3, liegen den Venen eng an,
- begleiten die VSM streckenweise, jedoch immer außerhalb der Gefäßscheide.
- Bei Spaltung der Gefäßscheide mittig über dem VSM-Verlauf liegt die Mehrzahl der Kollektoren und LK lateral der VSM-Achse.
- Das 4–5 cm lange, krossennahe Endstück der VSM ist nie von Lymphbahnen begleitet.
- Die efferenten Gefäße der inguinalen LK verlaufen entlang der VFC.

Folgen der Verletzung/Durchtrennung von Lymphbahnen:
- Lymphorrhoe, Lymphfistel, Lymphzyste, Lymphödem.

Häufigkeit von Lymphkomplikationen bei Eingriffen wegen Varikose: ca. 1:300.
Verletzung/Durchtrennung von Lymphgefäßen bei Miniphlebektomie: Die größte Verletzungsgefahr liegt in den Bereichen mit der dichtesten Bündelung der Kollektoren (s.a. ◨ Abb. 3.16).
Therapie: Im blanden Stadium gezielte Kompression: Vorsicht bei Punktionen wg. Infektionsgefahr. Große, konservativ therapierefraktäre Lymphorrhoe oder Zysten: chirurgische Revision.

Postoperative TVT nach KVO

◨ Tab. 21.4 zeigt Ergebnisse zur TVT bei bzw. nach KVO aus großen Kollektiven. Siehe (◨ Tab. 21.4).

Tab. 21.2 Intra- und postoperative Komplikationen bei KVO

Komplikationen in der Varizenchirurgie	**Helmig, 1983 13.024 Pat. 20–353 Beine retrospektiv stationär**		**Balzer, 1983 25.457 Pat. retrospektiv stationär**		**Nüllen, 1995 1981 Beine prospektiv ambulant QS-Pilotprojekt**		**Noppeney, 2005 36.323 Pat. 49.939 Beine prospektiv amb./stat. QS der DGG Jg. 2001–2003**		**Noppeney, 2016 95.214 Pat. 105.296 Beine Prospektiv Amb./stat. QS der DGG Jg. 2001–2009**	
KA = Keine Angabe	n	%	n	%	n	%	n	%	n	%
Intraoperative Komplikationen										0,18
Blutungschock	1	0,007	4	0,015	0	-	KA		KA	
Starke Blutung im Stripping-Kanal	KA		KA		11	0,55	KA		KA	
Starke Blutung bei Recrossektomie	KA		KA		2	0,10	KA		KA	
Verletzung der A. femoralis	10	0,05	3	0,01	0	-	1	0,0028	4	0,01
Verletzung der V. femoralis	7	0,04	2	0,007	0	-	14	0,04	13	0,03
Verletzung der V. politea	3	0,23	KA		0	-	7	0,02	KA	
Verletzung des N. tibialis/peroneus	KA		KA		KA		6	0,0165		
Verletzung des N. saphenus/suralis	KA		KA		KA		34	0,09	151	0,14
Sonstige Nervenläsionen	KA		KA		KA		14	0,04	KA	
Sonstige intraop. Komplikationen	KA		KA		KA		56	0,16	KA	
Postoperative Komplikationen										0,43 **
Nachblutung	23	0,12	15	0,06	2	0,10	585	1,61	83	0,21
Transfusion	42	0,32	KA		0	-	23	0,06	32	0,35
Wundinfekt	25	0,12	13	0,05	1	0,05	115	0,32	76	0,19
Wundheilungsstörung	KA		KA		1	0,05	271	0,75	KA	

(Fortsetzung)

▣ Tab. 21.2 (Fortsetzung)

Komplikationen in der Varizenchirurgie	Helmig, 1983 13.024 Pat. 20–353 Beine retrospektiv stationär		Balzer, 1983 25.457 Pat. retrospektiv stationär		Nüllen, 1995 1981 Beine prospektiv ambulant QS-Pilotprojekt		Noppeney, 2005 36.323 Pat. 49.939 Beine prospektiv amb./stat. QS der DGG Jg. 2001–2003		Noppeney, 2016 95.214 Pat. 105.296 Beine Prospektiv Amb./stat. QS der DGG Jg. 2001–2009	
Lymphfistel	112	0,55	16	0,06	3	0,15	KA		42	0,16
TVT	11	0,08	7	0,03	2	0,10	39	0,11	51	0,1
Lungenembolie	2	0,01	5	0,02	0	–	KA		11	0,02
Thrombophlebitis	KA		KA		KA		143	0,40	42	0,11
Todesfälle	1	0,007	1	0,007	0	–	0	–	0	–

** 0,25 % ambulant; 0,67 % stationär (p<0,0001)

Keine Angaben zur Rezidivquote. Nachuntersuchungen waren in den dargestellten Registern nicht vorgesehen

Helmig, L (1983) Häufigkeit von Frühkomplikationen bei 13024 Krampfaderoperationen. Phlebologie und Proktologie 12:184–195

Balzer K (1983) Venen. In: Carstensen G (Hrsg.) Intra- und postoperative Komplikationen. Springer, Heidelberg

Nüllen H, Reese von Ohlen C (1995) Ambulante Varizenchirurgie in der Praxis. In: Imig H, Schröder A. Varizen, Poplitea-Aneurysmen. Steinkopf, Darmstadt 1995

Noppeney T, Eckstein HH, Niedermeier H, Umscheidt T, Weber H (2005) Ergebnisse des Qualitätssicherungsprojektes Varizenchirurgie der Deutschen Gesellschaft für Gefäßchirurgie. 10:121–128

▣ Tab. 21.3   Rezidivquoten nach Varizenchirurgie VSM. LaVaCro-Studie in NU 1 – NU 6

n= 841 Pat., 1070 Beine

NU 1 n. 7-14 Tagen
NU 2 n. 3-4 Monaten
NU 3 n. 1 Jahr

NU 4 n. 4 Jahren
NU 5 n. 5 Jahren
NU 6 n. 6 Jahren

Nachuntersuchung	NU 1 (%)	NU 2 (%)	NU 3 (%)	NU 4 (%)	NU 5 (%)	NU 6 (%)
NU-Quote	98,03	87,94	62,42			
Klinische Rezidive	0	1,1	6,4	10,42	9,25	9,82
Leiste	0	0,3	1,9			
Oberschenkel	0	0,3	2,5			
Unterschenkel	0	0,4	4,0			
USD-Rezidive	0,18	6,06	10,77			
Crosse	0,18	0,53	2,24	2,24	4,27	4,4
Jenseits Crosse	0	5,53	8,53			

21.5 Konservierende Verfahren

21.5.1 Extraluminale Valvuloplastie

Definition: Versuch der Wiederherstellung einer Klappenverschlussfähigkeit der Saphenamündungsklappe im Krossenbereich. Durch eine von außen um den Mündungsbereich der dilatierten Vene gelegten Kunststoff-Cuff wird die Vene soweit eingeengt, dass gerade ein Klappenschluss erfolgen kann (Valsalva).

Indikation
- Geeignete Fälle: Morphologisch intakter, insuffizienter SFÜ mit Nachweis von Mündungsklappensegeln
- Nicht geeignet: Avalvulie, Venendurchmesser < 7 mm oder > 12 mm, degenerative Veränderungen, Z. n. Phlebitis

Komplikationen
- Frühthrombosierung: ca. 2 %
- Wundinfektion: wie bei KVO

Ergebnisse: Verschlussfähige Klappen nach 5–10 Jahren ca. 59–96 %.

21.5.2 CHIVA

Akronym: **C**ure **C**onservatrice et **H**emodynamique de l'**I**nsuffisance **V**eneuse en **A**mbulatoire (Franceschi 1988).

Definition: Operationsmethode zur Behandlung der primären Varikose. Es sollen die vorliegenden Rezirkulationskreise unterbrochen werden, ohne die Stammvenen zu entfernen.

Therapieprinzip: Folgend der Grundüberlegung von Franceschi, die Stammvenen als Drainagesystem zu erhalten und den Reflux zu „leiten", wurden 4 therapeutische Ansätze als CHIVA-Strategie definiert:
- Unterteilen der Drucksäule,
- Unterbrechen der Rezirkulationskreisläufe,
- Erhalt der Wiedereintrittswege,
- Ausschalten von nichtdrainierenden Seitenästen.

21

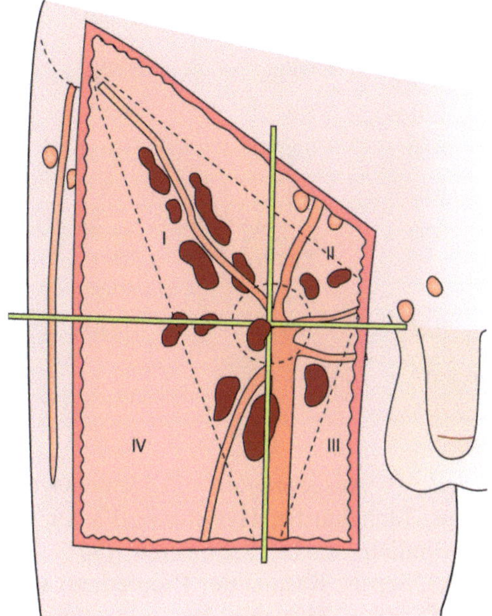

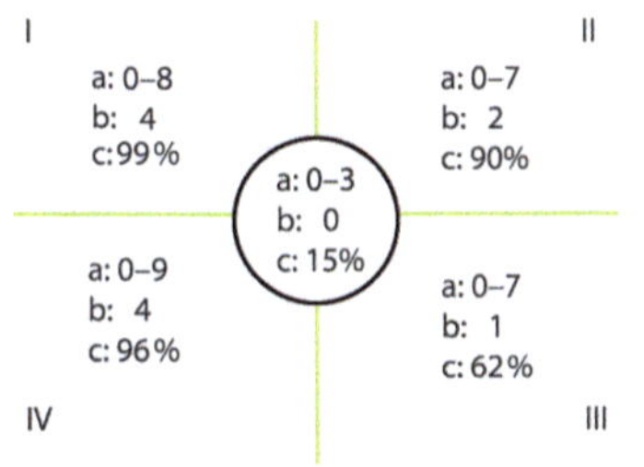

◘ Abb. 21.3 Topographische Beziehungen der Lymphknoten und Lymphbahnen zur VSM-Krosse. Die Krossenregion wird durch ein Projektionskreuz mit Zentrum über der Saphenamündung in 4 Quadranten aufgeteilt. Die zentrale Mündungsregion ist durch einen Kreis gekennzeichnet. (1 Topographische Beziehungen; 2 Häufigkeitsangaben zur Lymphknotenverteilung: a = Variabilität; b = Durchschnitt; c = Häufigkeit des Vorkommens) (Kubik 1999). (Noppeney/Nüllen 2021)

Hieraus resultieren in der Praxis dann – vor dem Hintergrund einer Vielzahl von individuellen Lokalbefunden und hämodynamischen Situationen – eine Vielzahl von Therapievorschriften in Hinblick auf den oberen und unteren Insuffizienzpunkt, einzeitiges oder mehrzeitiges Vorgehen, mit oder ohne Miniphlebektomie, die wiederum eine Vielzahl von Entscheidungsmöglichkeiten eröffnen.

Ergebnisse: Es gibt eine einzige Langzeitstudie (RCT, FU 10 Jahre) im Vergleich zu KVO. Die Studie weist erhebliche methodische Mängel auf. Die (methodisch fragliche) Nullhypothese von 25 % weniger Rezidiven im Vergleich zu KVO wurde verfehlt (Cochrane). Die Ergebnisse sind wegen ungewöhnlich hoher Dropout-Rate in der KVO-Gruppe nicht vergleichbar. Möglicherweise leichte Reduzierung von Komplikationen (Nervenläsionen, Hämatome) (Cochrane: „low-certainty evidence").

21.5.3 ASVAL

Definition: Akronym: **a**mbulante **s**elektive **Va**rizen**a**blation.
Die auf Pittaluga zurückgehende Methode geht von der Hypothese der aszendierenden Entwicklung der Veneninsuffizienz aus und betrachtet die insuffizienten SÄ als Ursache und Ausgangspunkt des Refluxgeschehens. Bei ASVAL werden ähnlich wie bei CHIVA, jedoch methodisch insgesamt einfacher, die insuffizienten Seitenastvarizen entfernt (Miniphlebektomie, Sklerosierung, EVTA) und die Stammvene belassen.
Ergebnisse: Review unter Einschluss von 11 Studien unterschiedlichen Designs und verschiedener Qualität mit 2106 Extremitäten bei 1734 Patienten, FU 1 Jahr. Rezidivvarizen 0,5–13,5 %. Von 1622 insuffizienten Stammvenen (VSM) waren nach 1 Jahr 68,2 % suffizient. Venendurchmesser reduziert.

21.5.4 Stadiengerechtes Operieren

Die Forderung des stadiengerechten Operierens (s.a. LL) besagt, dass unabhängig vom methodischen Vorgehen die Ausschaltung der Stammvene ausschließlich den definierten Abschnitt der nachgewiesenen Insuffizienz (Refluxstrecke) umfassen soll.

◘ Tab. 21.4   zeigt Ergebnisse zur TVT bei bzw. nach KVO aus großen Kollektiven

	Jahr	n	TVT_{ges}	LE_{ges}	OP_{Hep}	$OP_{\varnothing Hep}$
Helmig (r)	1983	20.353	0,03 %	0,01 %	KA	KA
Nüllen (p)	1995	1981	0,10 %	0,00 %	0,00 %	100,00 %
Balzer (r)	2001	25.353	0,03 %	0,02 %	KA	KA
ANG (p)	2006	16.713	0,10 %	0,00 %	35,70 % TVT 0,034 %*	64,30 % TVT 0,093 %*
DGG (p)	2016	95.214	0,10 %	0,02 %	89,97 %	10,03 %

Inzidenz TVT nach Varizen-OP; * p > 0,05 (nicht signifikant)
(r) = retrospektiv; (p) prospektiv

Das Konzept beruht auf der grundsätzlichen Vorgabe, dass nicht pathologisch verändertes Gewebe geschont werden soll und damit die geschonten Venenanteile ggf. auch zur weiteren Verwendung, z. B. als Bypassmaterial, genutzt werden können. Die verbliebenen Venenanteile sind aus Qualitätsgründen allerdings nur selten in diesem Sinne nutzbar.

21.6 Besondere Komplikation: Fasciitis necroticans

Definition: (syn.: nekrotisierende Fasziitis, Necrotizing Fasciitis; NF): Akute, rasant fortschreitende, lebensbedrohende bakterielle Infektion der tiefen Hautschichten, des Unterhautfettgewebes und der Faszien.
Häufigkeit: Selten; ca. 0,4/100.000 Einwohner.
Ätiologie: Infektion durch ubiquitär vorkommende Keime, z. B. hämolysierende Streptokokken der Gruppe A (GAS) (NF Typ 2), oder Mischinfektionen, seltener Staphylokokken (auch MRE); sowohl Anaerobier als auch fakultativ anaerobe Keime (NF Typ 1).
Eintrittspforten: Wunden, auch Bagatellverletzungen, Operationen.
Komorbiditäten erhöhen das Risiko; prinzipiell können jedoch Junge wie Alte, Gesunde wie Kranke betroffen sein.

Klinik: Ausgeprägte Allgemeinsymptome: Tachykardie, Hypotonie, Fieber, ungewöhnlich starke Schmerzen (80 % der Fälle), Sepsis; Rasanz der Progredienz trotz (Antibiotika-)Therapie.
Lokalbefund: Rötung, unscharf begrenzt (70 % der Fälle); Schwellung (80 % der Fälle); Blasenbildung, auch Blutblasen; Dissoziation der Gewebeschichten (Verschiebbarkeit und Abhebbarkeit des Subkutangewebes von der Faszie); u. U. Gasbildung (Krepitation, Knirschen, Knistern).
Labor: Leukozyten ↑↑, CRP ↑↑, Kreatinkinase ↑↑.
Diagnostik: Klinische Verifizierung. Systematische Hilfen durch Symptomlisten und/oder Diagnostik-Scores haben im Validierungsverfahren versagt.
Mikrobiologie: Abstrich, besser molekulargenetischer Schnelltest; Blutkultur; CT, MRT (wenn zeitnah verfügbar).
DD: Banaler Wundinfekt, Hypodermitis, Erysipel, Erythema induratum, Pyoderma gangraenosum etc. Bei Gasbildung, DD Gasbrand (Clostridium perfringens).
Schwierige Abgrenzung von anderen, u. U. weniger dramatischen Weichteilinfektionen.
Therapie: Priorität: Frühzeitiges, ausgedehntes und vollständiges (radikales) chirurgisches Wunddebridement. Schnelle Entscheidung ist auschlaggebend für den Therapieerfolg (kein Abwarten von Kulturergebnissen). Antibioti-

katherapie nachrangig gegenüber dem Debridement.

Beachte: GAS immer noch hochsensibel für Penicillin G.

Verlauf: Systemic Inflammatory Response Syndrom (SIRS) (s. ► Kap. 31). Letalität stark abhängig vom Zeitpunkt und der Radikalität des Debridements; im Mittel 33 %; unbehandelt 100 %, bei optimaler Therapie ca. 5 %.

Ggf. Todesursache: Multiorganversagen infolge Endotoxinschock.

21.7 Therapie der Rezidivvarikose

Indikation zur Reintervention ist abhängig
- vom Beschwerdebild,
- von aufgetretenen Komplikationen,
- vom Ausmaß des Rezidivs,
- von der Lokalisation.

Geringfügige Rezidive ohne wesentliche Insuffizienzzeichen und ohne Beteiligung der Stammvenenmündungen können konservativ behandelt werden, ggf. lokale Sklerosierung.

Bei Beteiligung der Stammvenenmündungen aus hämodynamischen Überlegungen frühzeitig die Reintervention zur Unterbrechung des Refluxes im Bereich der Stammvenenmündung anstreben.

Zielführend sind alle bekannten Verfahren zur invasiven Therapie der Varikose:
- Sklerosierung (Flüssigkeit, Schaum); i. d. R. Schaumsklerosierung, ggf. ultraschallgesteuert,
- endovenöse thermische Ablation (EVTA); technisch anspruchsvolle Punktion des Stammvenenstumpfes,
- offen-chirurgische Verfahren: Die Revision des Situs durch die Narben des alten Eingriffes ist wegen der schwierigen komplikationsträchtigen Präparation (Blutung, Lymphgefäßläsion, Verletzung der großen Gefäße) nicht zu empfehlen.

Es wurden verschiedene alternative Techniken für den Zugang zur alten Krosse (gleich mehrfach) beschrieben (◘ Tab. 21.5). Dem lateralen Zugang nach Junod (◘ Abb. 21.4) ist der Vorzug zu geben.

Im Varizenregister der DGG betrug die Anzahl der Eingriffe wegen Rezidivvarikose in zwei verschiedenen Berichtsperioden 14,5 % bzw. 19 %; 47,7 % der Fälle nach Krossektomie im Bereich der VSM.

◘ **Tab. 21.5** Zugänge zur inguinalen Rekrossektomie

Medialer Zugang	Proximal präfemoraler Zugang	Lateral subfaszialer Zugang
Halliday 1970	Luke 1954	Junod 1964/1971
Dodd/Cockett	Dodd/Cockett	Li 1975
	Hach 1979	

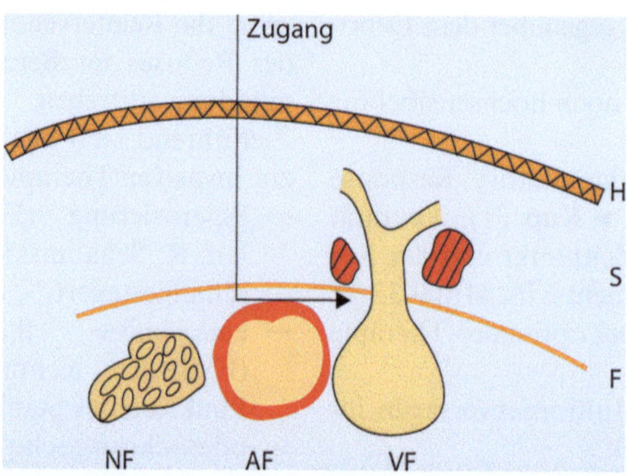

Abb. 21.4 Subfasziale Rekrossektomie nach Junod, Querschnitt (H = Haut, S = Subcutis, F = Faszie, NF = Nervus femoralis, AF = Arteria femoralis, VF = Vena femoralis). (Noppeney/Nüllen 2021)

Literatur

Bellmunt-Montoya S, Escribano JM, Pantoja Bustillos PE, Tello-Díaz C, Martinez-Zapata MJ. CHIVA method for the treatment of chronic venous insufficiency. Cochrane Database of Systematic Reviews 2021, Issue 9. Art. No.: CD009648. ▶ https://doi.org/10.1002/14651858.CD009648.pub4

van den Bos R et al (2009) Endovenous therapies of lower extremity varicosities: a meta-analysis. J Vasc Surg 49:230–239

Brar R et al (2010) Surgical management of varicose veins:meta-analysis. Vascular 18:205–220

Breu FX, Guggenbichler, Wollmann JC (2008) 2nd European consensus meeting on foam sclerotherapy, 28–30 April 2006, Tegernsee, Germany. Vasa 37(1) Supplement 71:1–32

Carandina S, Mari C, de Palma M, Marcello MG, Cisno C, Legnaro A, Liboni A, Zamboni P (2007) Varicose vein Stripping vs Haemodynamic Correction (CHIVA): a Long term Randomised Trial. Eur J Endovasc Surg 35(2):230–237

Fachinformation Äthoxysklerol, Chemische Fabrik Keussler&Co. GmbH, Wiesbaden

Noppeney T, Storck M, Nüllen H, Schmedt CG, Kellersmann R, Böckler D, Walluscheck K, Torsello G, Debus S (2016) Perioperative quality assessment of varicose vein surgery. Langenbeck's Archives of Surgery 401:375–380

Hübner K (2008) Praktische Sklerotherapie. Viavital, Essen

Nüllen H, Noppeney T (2011) Ergebnisse der klassischen Varizenchirurgie. Gefässchirurgie 16:248–256

LaWaetz M, Serup J, LaWetz B, Lars B, Blemings A, Eklof B, Rasmussen L (2017b) Comparison of endovenous ablation techniques, foam sclerotherapy and surgical stripping for great saphenous varicose veins. Extended 5-year follow-up of a RCT. International Angiology

Lawson JA Gauw SA, van Vlijmen CJ et al (2018) Prospective comparative cohort study evaluating incompetent great saphenous vein closure using radiofrequency-powered segmental ablation or 1470nm endovenous laser ablation with radial-tip fibers (Vario 2 Study) J vasc Surg Venous Lymphat Disord 6:31–40

Noppeney T, Eckstein HH, Niedermeier H et al (2005) Ergebnisse des Qualitätssicherungsprojektes Varizenchirurgie der Deutschen Gesellschaft für Gefäßchirurgie. Gefäßchirurgie 10:121–128

Noppeney T, Storck M, Nüllen H, Schmedt C-G, Kellersmann R, Böckler D, Walluscheck K, Torsello G, Debus S (2016) Perioperative Quality Assessment of Varicose Vein Surgery. Langenbecks Arch Surg 401:375–380

Nüllen H, Noppeney T (2019) Real-World-Evidenz in der Behandlung von Venenerkrankungen. Gefässchirurgie 24:27–43

Nüllen H, Reese von Ohlen C (1995) Ambulante Varizenchirurgie in der Praxis. In: Imig, H. Schröder A (Hrsg) Varizen Poplitea-Aneurysmen. Steinkopf, Darmstadt

Partsch H, Flour M, Smith PC (2008) International Compression Club. Indications for compression therapy in venous and lymphatic disease consensus based on experimental data and scientific evidence Under the auspices of the IUP. Int Angiol 27(3):193–219

Partsch H, Rabe E, Stemmer R (1999) Kompressionstherapie der Extremitäten. Editions Phlebologiques Francaises, Paris (ISBN 2.85480.770.7)

Papapostolou G et al (2018) Die LaVaCro-Studie: Langzeitergebnisse der Varizenoperation mit Crossektomie und Stripping der V. saphena magna. Phlebologie 42:253–260

Proebstle TM, Alm BJ, Göckeritz O, Wenzel C, Noppeney T, Lebard C, Sessa C, Creton D, Pichot O (2015Feb) Five-year results from the prospective European multicentre cohort study on radiofrequency segmental thermal ablation for incompetent great saphenous veins. Br J Surg 102(3):212–218. ▶ https://doi.org/10.1002/bjs.9679. PMID:25627262;PMCID:PMC4328454

Rasmussen LH, Lawaetz M, Bjoern L, Vennits B, Blemings A, Eklof B (2011) Randomized clinical trial comparing endovenous laser ablation, radiofrequency ablation, foam sclerotherapy and surgical stripping for great saphenous veins. Br J Sug 96:1079–1087

Richards T, Anwar M, Beshr M, Davies AH, Onida S (2021Mar) Systematic review of ambulatory selective variceal ablation under local anesthetic technique for the treatment of symptomatic varicose veins. J Vasc Surg Venous Lymphat Disord 9(2):525–535. ▶ https://doi.org/10.1016/j.jvsv.2020.10.014. Epub 2020 Oct 31 PMID: 33137495

Whing J, Nandhra S, Nesbitt C, Stansby G (2021) Interventions for great saphenous vein incompetence. Cochrane Database Syst Rev. 2021 Aug 11;8(8):CD005624. ▶ https://doi.org/10.1002/14651858.CD005624.pub4. PMID: 34378180; PMCID: PMC8407488

Rekonstruktive Therapie am tiefen Venensystem

Inhaltsverzeichnis

H. Nüllen and T. Noppeney, *Repetitorium Phlebologie*, https://doi.org/10.1007/978-3-662-68385-9_22

Die TBVT führt im Verlauf immer zu einer mehr oder weniger großen Destruktion der venösen Strombahn. Bei ausgeprägtem Beschwerdebild durch das PTS, das durch konsequente konservative Maßnahmen nicht zu beherrschen ist, kann ggf. die Indikation zu rekonstruktiven Maßnahmen gestellt werden. Auch hier hat sich nach langdauernder Stagnation in den letzten Jahren durch endovenöse Techniken eine neue Perspektive ergeben. Von der akuten Lyse über Thrombektomietechniken bis hin zur endovaskulären Rekanalisation reicht das Arsenal an unterschiedlichen Therapieformen.

Die konservative Therapie bei TBVT mit Antikoagulation und Kompression ist die Therapie der 1. Wahl und verhindert im Idealfall das weitere appositionelle Thrombuswachstum und die weitere Embolisation. Die im Verlauf sich ergebende weitere Entwicklung des Thrombus führt über Autolyse und Rekanalisation zu einer Defektheilung mit unterschiedlichen Schadensprofilen, die von kaum nachweisbaren Störungen bis zu schweren Formen des PTS reichen kann.

In den genannten Situationen sind zusätzlich zur Antikoagulation invasive Maßnahmen u. U. geeignet:
- in der akuten Phase den Thrombus zu entfernen, zu reduzieren oder zu rekanalisieren,
- im Verlauf die Embolisationsereignisse zu vermindern,
- in der chronischen Phase bzw. bei manifestem PTS die gestörte Hämodynamik zu verbessern.

Beachte: Bei allen invasiven Maßnahmen im Gefolge von akuter Thrombose und postthrombotischem Syndrom ist eine genaue und kritische Risiko–Nutzen-Abwägung zwingend geboten. Den größten Nutzen bei rekanalisierenden Maßnahmen haben junge, relativ gesunde Menschen mit hoher Lebenserwartung.

Bei allen rekanalisierenden Verfahren bei akuter Thrombose ist das Thrombusalter das entscheidende Kriterium für Erfolg oder Misserfolg. Je frischer der Thrombus, umso größer ist die (langfristige) Erfolgschance.

22.1 Lyse

Unter Lyse versteht man die Auflösung von intravasalen Thromben durch fribrinolytisch wirkende Medikamente (Urokinase, Streptokinase, rt-PA (Recombinant Tissue Plasminogen Activator). Der Begriff „Lyse" steht sowohl für den Prozess als auch für das Verfahren. Man unterscheidet die systemisch wirkende Lyse von der lokal eingegrenzten Lyse.

22.1.1 Systemische Lyse

Bei der systemischen Lyse wird das Lytikum per i.v.-Infusion appliziert. Hohe Wirksamkeit verspricht eine relativ schnell erreichte Reperfusion. Belastet ist die systemische Lyse u. a. durch eine hohe Rate an Blutungskomplikationen (> 6 % der Fälle), insbesondere intrakraniell (> 2 % der Fälle).
Indikation: Bei LE wegen der hohen Komplikationsraten stark eingeschränkt. Aufgrund der dringlichen Reperfusion jedoch besonders indiziert bei hämodynamisch instabilen Patienten. Bei der großen Zahl an Kontraindikationen für die Lyse kommen nur 1/3 der hämodynamisch instabilen Patienten für eine systemische Lyse in Betracht. Für die TBVT wurde die Anwendung der systemischen Lyse wegen der hohen Rate an systemischen Komplikationen aufgegeben bzw. sie gilt als obsolet.

22.1.2 Kathetergesteuerte Thrombolyse bei TBVT

Bei der lokalen bzw. lokoregionären Lyse handelt es sich um eine kathetergesteuerte Lyse. Über einen venösen Zugang (z. B. V. poplitea, V. jugularis interna) wird ein ggf. mehrkanaliger Katheter in den Thrombus vorgeschoben und das Lytikum (z. B. 1–2 mg rt-PA/h) bedarfsdosiert über mehrere Katheterauslässe in den Thrombus infundiert. Eine systemische Verteilung und Wirkung des Lytikums ist auch bei dieser Methodik nicht auszuschließen. In regelmäßigen Abständen kann über das liegende Kathetersystem eine phlebographische Kontrolle erfolgen und der Lysefortgang dokumentiert werden.

Intensivmedizinische Betreuung ist notwendig.

22.1.3 Pharmako-mechanische Thrombektomie bei TBVT

Kombinationen von kathetergesteuerter Lyse und mechanischer Alteration des Thrombus zur Mikrofragmentierung ggf. mit Aspiration von Thrombusmaterial in einem komplexen Device sind bekannt. Verschiedene Formen zur mechanischen Alteration des Thrombus sind beschrieben und praktisch erprobt (oszillierender Draht, hydrodynamische Systeme etc.).

Auch niederenergetischer Hochfrequenzultraschall kann zur Alteration des Thrombus in Kombination mit lokaler Lyse eingesetzt werden.

22.2 Operative Thrombektomie bei TBVT

Bei der offen operativen Thrombektomie wird über eine Venotomie eine Thrombektomie mit einem Embolektomiekatheter n.

Fogarty durchgeführt. Nach der Thrombektomie sind intraoperative Kontrollen auf Vollständigkeit der Thrombektomie erforderlich (endovenöse Sonographie, Phlebographie).

Kombination mit einer intraoperativen Kurzzeitlyse ist möglich.

Kontraindikationen für die operative Thrombektomie: Thrombusalter > 10 Tage, Malignom, Rezidivthrombose, Multimorbidität, Kontraindikationen für Antikoagulation.

Ergebnisse: Die Primärerfolge sind gut. Die primären Offenheitsraten liegen nach Jahren bei 70–80 %. Mit zunehmender Verlaufsdauer steigt die Anzahl an PTS kontinuierlich an.

22.3 Kathetergestützte mechanische Thrombektomie bei TBVT

Thrombektomie durch ein Katheterdevice ohne zusätzlichen Einsatz von Fibrinolytika. Im Inneren des Katheters befindet sich eine motorgetriebene Helix. Nach Aktivierung der Helix wird der Katheter in den Thrombus vorgeschoben. Durch die Rotation der Helix entsteht ein Sog, wodurch der Thrombus in den Katheter eingezogen wird und zusammen mit Spülflüssigkeit nach außerhalb transportiert werden kann. Intraprozedurale phlebographische Kontrollen sind möglich.

22.4 Vena-cava-Filter

Endovaskuläres Einsetzen von wiedereinfangbaren Schirmelementen in die VCI.

Indikation bei Einzelfällen mit hohem LE-Risiko und nicht durchführbarer Antikoagulation oder rezidivierenden LE unter optimaler Antikoagulation.

Ergebnisse bescheiden, Komplikationsrate hoch.

Früher auch häufig direkte Sperroperationen durch Ligatur oder Clip der VCI (nur von historischem Interesse).

22.5 Offen-chirurgische Verfahren bei PTS

22.5.1 Endophlebektomie

Venotomie und sparsame Ausschälung der thrombotischen Auflagerungen bzw. der Residuen des Rekanalisationsprozesses. Das Verfahren wurde als separate Maßnahme weitgehend verlassen und wird reaktiviert für besondere Fällen im Zusammenhang mit endovenöser Rekanalisation der Beckenetage bei PTS bei Notwendigkeit der Einstromverbesserung.

22.5.2 Bypassverfahren bei PTS

Venovenöse Bypässe zur Umleitung der venösen Drainage und Überbrückung der verschlossenen Venen.

- Femorofemoraler Venen-/Kunststoffbypass (Palma-OP); weitgehend verlassen
- Saphenopoplitealer Venenbypass (May-Husni-OP); weitgehend verlassen

22.5.3 Rekonstruktive Verfahren bei PTS

- Valvuloplastik (n. Kistner)
- Klappensegment-Transplantation
- Klappentransposition

22.6 Endovaskuläre Rekanalisation bei PTS

Seit den 1990er-Jahren haben sich Verfahren zur Rekanalisation von postthrombotischen Verschlüssen und Stenosen insbesondere im Bereich der Beckenstrombahn mittels Dilatation und Stentimplantation etabliert. Zur Einstromverbesserung gelegentlich in Verbindung mit Endophlebektomie.

Gute Ergebnisse in Bezug auf die Offenheitsraten (70–90 % nach 3–5 Jahren) und den venösen Outflow. Sehr gute Ergebnisse beim May-Thurner-Syndrom.

Über Ergebnisse in Bezug auf die hämodynamische Gesamtsituation der betroffenen Extremitäten ist wenig bekannt.

Literatur

Jalaie H, Barbati ME, Gombert A et al (2021) Endovenöse Therapie chronisch venöser Obstruktionen. Phlebologie 50:215–221

Li GQ, Wang L, Zhang XC (2021) AngioJet Thrombectomy Versus Catheter-Directed Thrombolysis for Lower Extremity Deep Vein Thrombosis: a Meta-Analysis of Clinical Trials. Clin Appl Thromb Hemost. 2021 Jan-Dec;27:10760296211005548. ► https://doi.org/10.1177/10760296211005548. PMID: 33813903; PMCID: PMC8024451

Linnemann B, Blank W, Doenst T, Erbel P, Janssens U, Kalka C, Klamroth R, Kotzerke J, Ley S, Meyer J, Mühlberg K, Müller OJ, Noppeney T et al (2023) Diagnostik und Therapie der tiefen Venenthrombose und Lungenembolie – AWMF-S2k.Leitlinie

Mühlberger D et al (2019) Stellenwert der operativen multimodalen Thromektomie bei der Behandlung der akuten iliofemoralen Thrombose. Phlebologie 50:196–201

Mumme A et al (2013) Die multimodale operative Therapie der tiefen Beinvenenthrombose. Gefäßchirurgie 18:695–703

Spezielle chirurgische Therapie des Ulcus cruris

Inhaltsverzeichnis

Die konservative Therapie mit lokalem Wundmanagement und konsequenter exzentrischer Kompressionstherapie bei UCV gilt als sehr erfolgreich. Abheilungsraten 60–80 % (s.a. ▶ Kap. 12).
Ulzera, die unter konsequenter konservativer Therapie nicht zur Abheilung kommen, werden als therapieresistent bezeichnet.
Als therapieresistent gelten Ulzera, die trotz konsequenter konservativer Therapie

- im Verlauf von 3 Monaten keine Heilungstendenz erkennen lassen oder
- innerhalb von 12 Monaten nicht zur Abheilung gekommen sind.

Beachte: Die Definition basiert nicht auf Studienergebnissen, sondern auf Expertenmeinung.

Als Ursachen für eine Therapieresistenz werden genannt:
- Unzulängliche/fehlende Therapie
- Dominierende epifasziale Insuffizienz (Ulkus-Nährvene)
- Perforansvene im Ulkusgrund
- Extreme Ulkusgröße
- Gamaschenulzera (s. ▶ Kap. 31)
- Superinfektion
- Gemischtes (arteriovenöses) Ulkus
- Arthrostatisches Stauungssyndrom (s. ▶ Kap. 31)
- Chronisch venöses Kompartmentsyndrom (s. ▶ Kap. 31)

Zusatzdiagnostik bei therapieresistentem UCV
- Überprüfung der Diagnose UCV
- Überprüfung der „konsequenten" Kompressionstherapie
- Überprüfung der Kontamination des Ulkus
- Ggf. CT- oder MRT-Untersuchung (Gewebetransformation etc.)

Wenn alle Untersuchungen und Überlegungen ergeben, dass trotz der konsequenten konservativen Therapiemaßnahmen eine Besserung bzw. Heilung nicht eingetreten und auch nicht zu erwarten ist, kann die Indikation zur Ulkuschirurgie gestellt werden.

Methoden der Ulkuschirurgie
- Ulkusdebridement,
- Vakuumversiegelung
- Ulkusexzision
- Hauttransplantation
- Lappenplastik
- Faszienchirurgie
- Shaving-Therapie

23.1 Ulkusdebridement

Definition: Säuberung des Ulkusgrundes von Belägen (Biofilm, Fibrin), Nekrosen, Wundtaschen etc.
Methoden: Chirurgisch mittels Messer, scharfem Löffel, Ringkürette, Shaver oder Wasserstrahldruck (Aquatom) – als Folgemaßnahme, wenn mechanische, medikamentös/enzymatische oder biochirurgische (Madentherapie) Versuche zum Debridement nicht den erforderlichen Erfolg gebracht haben.
Ergebnisse: Ulkusdebridement, häufig kombiniert mit Vakuumversiegelung ist ein unabhängiger positiver Faktor für die Ulkusheilung (bis Faktor 4).

23.2 Vakuumversiegelung

Nach Wundsäuberung Auflegen eines porösen Schwamms, danach Abdeckung und Verklebung mit einer Folie mit integrierter Absaugvorrichtung. Sekret und gelöster Detritus werden ständig aus dem Wundmilieu entfernt.

23.3 Ulkusexzision

En-bloc-Resektion des Ulkus einschließlich darunter liegender Muskelfaszie (Hohmann-OP [1916]). Heute unter Faszienchirurgie subsumiert.

23.4 Hauttransplantation

Deckung des Ulkus mit Spalthaut als freiem Transplantat. Heute meist als Meshgraft (s. ▶ Kap. 31). Nur sinnvoll bei gut vaskularisiertem und infektfreiem Transplantatlager.

23.5 Lappenplastik

Plastisch chirurgische Hautdeckung (Verschiebeplastik, gestielter Lappen, freie Lappentransplantation) in anatomisch schwierigen Regionen bzw. bei schwierigem Untergrund (gelenküberschreitend, freiliegende Sehnen, Knochen etc.).

23.6 Faszienchirurgie

Fasziotomie (Kompartmententlastung) und Fasziektomie (Schaffung eines Tranplantatlagers).

23.7 Shaving-Therapie

Shaving-Therapie des UCV: Tangentiale, schichtweise durchgeführte, suprafasziale Nekrosektomie und Fibrosektomie mittels Dermatom bis zum Erreichen einer sauberen, möglichst planaren Wundfläche mit mehr oder weniger dichter kapillärer Blutung. Unmittelbar anschließende Meshgraft-Transplantation, ggf. in Kombination mit Vakuumversiegelung. Standardisierter postoperativer Behandlungsablauf.
Primäre Abheilungsraten 70–85 %.

Literatur

Cullum N, Nelson EA, Fletcher AW, Sheldon TA (2004) Compression for venous leg ulcers. Cochrane Database Syst Rev 2004; (2):CD000265

Dissemond J, Augustin M, Eming SA, Goerge T, HornT KS et al (2014) Modern wound care – practical aspects of non-interventional topical treatment of patients with chronic wounds. J Dtsch Dermatol Ges 12:541–554

Dissemond J (2016) Besiedlung oder Infektion des chronischen Ulcus cruris: Aktuelles Keimspektrum und Resistenzlage. Vasomed 28:237–238

Hermanns H-J (2006) Operative Therapie des Ulcus cruris venosum. Gefässchirurgie 11:281–286

Hermanns HJ (2010) Chirurgie des Ulcus cruris. Gefäßchirurgie 15:273–287

Jockenhöfer F, Gollnick H, Herberger K et al (2013) Erregerspektrum des chronischen Ulcus cruris: Ergebnisse einer multizentrischen Untersuchung im regionalen Vergleich. J Dtsch Dermatol Ges 11:1057–1063

Jones JE, Nelson EA, Al-Hity A (2013) Skin grafting for venous leg ulcers. Cochrane Database of Systematic Reviews, Issue 1. Art. No.: CD001737. 7 ▶ https://doi.org/10.1002/14651858.CD001737.pub4

Schmeller W, Gaber Y (2000a) Surgical removal of ulcer and lipodermatosclerosis followed by split-skin grafting/ shave therapy) yields good long-term results in 'non-healing' venous leg ulcers. Acta Derm Venereol 80:267–271

Schmeller W, Gaber Y (2000b) Behandlung therapieresistenter venöser Ulzera mittels Shave-Therapie. Deutsches Ärzteblatt 97(38):A2464-2467

Schwahn-Schreiber C, Schmeller W, Gaber Y (2006) Langzeitergebnisse (7 Jahre) nach Shave-Therapie bzw. kruraler Fasziektomie bei persistierenden venösen Ulcera. Phlebologie 35:89–91

Sozialmedizin und Begutachtung

Inhaltsverzeichnis

Sozialmedizinische und ökonomische Bedeutung venöser Erkrankungen

Inhaltsverzeichnis

H. Nüllen and T. Noppeney, *Repetitorium Phlebologie*, https://doi.org/10.1007/978-3-662-68385-9_24

Die Datenlage zu Fragen des öffentlichen Gesundheitswesens und in Bezug auf das bevölkerungsbasierte Gesundheitsmonitoring ist in Deutschland – im Vergleich zu anderen Nationen – traditionell schlecht.

Eine geringe Verbesserung der Datenlage ist zu verzeichnen seit der Einrichtung der „Gesundheitsberichterstattung des Bundes" (GBE-Bund) Anfang 1999. Federführend ist das Bundesministerium für Gesundheit, ausführende Organe sind das Robert-Koch-Institut (RKI) und das Statistische Bundesamt (destatis.de).

Zielgrößen für die Gewinnung sozioökonomisch bedeutsamer Kennzahlen in der Phlebologie sind:

- Häufigkeit des Vorkommens (s. ▸ Kap. 2)
- Behandlungsfälle
- Arbeitsunfähigkeitsfälle (AU)
- Krankheitskosten
- Rentenversicherung
- Inanspruchnahme medizinischer Versorgungsstrukturen (keine Daten)

24.1 Sozioökonomische Kennzahlen zur Varikose

- Baseler Studie (1981) – Angaben auf Befragung:
  - 50 % anamnestisch Beinbeschwerden
  - 15 % in Behandlung gewesen wg. Beinbeschwerden
  - 42 % der Krampfaderträger mit mindestens einer ärztlichen Behandlung wg. Varikose
- Tübinger Studie (1981) – Angaben auf Befragung:
  - 43 % venös bedingte Beinbeschwerden
  - 19 % in regelmäßiger Behandlung wg. Beinbeschwerden
  - 5 % Behinderungen im Beruf
- Bonner Venenstudie (2003) – Anamnestische Angaben:
  - 6,9 % Varizenoperation
  - 5,5 % Verödungsbehandlung
  - 4,6 % MKS-Verordnung
  - 6,9 % Einnahme von Venenmedikamenten
  - 7,5 % Salbenanwendungen
  - 2,9 % anamnestisch belegte TVT

24.1.1 Behandlungsfälle

Behandlungsfälle: Keine Angaben zu Varianten und Schwergraden der Varikose (Klassifikationen) sowie unterschiedlichen Therapiemaßnahmen.

Leistungsstatistik: Rudimentäre Angaben zu operativen/interventionellen Behandlungen bei Varikose. Die Leistungen verteilen sich auf 8 unterschiedliche Leistungsbereiche (◘ Tab. 24.1). Nur von drei Leistungsbereichen liegen nachvollziehbare Daten vor.

Die Zahlen für stationäre (◘ Tab. 24.2) und ambulante, vertragsärztliche Behandlungen nehmen seit Jahren ab. Dies wird als Folge der Verlagerung in andere Leistungsbereiche gewertet.

◘ **Tab. 24.1**   Leistungsbereiche bei Varizenbehandlung

Nr.	Versorgungsform	Daten
1	Stationäre Versorgung GKV	+
2	Stationäre Versorgung PKV	(+)
3	§115 amb., Krankenhaus	–
4	Privatärztlich amb., Krankenhaus	–
5	Vertragsärztlich (GKV) amb.	+
6	Vertragsärztlich (GKV) belegärztlich	+
7	Privatärztlich amb. (niedergelassen)	–
8	Selektivvertraglich, endovenöse Verfahren	–

◘ Tab. 24.2 Stationäre Behandlung „I83 Varizen" der unteren Extremitäten in Deutschland

Jahr	n – gesamt	Verweiltage
2000	166.387	5,9
2005	114.494	4,7
2010	101.201	4,3
2015	92.928	3,8
2020	55.445	3,3

Schätzungen zur Gesamtzahl aller invasiven Maßnahmen zur Behandlung der Varikose, bezogen auf alle genannten Versorgungsformen, gehen von >300.000 Eingriffen pro Jahr aus.

Häufigkeit von Diagnosen: in den vertragsärztlichen Praxen für Allgemeinmedizin im Bereich der KV-Nordrhein:

- Rang 14: „I83 – Varizen der unteren Extremitäten"; (7,0 %)
- Rang 1: „I10 – Essentielle Hypertonie"; (38.7 %)

24.1.2 Arbeitsunfähigkeit (AU) wegen „I83 – Varizen der unteren Extremitäten"

Angaben zur Arbeitsunfähigkeit sind in ◘ Tab. 24.3 und 24.4 zusammengefasst.

◘ Tab. 24.3 AU-Fälle wegen „I83 – Varizen der unteren Extremitäten" bei gewerbstätig GKV-pflichtversicherten Personen 2008 (AOK, BKK, IKK, Barmer, TK, DAK, GEK). (Brendler et al. 2019)

Versicherte	26.175.811
AU-Fälle	87.229
Fälle/1000 Vers.	3,3
AU-Tage	1484.563
Tage/Fall	17,0

◘ Tab. 24.4 AU wegen „I83 – Varizen der unteren Extremiten". (Quelle: Aus Zahlen der GBE-Bund/destatis)

Jahr	AU-Fälle	AU-Tage	Tage/Fall
2002	43.583	975.203	22,38
2006	29.753	552.328	18,56
2007	30.243	552.211	18,26
2008	31.232	555.876	17,80
2011 Änderung der Erfassung bei DESTATIS auf Daten aus den Geschäftsberichten der GKV-Kassen			
2011	88.517	1499.341	16,94
2015	94.479	1515.887	16,04
2018	94.588	1503.895	15,90

24.1.3 Krankheitskosten wg. Varikose

Angaben zu den Krankheitskosten, die durch Varikose verursacht werden, sind in ◘ Tab. 24.5 und 24.6 zusammengefasst.

Der Kostenansatz für I83 pro Einwohner wird ohne Erklärung seit 2002 durchgehend unverändert mit 10 € angegeben (Platzhalterfunktion bei Destatis?).

24.1.4 Rentenfälle wegen Varikose

Angaben zur Berentung wegen verminderter Erwerbstätigkeit sind in ◘ Tab. 24.7 zusammengefasst.

24.2 Sozioökonomische Kennzahlen wegen VTE

Die größte Zahl der TVT-Fälle wird z. Z. unter ambulanten Bedingungen behandelt. Die Angaben zu „I80 – Thrombose, Phlebitis, Thrombophlebitis der unteren

24

◻ Tab. 24.5 Krankheitskosten in Deutschland gesamt und die Krankheitsgruppe I83. (Quelle: Aus Zahlen der GBE-Bund/destatis)

Krankheitskosten je Einwohner in €	2002	2015	2020
Kosten je Einwohner; Gesamtausgaben	2650	4140	5149
I83 Varizen der unteren Extremitäten*			
Krankheitskosten I83; gesamt in Mill. €	1016	759	791
Krankheitskosten I83; pro Einwohner in €	10	10	10

*Anmerkung GBE-Bund: Wegen methodischer Änderungen sind die Zahlen von 2002–2008 nur eingeschränkt mit den Zahlen ab 2015 vergleichbar

◻ Tab. 24.7 Rentenzugänge aufgrund I83 wegen verminderter Erwerbsfähigkeit (gesetzliche Rentenversicherung). (Quelle: Aus Zahlen der GBE-Bund/destatis)

2010	2015	2016 ff	2020
71	58	–	–

◻ Tab. 24.8 Stationäre Behandlung „I80 – Thrombose, Phlebitis, Thrombophlebitis der unteren Extremitäten in Deutschland. (Quelle: Aus Zahlen der GBE-Bund/destatis)

Jahr	n – gesamt	Verweiltage
2000	56.279	10,7
2005	49.703	9,0
2010	45.160	7,5
2015	37.388	5,8
2020	21.296	5,0

◻ Tab. 24.6 Krankheitskosten wegen I83 in Deutschland nach Einrichtung (E.), in Mio. €. (Quelle: Aus Zahlen der GBE-Bund/destatis)

Jahr	Alle E. (n)	Stationäre E. (n)	Arzt-Praxis (€)	Handwerk/ Einzelhandel (€)	Apo-Theke (€)
2002	1013	452	289	42	72
2006	771	240	282	31	39
2008	806	240	307	31	37
2015*	754	273	58**	68	195
2020	791	203	30	99	297

*Anmerkung GBE-Bund: Wegen methodischer Änderungen sind die Zahlen von 2002–2008 nur eingeschränkt mit den Zahlen ab 2015 vergleichbar
** GBG-Bund gibt keine Erklärungen dazu, wie die erheblichen Unterschiede in den Kostenanteilen der Arztpraxen bzw. Apotheken zu interpretieren sind

Extremitäten" sind in den folgenden Tabellen zusammengefasst (◻ Tab. 24.8, 24.9, 24.10 und 24.11). Zu den Krankheitskosten wegen I80 liegen keine Daten vor.

◻ Tab. 24.9 AU wegen „I80 – I80 – Thrombose, Phlebitis, Thrombophlebitis der unteren Extremitäten" bei AOK-Pflichtmitgliedern. (Quelle: Aus Zahlen der GBE-Bund/destatis)

Jahr	AU-Fälle	AU-Tage	Tage/Fall
2002	20.067	437.654	21,8
2006	14.189	263.126	18,5
2007	13.434	248.775	18,5
2008	14.368	251.416	17,5

◻ Tab. 24.10 Sterbefälle (†) wegen „I80 – Thrombose, Phlebitis, Thrombophlebitis der unteren Extremitäten in Deutschland. (Quelle: Aus Zahlen der GBE-Bund/destatis)

Jahr	n - †	†/100.000 Einw
2000	3111	3,8
2005	2443	3,0
2010	2052	2,5
2015	1713	2,1
2020	1196	1,4

◻ Tab. 24.11 Rentenzugänge wg. verminderter Erwerbsfähigkeit (gesetzliche Rentenversicherung) wg. „I80 – Thrombose, Phlebitis, Thrombophlebitis d. unteren Extremitäten". (Quelle: Aus Zahlen der GBE-Bund/destatis)

2000	2055	2007	2008	2009
60	35	39	36	39

24.3 Sozioökonomische Kennzahlen wegen I87.0 PTS; I87.2. CVI

Keine belastbaren Fallzahlen zur CVI unter Einschluss der ambulanten Fälle (◻ Tab. 24.12).

24.4 Sozioökonomische Kennzahlen bei Ulcus cruris (I83.0; I83.2; L97)

Keine ambulanten Falldaten.zu Ulcus cruris (◻ Tab. 24.13).

24.5 Sozioökonomische Kennzahlen aus der Lymphologie

Keine ambulanten Falldaten zu Erkrankungen aus der Lymphologie (◻ Tab. 24.14).
Anmerkung: Bei der Bewertung der Angaben zu einzelnen ICD-Codes ist zu bedenken, dass die fallbezogene Auswahl des ICD-Codes nicht zwingend ist und somit die Wirklichkeit nicht zuverlässig abbildet. So kann z. B. ein Ulcus cruris verschlüsselt werden nach I83.0; I83.2 und L97. Seit der Version ICD-2017 kann das Ulcus cruris auch unter I87.01 Postthrombotisches Syndrom mit Ulzeration und unter I87.21 Venöse Insuffizienz (chronisch) (peripher) mit Ulzeration verschlüsselt werde. Somit stehen insgesamt 5 Positionen in der ICD zur Verschlüsselung des Ulcus cruris venosum zur Wahl. Doppelnennungen sind möglich.

24

◻ Tab. 24.12   Vollstationäre Behandlung von PTS und CVI

Jahr	2000	2005	2010	2015	2020
I87 Sonstige Venenerkrakungen	3577	3986	4543	5751	9663
I87.0 PTS	1140	1153	1055	1839	1046
I87.2 CVI	1919	2422	2934	2725	7407

◻ Tab. 24.13   Vollstationäre Ulkusbehandlung

Jahr	2000	2005	2010	2015	2020
I83 Varizen der unteren Extremitäten	166.387	114.494	101.201	92.928	55.445
I83.0 Varizen d.u. E. mit Ulzeration	8576	6689	6943	6614	3026
I83.2 Varizen d.u. E. mit Ulzeration u. Entzündung	7700	6555	9225	9383	5840
L97 Ulcus cruris, andernorts nicht klassifiziert	9663	11.204	10.227	9485	5932

◻ Tab. 24.14   Vollstationäre Fälle sekundärer Lymphödeme I89.0 (≙ I89.00–.09)

Jahr	2000	2005	2010	2015	2020
Fälle	2105	3199	4023	5368	3197
Verweild.	15,1	11,0	8,7	7,5	7,3

Literatur

Holtz D, Zemp E, Widmer MT, Barras JP, Jäger K, Widmer LK (1989) Zur Sozio-ökonomischen Bedeutung der Varikose: Prävalenz und Modus der Varizenbehandlung aus der Sicht des Patienten. VASA Suppl 27:121–122

Thode N, Bergmann E, Kamtsiuris P, Kurth BM (2005) Einflussfaktoren auf die ambulante Inanspruchnahme in Deutschland. Bundesgesundheitsbl Gesundheitsforsch Gesundheitsschutz 48:296–306

Gesundheitsberichterstattung des Bundes (► www.gbe-bund.de)

Begutachtung venöser Erkrankungen

Inhaltsverzeichnis

© Der/die Autor(en), exklusiv lizenziert an Springer-Verlag GmbH, DE, ein Teil von Springer Nature 2025
H. Nüllen and T. Noppeney, *Repetitorium Phlebologie*,
https://doi.org/10.1007/978-3-662-68385-9_25

Die häufigsten Anforderungen für eine Begutachtung im Zusammenhang mit Erkrankungen des Venensystems sind:

- Feststellungen zur Arbeitsunfähigkeit (GKV) (SGB V)
- Bewertung des GdB im Rahmen des Schwerbehindertengesetzes (SchbG) (SGB IX)
- Bewertung des GdS im Rahmen des sozialen Entschädigungsrechts (SER)

Für die folgend aufgeführten Rechtsbereiche für Begutachtungsverfahren in der Phlebologie muss auf die Literatur verwiesen werden.

- Gesetzliche Rentenversicherung (GRV)
- Gesetzliche Unfallversicherung (GUV) (SGB VII)
- Arbeitslosenversicherung (SGB II)
- Pflegeversicherung (PflegeVG) SGB XI)
- Sozialhilfe (SGB XII)
- Begutachtungen bei Auseinandersetzungen im Zivilrecht
- Begutachtungen im Rahmen des Arzthaftungsrechtes

Terminologie und Begriffe
- Die Formel „Minderung der Erwerbsfähigkeit (MdE)" ist ein Begriff aus der Gesetzlichen Unfallversicherung (GUV) und wird ausschließlich in der GUV verwendet.
- In der Gesetzlichen Rentenversicherung (GRV) gibt es keine Bewertungstabellen, beurteilt wird das Leistungsbild des Versicherten.
- Im sozialen Entschädigungsrecht (SER) wird der GdB (Grad der Behinderung) und der GdS (Grad der Schädigungsfolge) festgelegt anhand einer Bewertungstabelle aus der Versorgungsmedizin-Verordnung (VersMedV); für Venenerkrankungen und Lymphgefäßerkrankung gemäß Abschn. B 9.2.3.

25.1 Arbeitsunfähigkeit wegen Erkrankungen des Venensystems

Keine amtlichen Vorgaben bekannt.
Die Angaben in ◻ Tab. 25.1 zeigen allgemein verbreitete Empfehlungen auf der Basis bekannt üblicher Bemessungen und Angaben in der Literatur.

25.2 Minderung der Erwerbsfähigkeit wegen Erkrankungen des Venensystems

- Im Rentenrecht kommen Leistungstabellen nicht zur Anwendung.
- Die Entscheidung über das Vorliegen einer Erwerbsminderung trifft die Rentenversicherung, nicht der Gutachter.
- Der Gutachter definiert und bewertet das positive, das negative sowie das quantitative Leistungsbild des Versicherten. Die Fragen lauten:
  - Was ist möglich?
  - Was ist zumutbar?
  - Was ist nicht zumutbar?
  - Was sollte vermieden werden?
  - Wie groß ist die Tagesleistung (in Std.) zu veranschlagen?

25.3 Grad der Behinderung (GdB) und Grad der Schädigungsfolge (GdS) bei Erkrankungen des Venensystems (B 9.2.3 VersMedV)

- **Grad der Behinderung (GdB):** Finale Bewertung der Beeinträchtigungen körperlicher, geistiger oder seelischer Funk-

⬛ Tab. 25.1 Bemessung von AU-Zeiten bei Varikose (Empfehlung)

Primäre Varikose ohne Komplikation	i. d. R. keine AU
Entstauung bei venösem Ödem	i. d. R. keine AU; ggf. AU während der Entstauungsmaßnahmen, wenn eine Berufstätigkeit mit Kompressionsverbänden nicht zumutbar ist, z. B. Bäcker, Metzger, Köche, Kellner, Arbeiten mit schwerer körperlicher Belastung, Arbeiten auf Leitern und Gerüsten etc.; im Gegensatz z. B. zu Kfm.-Angestellten, Verwaltungsbeamten mit reiner Bürotätigkeit.
Varizen-OP; Endovenöse Obliteration	ca. 1–14 Tage
Sklerosierungstherapie	i. d. R. keine AU
Seitenastphlebitis	i. d. R. keine AU
Stammvenenphlebitis	bei OP, s. d. bei konservativer Therapie AU in Abhängigkeit vom Schweregrad 1–14 Tage
Ulcus cruris	im akuten Stadium AU; Wiederaufnahme der Tätigkeit in Anhängigkeit vom Beschwerdebild und vom Abheilungsstadium. AU ggf. aus besonderen Gründen (Hygiene, extrem stehende Tätigkeit, körperlich schwere Arbeiten, Arbeiten auf Leitern und Gerüsten etc.)

tionen und deren Auswirkungen auf die Teilhabe am Leben in der Gesellschaft (ohne alterstypische Beeinträchtigungen) gemäß den Bestimmungen des Schwerbehindertengesetz (SchbG) (SGB IX).

— **Grad der Schädigungsfolge (GdS):** Bewertung von Gesundheitsstörungen und Abweichungen vom Gesundheitszustand, die in ursächlichem (kausalem) Zusammenhang mit einer entschädigungspflichtigen Schädigung der Gesundheit nach dem sozialen Entschädigungsrecht (SER) stehen.

— **GdB und GdS** werden nach den gleichen Grundsätzen in dimensionslosen ganzen Zehnergraden (von 0–100) bemessen. Grundlage für die Bewertung sind die Bewertungstabellen (B 9.2.3 VersMedV).

— **GdB und GdS** werden unabhängig vom ausgeübten oder angestrebten Beruf beurteilt.

— **GdB und GdS** bestimmen kein Maß für die Leistungsfähigkeit (⬛ Tab. 25.2).

Die allgemein anerkannten Klassifikationssysteme sowie die angiologischen Messtechniken haben bislang keinen Eingang in die Bewertungstabellen der VersMedV gefunden. ⬛ Tab. 25.3 zeigt eine jedoch für den Gutachtenauftraggeber unverbindliche Analogisierung unter Berücksichtigung moderner angiologischer Verfahren.

25.4 Grad der Behinderung (GdB) und Grad der Schädigungsfolge (GdS) beim Lymphödem an einer Gliedmaße (B 9.2.3 VersMedV)

— **Beachte:** Die Bewertungen in der Tabelle für Lymphödem gelten für einen Arm oder ein Bein; sind beide Seiten betrof-

□ Tab. 25.2   Bewertungstabelle Abschn. B 9.2.3 VersMedV: Unkomplizierte Krampfadern

Legende	GdB/ GdS
Unkomplizierte Krampfadern	0
Chronisch-venöse Insuffizienz (z. B. bei Krampfadern), postthrombotisches Syndrom ein- oder beidseitig …	
mit geringen belastungsabhängigem Ödem, nicht ulzerösen Hautveränderungen, ohne wesentliche Stauungsbeschwerden	0–10
mit erheblicher Ödembildung, häufig (mehrmals im Jahr) rezidivierenden Entzündungen	20–30
mit chronischen rezidivierenden Geschwüren, je nach Ausdehnung und Häufigkeit (einschließlich arthrogenes Stauungssyndrom)	30–50
Entstellungen bei sehr ausgeprägten Formen sind ggf. zusätzlich zu berücksichtigen	

fen, so ist dies ergänzend zu bewerten (□ Tab. 25.4).

— Bei den Graduierungen für das Lymphödem werden im Gegensatz zu den Graduierungen für die Venenerkrankungen (Varikose, PTS; CVI) die Hautveränderungen nicht ausdrücklich genannt und sollen ggf. ergänzend bewertet werden.

25.5 Arbeitsunfähigkeit wg. Lymphödem

Keine allgemein akzeptierten Orientierungswerte.

Bewertung anlassbezogen nach Maßgabe der „Richtlinie des Gemeinsamen Bundesausschusses über die Beurteilung der Arbeitsunfähigkeit und die Maßnahmen zur stufenweisen Wiedereingliederung nach § 92 Absatz 1 Satz 2 Nr. 7 SGB V" (Arbeitsunfähigkeits-Richtlinie): „Arbeitsunfähigkeit liegt vor, wenn Versicherte aufgrund von Krankheit ihre zuletzt vor der Arbeitsunfähigkeit ausgeübte Tätigkeit nicht mehr oder nur unter der Gefahr der Verschlimmerung der Erkrankung ausführen können."

25.6 Minderung der Erwerbsfähigkeit (GRV) wegen Lymphödem

Keine besonderen Regelungen.

Es gelten die Bestimmungen des § 43 SGB VI; zentraler Bewertungsbegriff ist die „Erwerbsfähigkeit".

Wer bei kritischer Würdigung seiner Leistungsfähigkeit unter den Bedingungen des allgemeinen Arbeitsmarktes

— regelmäßig 6 h und länger täglich arbeiten kann, erhält keine Rente wegen Minderung der Erwerbsfähigkeit;
— regelmäßig zwischen 3 und 6 h täglich arbeiten kann, erhält eine Rente wegen Minderung der Erwerbsfähigkeit;
— regelmäßig weniger als 3 h täglich arbeiten kann, erhält eine Rente wegen voller Minderung der Erwerbsfähigkeit.

25.7 Grad der Behinderung (GdB) und Grad der Schädigungsfolge (GdS) bei Lipödem

Das Lipödem ist in den GdB-Tabellen der Versorgungsmedizinischen Grundsätze nicht abgebildet. Ersatzweise gelten, fol-

◻ Tab. 25.3 Abschn. B 9.2.3 VersMedV: Venenerkrankungen. Analogisierung zu Klassifikationen und hämodynamischen Untersuchungen

	Legende	GdB/ GdS	CEAP Norm C0	Villalta PTS Score		PPG Norm: $T_0 \geq 25$ s	PDM Norm: $\Delta P \geq$ 50 mmHg
1	Unkomplizierte Krampfadern	0	C1-C2	0–4	Kein	Grad 0–1 $T_0 \geq 25$–20 s	ΔP~45 ±10 mmHg ΔP~20 ±10 mmHg
2	Chronisch-venöse Insuffizienz (z. B. bei Krampfadern), postthrombotisches Syndrom ein- oder beidseitig …						
2a	… mit geringem belastungsabhängigem Ödem, nicht ulzerösen Hautveränderungen, ohne wesentliche Stauungsbeschwerden	0–10	C3	5–9	Leicht	Grad 1–2 $T_0 = 20$–25 s	ΔP < 40 mmHg
2b	… mit erheblicher Ödembildung, häufig (mehrmals im Jahr) rezidivierenden Entzündungen	20–30	C3, C4a	10–14	Mäßig	Grad 2–3 $T_0 = 10$–20 s	ΔP < 20 mmHg
2c	… mit chronischen rezidivierenden Geschwüren, je nach Ausdehnung und Häufigkeit (einschließlich arthrogenes Stauungssyndrom)	30–50	C4b, C5, C6	15–33	Schwer	Grad 3 $T_0 < 10$ s	ΔP = 0 mmHg
3	„Bei PTS im Becken- oder Cavabereich kommen selten höhere GdB-Werte in Betracht" z. B. suprapubische Kollateralen, Thoraxwandkollateralen, rezidivierende suprapubische Phlebitiden, Leisten- u. Unterbauchödeme, Gamaschenulzera etc.	Die Angabe unter Pos. 3 findet sich nur in den AHP (2008) und wird in den Versorgungsmedizinischen Grundsätzen nach 2008 nicht mehr aufgeführt, sondern durch eine Generalklausel ersetzt: „Die in der GdS-Tabelle aufgeführten Werte sind aus langer Erfahrung gewonnen und stellen alterunabhängige auch trainingsunabhängige Mittelwerte dar. Je nach Einzelfall kann von den Tabellenwerten mit einer die besonderen Gegebenheiten darstellenden Begründung abgewichen werden."					

gend der vorliegenden Rechtsprechung, die Bewertungen zum Lymphödem.

- Urteil des Landessozialgerichts Sachsen-Anhalt 7. Senat; 03.12.2014; Az.: L7 SB 69/09:

„Für die Feststellung des GdB bei einem Lipödem kann nicht nur auf Teil B15 der Versorgungsmedizinischen Grundsätzen zurückgegriffen werden. Zwar ist das Lipödem eine Fettstoffwechselerkrankung, die

□ Tab. 25.4   Bewertungstabelle Abschn. B 9.2.3 VersMedV: Lymphödem

Legende	GdB/GdS
Lymphödem an einer Gliedmaße …	
ohne wesentliche Funktionsbehinderung, Erfordernis einer Kompressionsbandage	0–10
mit stärkerer Umfangsvermehrung (mehr als 3 cm) je nach Funktionseinschränkung	20–40
mit erheblicher Beeinträchtigung der Gebrauchsfähigkeit der betroffenen Gliedmaße, je nach Ausmaß	50–70
Bei Gebrauchsunfähigkeit der ganzen Gliedmaße	80
Entstellungen bei sehr ausgeprägten Formen sind ggf. zusätzlich zu berücksichtigen.	

„an sich" allein dem Funktionssystem Stoffwechsel und innere Sekretion zuzuordnen ist. Teil B15 der VMG enthält jedoch keine klaren Abstufungen für den jeweiligen Funktionsverlust durch die Fettstoffwechselerkrankung. Für die Bewertung der Funktionseinschränkungen ist daher auf das in den Auswirkungen vergleichbare Lymphödem aus dem Funktionssystem Herz und Kreislauf zurückzugreifen (B 9.2.3 VMG)."

25.8 Arbeitsunfähigkeit wegen Lipödem

Anlassbezogen; s. ▶ Abschn. 25.4.

25.9 Minderung der Erwerbsfähigkeit wegen Lipödem

Keine besonderen Regelungen, s. ▶ Abschn. 25.5.

Literatur

Anhaltspunkte 2008 für die ärztliche Gutachtertätigkeit im sozialen Entschädigungsrecht und nach dem Schwerbehindertenrecht (AHP) (Teil 2 SGB IX), 3. fortgeführte Aufl. Stand: März 2008

Fritze J, Mehrhoff F (Hrsg) (2012) Die ärztliche Begutachtung, 8. Aufl. Springer, Heidelberg

Nüllen H, Noppeney T (2011) Begutachtung von Erkrankungen des Venensystems. Gefässchirurgie 16:20–37

Nüllen H, Noppeney T (2014) Begutachtung von Erkrankungen des Venensystems. In: Nüllen, Noppeney, Diehm (Hrsg) VTE – Venöse Thromboembolien. Springer, Heidelberg

Nüllen H, Noppeney T (2022) Begutachtung bei Varikose. In: Noppeney T, Nüllen H (Hrsg) Varikose – diagnostik, Therapie, Begutachtung. 2. Aufl. Springer, Heidelberg

Versorgungsmedizin-Verordnung – VersMed V (2020) Versorgungsmedizinische Grundsätze. ▶ https://www.bmas.de/SharedDocs/Downloads/DE/Publikationen/k710-versorgungsmed-verordnung.pdf?__blob=publicationFile&v=1

Lymphologie

Inhaltsverzeichnis

Lymphangiologie – Systematik und Epidemiologie

Inhaltsverzeichnis

© Der/die Autor(en), exklusiv lizenziert an Springer-Verlag GmbH, DE,
ein Teil von Springer Nature 2025
H. Nüllen and T. Noppeney, *Repetitorium Phlebologie*,
https://doi.org/10.1007/978-3-662-68385-9_26

26.1 Systematik der Lymphangiologie

Die Lymphologie (lat. *lympha* „Wasser“ und *-logia* „die Lehre von“) ist ein nicht klar abgegrenztes und nicht selbständiges Teilgebiet der Medizin, das sich mit dem Bau, der Funktion und der Krankheitslehre des lymphatischen Systems befasst. Teil der Lymphologie ist die Lymphangiologie.

Die erste Beschreibung des Lymphgefäßsystems findet sich bei Hippokrates, sie wurde von Gaspare Aselli (1627) wiederentdeckt.

Die Erkrankungen des Lymphgefäßsystems (Lymphangiologie) werden in der nosologischen Systematik nicht als eigenständige Entitäten behandelt, sondern als begleitende objektive Symptome anderer Entitäten abgehandelt. Dies zeigt sich auch in der geforderten einheitlichen Klassifikation und Verschlüsselung nach dem ICD (◘ Tab. 26.1).

Die Lymphologie ist in der Facharztsystematik in Deutschland nicht fest einem bestimmten Fach zugeordnet und findet sich daher wieder in der inneren Medizin, der Dermatologie und anderen Fächern, mehr orientiert an den individuellen Interessen bzw. der Ausrichtung eines einzelnen Arztes oder einer Klinik als an einem Facharztgebiet.

◘ Tab. 26.1 ICD-Verschlüsselung der Lymphödeme (DIMDI 2024)

Primär	Hereditär	ICD Q82.0-
	Sonstige	ICD I89.0-
Sekundär	Sonstige	ICD I89.0-
	Nach Mastektomie	ICD I97.2-
	Nach sonstigen medizinischen Maßnahmen	ICD I97.8-

Obwohl die Lymphologie insgesamt – so auch die Lymphangiologie – im Sinne der Systematik keinen Teilbereich der Phlebologie darstellt, ist zumindest die Lymphangiologie in den Weiterbildungskatalog für die Weiterbildung zur Erlangung der Zusatzbezeichnung „Phlebologie“ ausdrücklich aufgenommen. Gefordert wird:

- Erwerb von Kenntnissen, Erfahrungen und Fertigkeiten in
  - der Diagnostik der Erkrankungen im Endstrombereich und im Lymphgefäßsystem,
  - den Grundlagen der Lymphödembehandlung.

26.2 Epidemiologie lymphangiöser Erkrankungen

Ergebnisse der Bonner Venenstudie I (2003)
Die untersuchte Bevölkerungsgruppe zwischen 18 und 79 Jahren (N = 3072) zeigt (◘ Tab. 26.1)

- Primäres Lymphödem 1,8 %; Kriterium: eindeutig positives Stemmer-Zeichen (s. ► Kap. 31).
- In 14 % der Fälle Hinweise auf ein beginnendes Lymphödem.

Spezielle Zahlen für das sekundäre Lymphödem sind nicht bekannt. Die häufigsten Ursachen sind das Malignom und die Therapie bei Malignom. Man kann davon ausgehen, dass in den letzten Jahren – insbesondere wegen geänderter, weniger invasiver bzw. radikaler OP-Methoden und selektiverer Bestrahlungsmethoden beim Malignom – die jährliche Inzidenz gesunken ist.

◘ Tab. 26.2 Epidemiologie der Lymphödeme

p/s	Häufigkeitsmaß	Population	Subpopulation	Verhältnis	%–‰	
g	Prävalenz	Weltbevölkerung		ca. 140 Mill		
g	Prävalenz	England		100.000: 50 Mill	0,2 %	
s	Prävalenz	Industriestaaten			0,13–2 %	
p	Inzidenz	Weltbevölkerung	Bei Geburt	1:6000	0,17 ‰	
p	Prävalenz	Weltbevölkerung	< 20 Jahre	1:87.000	0,01 ‰	
p	Prävalenz	Deutschland		ca. 40.000	ca. 0,5 ‰	
s	Prävalenz	Deutschland		ca. 80.00	1,0 ‰	

p = primär, s = sekundär; g = gesamt

Literatur

DIMDI ICD-10 Klassifikation. ► https://www.dimdi.
de/dynamic/de/klassifikationen/icd/icd-10-gm/.
2024
Neuhüttler S, Brenner E (2003) Beitrag zur Epidemiologie des Lymphödems. Phlebologie 35:181–187

Anatomie und Topographie peripherer Lymphbahnen

Inhaltsverzeichnis

Im Gegensatz zum großen Kreislauf bildet das System der Lymphgefäße nur einen Halbkreis: Daher heißt es „Lymphabfluss" oder „Lymphstrombahn", aber nie Lymphkreislauf (◘ Tab. 27.1).

Das Lymphgefäßsystem gliedert sich in ein oberflächliches (epifasziales) und ein tiefes (subfasziales), durch Perforansgefäße verbundenes Strombahnsystem. (s.a. ▶ Abschn. 3.5, ▶ Abschn. 21.6.2.4).

Die Kenntnis der *Topographie der Lymphbahnen* des oberflächlichen Lymphgefäßsystems ist bei allen invasiven Eingriffen – insbesondere denen der Extremitäten und der Leiste – von großer Bedeutung; Ziel ist, das Risiko iatrogener Schädigungen mit konsekutivem Lymphödem zu minimieren (▶ Abschn. 21.6.2.3).

Er gilt zu beachten:

- Lymphkollektoren:
    - liegen bei dünner Fettschicht direkt unter der Haut, am Corium adhärent,
    - sind bei dicker Fettschicht im Fettgewebe eingelagert, in unterschiedlicher Tiefe.
- Querung:
    - Kollektoren unterkreuzen die Venen im Bereich des US,
    - Kollektoren überkreuzen die VSM.
- VSM:
    - Nur an wenigen Stellen von Kollektoren begleitet; immer außerhalb der Gefäßscheide,
    - 4–5 cm vor der Mündungsebene keine begleitenden Kollektoren,

◘ Tab 27.1 Synopsis von Anatomie und Funktion der peripheren Lymphstrombahn

Pos.	Bezeichnung		Beschreibung	Struktur	Ø
0	Prälymphatische Kanäle		Interstitieller Raum, bzw. interzelluläre Spalten prälymphatisches Netzwerk)	-	-
1	Initiale Lymphgefäße	Lymphkapillaren	L-Kapillarnetz im Interstitium mit blind offen endenden, fingerförmigen Ausbuchtungen; fixiert durch Ankerfilamente	Keine Klappen	≤ 100 µm
		Präkollektoren		Klappen; Distanz 2–3 mm	ca. 150 µm
2	Lymphkollektoren		Muskuloepitheliale Röhren (Intima, Media, Adventitia) Segmente zwischen den Klappen mit autonomer Beweglichkeit (Lymphangiome) Verlauf unterbrochen von Lymphknoten-Stationen (n~600)	Klappen; Distanz 6–20 mm; Eigenmotorik:10–12/min; Motorik steigerungsfähig um Faktor 10	100–600 µm
3	Lymphstämme	Σ Truncus lumbalis sinister et dexter + Tr. gastrointestinalis → zum Ductus thoracicus	Mündung des D. thoracicus, sog. Bogenabschnitt im li. Venenwinkel	Klappen (n = 8–20)	Ø 1–5 mm L.: 36–45 cm

- bei Spaltung der Gefäßscheide direkt über dem Verlauf der VSM liegen die meisten Kollektoren und LK lateral.
- Leiste:
  - Beachte Topographie der LK; Präparation nur direkt über der VSM in Längsrichtung;
  - von medial her Einstrahlung die efferenten Kollektoren aus der Genitalregion;
- die efferenten Kollektoren der inguinalen LK verlaufen entlang der V. femoralis.

Literatur

Schad H (1996) Physiologie der Lymphbildung und der Lymphströmung. Phlebologie 25:213–221

Lymphödeme

Inhaltsverzeichnis

H. Nüllen and T. Noppeney, *Repetitorium Phlebologie*,
https://doi.org/10.1007/978-3-662-68385-9_28

Definition: Ödeme, d. h. sicht- und tastbare Flüssigkeitsansammlungen im Zwischenzellraum (Interstitium), bedingt durch anatomisch-pathologische Veränderungen und/oder funktionelle Störungen der Lymphstrombahn.

28.1 Nosologie, Systematik und Klassifikation der Lymphödeme

Einen Überblick über Nosologie, Systematik und Klassifikation der Lymphödeme gibt ◨ Abb. 28.1.
Die deskriptive Stadieneinteilung der Lymphödeme geht zurück auf Földi (◨ Tab. 28.1).

28.2 Diagnostik der Lymphödeme

Fast immer klinische Prima-vista-Diagnose. Technische, insbesondere invasive Untersuchungsverfahren sind nur unter besonderen Umständen indiziert (zweifelhafte Diagnose, weiterführende invasive Therapie, ggf. Begutachtung) (◨ Tab. 28.1).

28.3 Therapie der Lymphödeme

28.3.1 Konservative Therapie

Basis der Therapie ist die *konservative, physikalische Therapie* (syn. KPE = komplexe physikalische Entstauungstherapie):

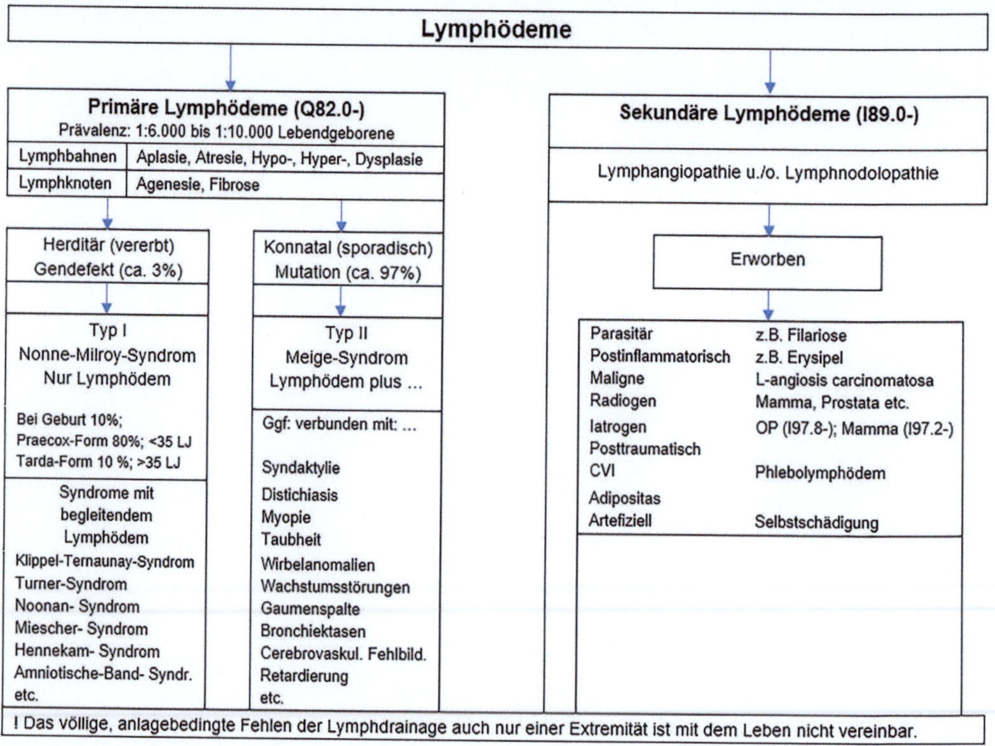

◨ **Abb. 28.1** Synopsis der Nosologie, Systematik und Ätiologie der Lymphödeme. (Nüllen 2023)

◘ Tab. 28.1 Klassifikation und Stadien des Lymphödems der unteren/oberen Extremitäten

Stadium	Klinik	Prognose	ICD
0	*Latenzstadium.* Kein klinisch apparentes Lymphödem; ggf. pathologisches Lymphszitigramm	subklinisch	I89.0-
I	Odem mit weicher Konsistenz; Hochlagerung reduziert die Schwellung	Spontan reversibel	I89.00
II	Ödem mit sekundären Gewebeveränderungen (Verhärtung, Sklerose, Inflammation); Hochlagerung beseitigt die Schwellung nicht	Nicht spontan reversibel	I89.01
III	Deformierende, harte Schwellung, z. T. Lobulierung (Wammen); z. T. typische, z. T. hypertrophe u./o. papilläre Hautveränderungen; Endstadium Elephantiasis	schlecht	I89.02

— Kompressionsverband (KV)
— Kompressionsstrumpf (MKS)
— Apparative intermittierende Kompressionstherapie (AIK)
— Manuelle Lymphdrainage (ML)
— Bewegungstherapie
— Krankengymnastik
— Balneotherapie
— Hautpflege

Beachte: Diuretika sind nicht indiziert, da keine Hypervolämie. Anwendung von Diuretika beim peripheren Ödem führt zum Anstieg des intravaskulären onkotischen Drucks, hierdurch sinkt der interstitielle Wasseranteil. Folge: die Eiweißkonzentration im Lymphödemgewebe steigt weiter an und verschlechtert die Gewebesituation durch Zunahme der Fettgewebshypertrophie, Fibrose etc.

Ziel der konservativen Therapie
— Reduzierung der ödembedingten Schwellungen
— Reduzierung der stauungsbedingten Beschwerden
— Verbesserung der Beweglichkeit
— Verbesserung der Hautverhältnisse

28.3.2 Invasive Therapie

— Bei gegebener Möglichkeit einer Rekonstruktion der unterbrochenen Lymphtransportwege sind frühzeitig operativ-rekonstruktive, i. d. R. mikrochirurgische Verfahren indiziert.
— In Spätstadien mit ausgedehnten Fettgewebshypertrophien und Gewebsfibrosen, evtl. verbunden mit Funktionseinbußen der Extremität, reichen konservative Maßnahmen allein nicht mehr aus. Hier ggf. Indikation zu gewebereduzierenden operativen Verfahren allein oder in Kombination mit rekonstruktiven Verfahren. Zur Wahl stehen
– *Resektionsverfahren*: Offene, operative Entfernung von lymphostatisch veränderten, hypertrophen und sklerosierten Gewebeanteilen. Unterschiedliche Vorgehensweisen sind beschrieben. Ziel ist die Reduktion der hypertrophen und fibrosierten Gewebemassen. Resektionsverfahren haben keinen Einfluss auf die Drainagefunktion, sind komplikationsträchtig, zeigen schlechte Ergebnisse und sind daher meist verlassen.

❏ Tab. 28.2 Synopsis diagnostischer Maßnahmen bei Lymphödemen

Anamnese	Historie des Ödems: **Beginn, Trigger, Verlauf, vorausgegangene Maßnahmen, familiäre Vorgeschichte**
Beschwerden, Subjektive Symptome	Spannungs- und Schweregefühl, Berührungsempfindlichkeit, Druckschmerz, rezdiv. Entzündungen
Klinischer Befund Objektive Symptome	Lokalisation, Ausdehnung d. Ödems, „Kastenzehen", Stemmer positiv (s. ▶ Kap. 31) Hautbefund: Farbe, Trophik, Sklerose, vertieftes Relief, Papillomatose, Lymphorrhoe, Zysten, Ulzera Ödempalpation: Dellenbildung? Dellenrückbildung? Härte der Schwellung? Fettgewebshypertrophie, Lobulierung, Wammenbildung, Elephantiasis
Technische Diagnostik Bildgebende Diagnostik	Duplex-Ultraschall, ggf. FKDS ($\geq$13 MHz): Nachweis interstitieller Flüssigkeitsvermehrung (Vergrösserung der Gewebespalten) und sekundärer Gewebeveränderungen (Fettgewebsvermehrung, Fibrose, Fibrosklerose); Prüfung der Kompressionsfähigkeit; Messung der Hautdicke. Eine Diagnosesicherung ist durch die Sonographie i. d. R. nicht zu erreichen CT; MRT Invasive Diagnostik, ggf. Lymphographie (s. ▶ Kap. 31) nur indiziert bei: zweifelhafter Diagnose, DD, Prognosestellung, Vorbereitung und Planung operativer Maßnahmen, ggf. Begutachtung

- *Ableitende Verfahren*: Zielen auf die extraanatomische Ableitung der aufgestauten Lymphe, z. B. lympho-nodulo-venöse oder lympho-venöse Anastomosen. Die Ergebnisse sind abhängig von der Art des Lymphödems und insbesondere von der Zahl und der Leistungsfähigkeit der angelegten Anastomosen.
- *Rekonstruktive Verfahren*: a. Körpereigene, entnommene Lymphkollektoren werden zum lympho-lymphatischen Bypass genutzt. b: Transpositionen vorhandener Strukturen sollen die Kontinuität wiederherstellen.
- *Liposuktion*: Die neueren lymphgefäßschonenden Verfahren zur Liposuktion (Tumeszenz) können zu Ödemreduktionen von > 100 % führen. Erste Langzeitbeobachtungen (15 Jahre) bestätigen dauerhafte und gute Ergebnisse.

Nach erfolgreicher Volumenreduktion sind häufig Resektionen überschüssiger Hautanteile erforderlich. Kombination mit rekonstruktiven lymphangioplastischen Verfahren sind möglich.

Literatur

Brenner E (2005) Das Lymphödem im Ultraschall. Phlebologie 34:143–145

Brenner E (2009) Plasma – interstitielle Flüssigkeit – Lymphe. LymphForsch 13(1)

Brenner E (2018) Das Lymphsystem und das Starlingsche Gleichgewicht. LymphForsch 22(1)

Faerber G (2021) Lymphostase und Fettgewebshypertrophie. Phlebologie 50:135–140

Miller A (2021) Lymphödem, Inflammation und neue Therapieansätze. Phlebologie 50:131–134

Schuchhardt C, Herpetz U (2000) Lymphologische Terminologie. LymphForsch 4(1):31–33 ▶ https://www.lymphforum.de/pdf/lymhologische_terminologie.pdf

Sonstige Erkrankungen des Lymphgefäßsystems

Inhaltsverzeichnis

© Der/die Autor(en), exklusiv lizenziert an Springer-Verlag GmbH, DE,
ein Teil von Springer Nature 2025
H. Nüllen and T. Noppeney, *Repetitorium Phlebologie*,
https://doi.org/10.1007/978-3-662-68385-9_29

29.1 Lymphzyste

Zyste: Mit Endothel ausgekleideter Hohlraum im Gewebe.

Definition: Ausweitung von Lymphgefäßen im Subkutangewebe oder in der Haut (Lymphbläschen).

Ursache: Abflussbehinderungen zentraler oder peripherer Lymphgefäße im Zusammenhang mit kongenitalen Dysplasien oder erworben (traumatisch/iatrogen).

Befund: Raumfordernder, relativ glatt begrenzter Prozess mit relativ wässrigem Inhalt.

Therapie: Abhängig von Lage und Größe zunächst abwartend; ggf. Punktion/Drainage und/oder Kompression; ggf. operative Revision.

29.2 Lymphozele

Zele: Ansammlung von Flüssigkeit in einem anatomisch nicht präformierten Raum; daher ohne Epithelauskleidung (syn. Pseudozyste).

Definition: Lymphansammlung in einem Gewebe-Hohlraum.

Ursache: Fast ausschließlich iatrogen nach unzureichender Versorgung durchtrennter Lymphbahnen (nach Mastektomie 32–42 %; nach arteriellen Rekonstruktionen mit Beteiligung des Leistenbereich; nach urologischen und gynäkologischen Eingriffen, nach Varizen-OP 0,1–0,2 %).

Befund: Postoperativer, raumfordernder Prozess mit relativ wässrigem Inhalt.

Therapie: Abhängig von Lage und Größe zunächst abwartend; ggf. Punktion/Drainage und/oder Kompression; ggf. operative Revision.

29.3 Lymphfistel

Fistel: Nichtnatürliche gang- oder röhrenförmige Verbindung zwischen einem Hohlorgan oder einem anderen Organ und der Körperoberfläche.

Definition: Öffnung eines Lymphgefäßes mit Abfluss von Lymphe in eine innere oder äußere Körperoberfläche.

Ursache: Verletzungen von Lymphgefäßen durch Trauma oder Operationen und resultierende und persistierende Verbindung zur Körperoberfläche. In der Phlebologie nicht selten nach Miniphlebektomie (Häkeltechnik); sonstige Gefäßoperationen insbesondere inguinal (s.a. 21.4.5).

Befund: Entleerung varianter Mengen relativ klarer, seröser Flüssigkeit.

Therapie: Wenn immer möglich Kompressionstherapie, ggf. operative Revision.

29.4 Chylöse Erkrankungen

Definition Chylus: Bezeichnung für die Darm- bzw. Mesenterialgefäßlymphe, die aufgrund des hohen Gehalts an emulgiertem Fett weißlich, milchig erscheint.

Ursache: Reflux von Chylus in periphere Lymphbahnen bzw. Austritt von Chylus in präformierte oder artifizielle Körperhöhlen aufgrund angeborener Störungen (z. B. Atresie der Cisterna chyli) oder erworbener bzw. iatrogener Läsionen.

Befund: Nachweis von Chylus an aberranter Lokalisation.

Therapie: Diäthetisch, ggf. operativ. Spezialinstanzen vorbehalten.

29.5 Lymphogenes (lymphostatisches) Ulkus

Ein Ulcus cruris als direkte Komplikation eines chronischen Lymphödems gilt als selten, meist ist er bedingt durch lokal entzündliche Prozesse und Mazeration der unter der Lymphostase veränderten Haut (derb, verhärtet; Elefantenhaut, Pachydermie).

Beachte: Die sog. lymphostatische Komponente beim Ulcus cruris venosum gilt, für sich betrachtet, nicht als hinreichende Ursache für die zur Nekrobiose eines Hautareals führenden strukturellen Gewebeveränderungen.

29.6 Lymphangitis

Auch Lymphangiitis: Entzündung von Lymphbahnen in der Haut oder dem Unterhautfettgewebe.

Ursache: Meist bakterielle Invasion über Verletzungen, Op-Wunden oder sonstige invasive Maßnahmen (Injektionen, Katheter etc.), gelegentlich durch chemische Noxen (paravenöse Injektion, Infusion etc.).

Befund: Sichtbarer, scherzhafter roter Streifen unter der Haut, lokale Überwärmung, gelegentlich Allgemeinsymptome. Schwere Verläufe mit Septikämie können vorkommen.

Therapie: Lokal antiseptisch, ggf. Ruhigstellung, Antibiotika; ggf. Herdsanierung.

Sonderformen: Filariasis, Sporotrichose, Mykobakteriose.

29.7 Erysipel

Phlegmonöse Entzündung der Haut und der Subkutis.

Ursache: Infektion mit hämolysierenden Streptokokken, selten durch Staphylococcus aureus. Eintrittspforte Hautrisse, Bagatelltraumen, selten hämatogen.

Befund: Scharf begrenzte phlegmonöse Entzündung (Rubor, Calor, Dolor, Tumor) mit meist identifizierbarer Eintrittspforte.

Therapie: Bei typischem klinischem Bild hochdosierte Therapie mit Penicillin G, Megacillin etc. (Streptokokken reagieren unvermindert sensibel auf Penicillin); bei Penicillinallergie z. B. Clindamycin. Ggf. Ruhigstellung, antiseptische Verbände. In schweren Fällen i.v.-Therapie und ggf. Bettruhe etc.

29.8 Maligne Lymphgefäßerkrankungen

Lymphangiose, syn. Lymphangiosis carcinomatosa: Krebszellwachstum entlang der Lymphstrombahn (Metastasierung).

Lymphangiosarkom (Stewart-Treves-Syndrom): Maligner Tumor auf dem Boden eines chronischen Lymphödems. Häufig nach Mastektomie und Lymphknotenausräumung; seltener auf dem Boden eines kongenitalen oder erworbenen Lymphödems.

Therapie: Onkologische Therapie.

Lipödem

Inhaltsverzeichnis

© Der/die Autor(en), exklusiv lizenziert an Springer-Verlag GmbH, DE,
ein Teil von Springer Nature 2025
H. Nüllen and T. Noppeney, *Repetitorium Phlebologie*,
https://doi.org/10.1007/978-3-662-68385-9_30

Das Lipödem ist kein phlebologisches Krankheitsbild und wird in der WBO für die ZB Phlebologie nicht aufgeführt.

Das Lipödem (syn. Lipohypertrophie, Lipodystrophie) ist im eigentlichen Sinne kein Ödem, sondern eine oft schmerzhafte Erkrankung des Fettgewebes, verbunden mit einer dysproportionierenden Fettverteilungsstörung. Fast ausschließlich Frauen sind betroffen. Es besteht eine symmetrische Vermehrung des Fettgewebes im Bereich Gesäß, Ober- und Unterschenkel, gelegentlich auch an Ober- und Unterarmen; oft schlanker Körperstamm.

Verlauf: Bei zusätzlich akquirierter Adipositas treten Flüssigkeitseinlagerungen im Sinne eines Ödems bzw. sekundären Lymphödems hinzu. Der Begriff „Lipolymphödem" ist irreführend und sollte vermieden werden.

Variantenreicher Verlauf. Bei fehlender Adipositas kann das Lipödem über Jahre hinweg auch ohne Therapie stabil bleiben. Lipödem plus Übergewicht führen meist zum sekundären Lymphödem.

Häufigkeit: Unter 2300 Patientinnen einer Spezialsprechstunde in Deutschland mit der Diagnose „Lipödem" waren nur 3 % normalgewichtig; 9 % übergewichtig; 88 % adipös (ähnliche Ergebnisse in den Niederlanden u. Großbritannien).

Formen: Das Lipödem ist per se nicht progredient. Der Eindruck der Progredienz ist vermittelt durch die im Verlauf häufig hinzutretende Adipositas.

Unterschiedliche Verteilungstypen und Ausmaße sind beschrieben.

Die Erkrankung tritt bei Msännern sehr selten auf, dann meist verbunden mit Hormonstörungen.

30.1 Epidemiologie

- Keine studienbasierten Daten.
- Häufigkeitsangaben aus kleinen Single-Center-Beobachtungen schwanken zwischen 0,1 und 9,7 %.

- Weltweite (geschätzte) Prävalenz von 10 % in der weiblichen Bevölkerung.
- Diagnose „Lipödem" in lymphologischen Fachkliniken zwischen 8 und 18 %
- Orphanet (► www.orphanet.net) geht von einer Prävalenz von 1–9/100.000 Frauen (0,01–0,09 ‰) aus.

30.2 Ätiologie

- Unklar. Genetische Disposition vermutet aufgrund familiärer Häufung (60 % der Betroffenen); Erbgang wahrscheinlich autosomal-dominant mit inkompletter Penetranz.
- Fettgewebszellen beim Lipödem: Ob Hyperplasie (Zunahme der Zellzahl) oder Hypertrophie (Zunahme der Zellmasse), ist nicht geklärt.
- Keine primäre Lymphtransportstörung beim Lipödem. Lymphographisch und szintigraphisch primär ungestörter Lymphtransport im subepidermalen Segment.
- Mit zunehmender Verlaufsdauer kommt es zu einer Volumeninsuffizienz des Lymphgefäßsystems.
- Ursache für die vermehrte Schmerzempfindung ist ungeklärt

30.3 Diagnostik

Fast ausschließlich klinisch bei typischem Phänotyp (◨ Abb. 30.1 und 30.2). Das Lipödem beginn meist in der Pubertät; familiäre Häufung beschrieben.

Typisches Erscheinungsbild:

- Dysproportionale, meist symmetrische Vermehrung eines palpatorisch weichen Fettgewebes im Hüftbereich, Ober- und Unterschenkel (Reithosen-Phänomen, Säulenbeine); typische kragenförmige Begrenzung der Fettvermehrung im Knöchelbereich, Aussparung der Füße; meist schlanker Oberkörper.

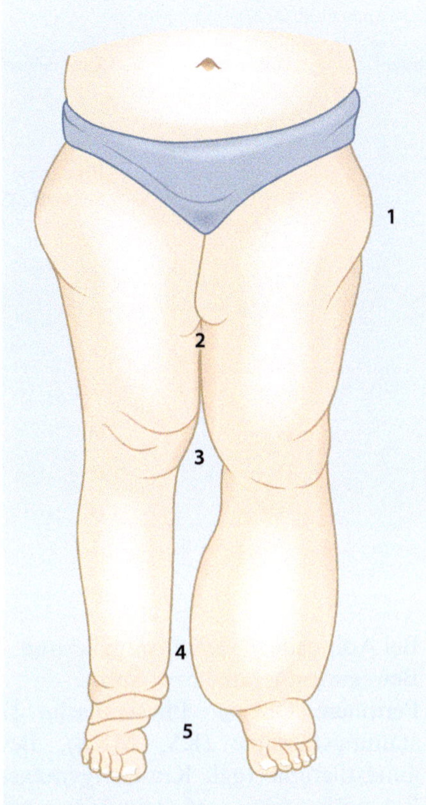

◘ Abb. 30.1 Verteilungsmuster von Fettgewebsablagerungen beim Lipödem (1 = Hüftkissen; 2 = subinguinale mediale Schenkelwülste; 3. Fettkörper mediales Kniegelenk; 4 = Fettmuff in der Gamaschenzone und kragenförmiger malleolarer Abschluss; 5 = prä- und retromalleoläre Lipome). (Mod. n. Brunner 1982)

– Kühle Haut, Schmerzhaftigkeit, Druckempfindlichkeit, vermehrte Hämatombildung spontan und nach Mikrotraumen; frühzeitig orthostatische Ödeme (Stemmer-Zeichen negativ) (◘ Abb. 30.1).
– Im Verlauf häufig Ausprägung von überhängenden Fettgewebspolstern (Wammen) im Knie- und Inguinalbereich.
– Lipomfett durch Diät nicht zu beeinflussen. Mit zunehmenden Veränderungen und insbesondere mit hinzutretender Adipositas kommt es zu lymphostatischen Ödemen.
– Bei zunehmend lymphostatischer Transformation Beteiligung von Knöcheln, Füßen und Zehen an der Ödemeinlagerung (Stemmer-Zeichen positiv) (◘ Tab. 30.1).

Typisierung des Lipödems nach der Fettverteilung (◘ Abb. 30.1)
– Typ 1: Gesäß und Hüften (Reithosentyp)
– Typ 2: Gesäß, Hüfte, Oberschenkel
– Typ 3: Gesäß, Hüfte, Ober- und Unterschenkel
– Typ 4: Betroffenheit von Armen und Beinen

◘ Tab. 30.1 Klassifikation des Lipödems

Stadium	Kriterien
I	Glatte Haut; gleichmäßig verdickte homogene Subcutis, ggf. kleine subkutane Knötchen; spontan reversible, orthostatische Ödeme; zirkadiane Rhythmik
II	Unebene, wellige Haut; knotige Strukturen in verdickter Subcutis; Ödeme nicht spontan reversibel; mäßige Fibrose, zirkadiane Rhythmik
III	Ausgeprägte Umfangsvermehrungen; deformierende Fettdepots; überhängende, verdickte, grobknotige Gewebeanteile (Wammen); Fibrose und Sklerose; häufig lymphostatische Ödeme
IV	Zusätzlich manifestes Lymphödem

◘ Tab. 30.2 Differenzialdiagnose bei Lipödem. (Mod. n. Kruppa et al. 2020)

	Lipödem	Lipohyper- trophie	Adipositas	Lymphödem
Geschlecht	♀	♀/♂	♀/♂	♀/♂
Fam.-Anamnese	+ +	(+)	+ + +	Primär + + Sekundär Ø
Symmetrie	+ + +	(+)	***	(+)
Fuß-Schwellung	Ø	(+)	(+)	+ + +
Fettvermehrung	+ + +	+ + +	+ + +	(+)
Disproportion	+ + +	+ + +	(+)	+
Ödeme	Ø bis + + +	Ø	(+)	+ + +
Druckschmerz	+ + +	Ø	Ø	Ø
Hämatomneigung	+ + +	(+)	Ø	Ø
Diät-Einfluß	(+)	Ø	+ + +	Ø

+ bis + + + = Ausmaß, (+) = möglich Ø = nicht vorhanden

30

Typisierung des Lipödems nach Lokalisation
(Herpetz 2014)
- Beine
    - Oberschenkeltyp
    - Ganzbeintyp
    - Unterschenkeltyp
- Arme
    - Oberarmtyp
    - Ganzarmtyp
    - Unterarmtyp

Weiterführende, apparative oder Labordiagnostik nur bei differenzialdiagnostischen Überlegungen und speziellen Fragestellungen (Ultraschall, CT, MRT, Lymphographie etc.) (◘ Tab. 30.2).

30.4 Therapie

- Eine kausale Therapie ist nicht bekannt.
- Therapie zunächst konservativ, symptomatisch.

- Bei Adipositas Gewichtsregulierung.
- Bewegungstherapie bzw. Sport.
- Periphere Ödeme: Physikalische Entstauungstherapie (KV, MKS), Bewegungstherapie (ggf. Krankengymnastik, Balneotherapie), ggf. sekundär, ergänzende ML.
- Abhängig von Ausdehnung und Schweregrad: Liposuktion.

Literatur

Bertsch T, Erbacher G (2018) Lipödem – Mythen und Fakten Teil 1. Phlebologie 47:84–92

Kruppa P, Georgiou I, Biermann N, Prantl L, Klein-Weigel P, Ghods M (2020) Lipedema – pathogenesis, diagnosis and treatment options. Dtsch Arztebl Int 117:396–403. ► https://doi.org/10.3238/arztebl.2020.0396

Strößenreuther RHK (2001) Lipödem und Cellilitis. Viavital-Verlag Köln (ISBN 3-934371-26-4)

Glossar

https://doi.org/10.1007/978-3-662-68385-9_31

Verweis im Text: (s. Kap. 31)

A

ABI: Ankle Brachial Index = arterieller Druckindex = arterieller Knöcheldruckindex. Dimensionsloser Quotient aus dem systolischen Blutdruck einer Knöchelarterie und dem Blutdruck in der A. brachialis. Normalwert ~ 1,0; pathologisch < 0,9.

Ablauforganisation: Begriff aus der Organisationslehre. Beschreibung und Bestimmung der Arbeitsabläufe und Prozesse eines Betriebes bzw. Unternehmens. Soll-Vorschrift für die Abwicklung von Aufgaben mit konkreten Handlungsanweisungen.

Algorithmus: Eine definierte Abfolge von Anweisungen zum kalkulierten Erreichen eines definierten Ziels.

Ambulatorisch: In Wörterbüchern wird „ambulatorisch" als Synonym für „ambulant" aufgeführt (z. B. Duden) bzw. ambulatorisch als veraltete Form von ambulant genannt:

— Ambulant: 1. nicht an einen festen Ort gebunden; umherziehend, wandernd „ambulanter Handel"; 2. Medizin: nicht stationär, „ambulante Behandlung".
In der medizinischen Bedeutung wird der Begriff ambulant im Wesentlichen durch die gegenteilige Eigenschaft „stationär" verständlich, im Sinne von nichtstationär, man bleibt in seinem angestammten Umfeld.

— Ambulatorisch: wandernd, nicht an einen Ort gebunden. In der Phlebologie hat sich „ambulatorisch" zur Begrifflichkeit für „wandernd, Vermeidung von Immobilisation" eingebürgert.

Ethymologisch sind also beide Adjektive identisch, die Wortbedeutung und der Gebrauch (Semantik) sind zumindest in der Phlebologie unterschiedlich.

AMBUKISS: Datenbank des Nationalen Referenzzentrums für die Surveillance von nosokomialen Infektionen (bis 2001 Nationales Referenzzentrum für Krankenhaushygiene) für postoperative Wundinfektionen in Einrichtungen für ambulantes Operieren (2002–2015).

Anamnese: (altgriech. ἀνά *aná,* auf und μνήμη *mnémē,* Gedächtnis, Erinnerung): Krankheitsvorgeschichte, erfasst durch direkte Befragung des Patienten (Eigenanamnese) oder eine autorisierte dritte Person (Fremdanamnese). Anamneseformen: Familienanamnese; soziale Anamnese; Medikamentenanamnese, Berufsanamnese etc.

Arthrogenes/arthrostatisches Stauungssyndrom: Auf W. Hach zurückgehende Begriffsbildung für ein venöses Stauungssyndrom, verursacht durch einen mehr oder weniger großen Ausfall der Gelenkpumpe als Folge einer Bewegungseinschränkung des Sprunggelenks und/oder Kniegelenks, seltener des Hüftgelenks (Arthrose, Arthritis, Arthrodese etc.).

B

Baseler Studie: Prospektive, epidemiologische (Feld-)Studie (Studie I – III) 1959–1978. Fragestellung: Häufigkeit. Frühdiagnose und Bedeutung von Venen- und Arterienkrankheiten sowie der KHK bei gesunden Berufstätigen (n = 6400) in der Region Basel. (Widmer et al. 1981; s. Literaturverzeichnis)

Beachte: Der Begriff der CVI hat einen Bedeutungswandel durchgemacht. Meist wird er mit der von L.K. Widmer in der Baseler Studie (1981) verwendeten Klassifikation gleichgesetzt. Historisch gesehen ist der Begriff jedoch wesentlich älter und geht zurück auf H. van der Molen (1962), der den Begriff für „unklare Fälle der Veneninsuffizienz" verwendet hatte, wobei er wahrscheinlich die tiefe Leitveneninsuffizienz meinte.

Beobachtungsstudie: Nichtexperimentelles (epidemiologisches) Studiendesign. Die zu untersuchende Personengruppe aus einer bestimmten Population wird zu einem bestimmten Zeitpunkt oder Zeitraum in Bezug auf das Vorliegen eines bestimmten Expositionsfaktors bzw. einer Zielgröße beobachtet oder befragt.

Besenreiser: Intradermale ektatische Venen (Varizen) mit einem Ø <1 mm. Die Bezeichnung „Besenreiser" ist abgeleitet von „Birkenreisig": feine Zweige bzw. Verästelungen von Birken, die früher zur Herstellung von Besen (Reisigbesen) verwendet wurden. Die Analogie ergibt sich aus der Verzweigung bzw. der vielfachen Verästelung der Birkenzweige, deren Muster sich auch in der Verästelung der Besenreiser-Varizen wiederfindet.

Bias: In wissenschaftlichen Untersuchungen ggf. auftretende Fehler oder Verzerrungen, die zu einer Verfälschung der Ergebnisse führen. Ursachen: Wirkung von Einflussfaktoren, die nichts mit dem untersuchten Phänomen zu tun haben.

Bias bezieht sich in der Forschung auf systematische Fehler oder Verzerrungen, die auftreten können, wenn die Ergebnisse einer Studie systematisch von bestimmten Faktoren beeinflusst werden, die nichts mit dem untersuchten Phänomen zu tun haben. Diese Faktoren können beispielsweise die Auswahl der Studienteilnehmer, die Art und Weise, wie Daten erhoben oder analysiert werden, oder persönliche Vorurteile der Forscher sein. Bias kann die Gültigkeit und Zuverlässigkeit der Studienergebnisse beeinträchtigen, indem sie zu falschen Schlussfolgerungen führen, die nicht durch die tatsächlichen Daten gestützt werden. In klinischen Studien kann Bias dazu führen, dass die Wirksamkeit einer Behandlung über- oder unterbewertet wird.

Biofilm: Von Mikroorganismen gebildete Schleimschicht (sog. Extrapolymere) auf Grenzschichten, die eine Matrix bildet für die darin eingebetteten Mikroorganismen. Hydrogele, bestehend aus verschiedenen Polysacchariden, Lipiden, Proteinen und Nukleinsäuren. Biofilme behindern die antiseptische Behandlung chronischer Wunden.

Biometrie: (syn.: Biometrik) (griech. βίος *bíos*, Leben und μέτρον *métron*, Maß, Maßstab): Wissenschaft der Messung an Lebewesen sowie der Auswertung und Interpretation dieser Messdaten. Man unterscheidet biometrische Statistik (syn. Biostatistik) und biometrische Erkennungsverfahren (z. B. Körpermessungen).

Blow-out: Sichtbare, punktuelle Ausbuchtung einer epifaszialen Vene über dem Mündungsbereich einer insuffizienten Perforansvene. Ursache ist der intermittierende jetartige Druckanstieg in diesem Bereich unter muskulärer Aktivität.

Blutleere: Zur Minimierung von Blutverlusten bei KVO (oder sonstigen Operationen) angelegte Druckmanschetten (Esmarch, pneumatische Druckmanschetten) an den Extremitäten zum Erreichen einer relativen Blutleere, s. a. Löfqvist-Manschette.

Bochumer Studie: Epidemiologische Längsschnittstudie über die frühen, in der Kindheit liegenden Anfänge des Krampfaderleidens. Es gibt die Bochumer Studien I – IV; 1982–2002. (s. Literaturverzeichnis)

Bonner Venenstudie: Epidemiologische Untersuchung zur Frage der Häufigkeit und Ausprägung von chronischen Venenkrankheiten in der städtischen und ländlichen Wohnbevölkerung Bonns 2000–2002 ($n = 3072$). (s. Literaturverzeichnis).

C

CEAP-Klassifikation: International anerkanntes Klassifikationssystem für Venenerkrankungen. Beschrieben werden klinische Stadien der Erkrankungen auf der Basis von 4 Kategorien: Clinical Signs (C), Etiological Classification (E), Anatomical Distribution (A) und Pathophysiological Dysfunction (P). Art, Umfang und Ausdehnung bzw. Lokalisation werden durch ein Kategoriekennzeichen angehängt in Form von tiefgestellten Indizes. Der Gültigkeitsbereich umfasst: Varikose, TVT, CVI, LE.

Die Klassifikation beschreibt ausschließlich klinische Stadien, keine Schweregrade der Erkrankung.

Cochrane Collaboration: Von A. Cochrane 1993 gegründetes, unabhängiges Netzwerk von Forschern und Fachleuten. Zweck des Netzwerkes ist die unabhängige, objektive, systematische Analyse und Überprüfung wissenschaftlicher Arbeiten, häufig in Form von Metaanalysen. Die Analysen und Reviews folgen einem strengen Analysenprotokoll. Einmal aufgegriffene Themen werden häufig im zeitlichen Verlauf immer wieder aufgegriffen. Die erstellten Reviews werden im Netz bereitgestellt. Die Cochrane Collaboration hat sich dem Prinzip der offenen und freien Zugänglichkeit von Forschungsergebnissen verschrieben. Die meisten Cochrane Reviews sind kostenlos auf der Website der Cochrane Library verfügbar.

Obwohl die Cochrane Collaboration in ihrer früheren Form seit 2022 nicht mehr existiert, setzen verschiedene Cochrane-Gruppen und -Organisationen ihre Arbeit fort und tragen somit durch ihre Beiträge zur Verbreitung der evidenzbasierten Medizin bei.

Chronisch venöse Insuffizienz (CVI): Globaler Begriff für individuelle Krankheitsverläufe, die gekennzeichnet sind durch eine venöse Funktionsstörung (Mikrozirkulationsstörung infolge einer venösen Abflussbehinderung), mit Ödem (C3), Hautveränderungen (C4) und/oder venöser Ulzeration (C5, C6).

Codierung: Information in einen Code übertragen. Ein Code ist eine besondere Formulierung für eine Information. Die Information soll hierdurch vereinfacht, vereinheitlicht und universell verwertbar werden. Die Codierung folgt dabei zwangsläufig festgelegten, allgemein gültigen und pragmatischen Regeln. Beispiel: ICD-G 10.

Compliance: (dt. Nachgiebigkeit): In der Physiologie ein Maß für die elastische Dehnbarkeit von Körperstrukturen und Gewebe (z. B. Venen). Quotient aus Volumenänderung ΔV und transmuraler Druckänderung $\Delta P_{tm}=$ intravasaler Druck – extravasaler Druck.

In der klinischen Medizin bezeichnet Compliance auch das Ma ß für die Therapietreue, Einsichtsfähigkeit etc. von Patienten.

Confidence Interval (CI): s. Konfidenzintervall.

Crosse: s. Krosse.

D

Débridement: Wundtoilette zur Entfernung von Nekrosen, Detritus und anhaftendem eingetrocknetem Sekret.

Dermatosklerose: Chronisch entzündliche Reaktion der Haut (Dermis) und im Verlauf auch tieferer Gewebeschichten mit z. T. knotigen bis plattenartigen Indurationen und Verhärtungen insbesondere im Bereich des medialen US, meist in der Folge einer CVI.

D-Dimere: Abbauprodukt der Fibrinolyse. Fibrinfragment aus proteolytischem Abbau von Fibrin durch Plasmin, damit charakteristischer Marker der Fibrinolyse.

Diagnose: (altgriech. διάγνωσις *diágnosis,* Unterscheidung, Entscheidung [bestehend aus διά- *diá-,* durch- und γνῶσις *gnósis,* Erkenntnis, Urteil]): Sachgerechte Zuordnung und Bewertung von Beschwerden und Befunden, die zusammengefasst zur Benennung eines nosologisch korrekten Krankheitsbegriffs führen.

Differenzialdiagnose (DD): Aufstellung von anderslautenden Diagnosen, die neben der favorisierten Diagnose aufgrund gleicher oder ähnlicher Befundkonstellationen bedacht werden müssen.

Diffusion: (lat. diffusio, von lat. diffundere, ausgießen, verstreuen, ausbreiten): Ausgleich von Konzentrationsunterschieden in Stoffgemischen (z. B. Gase, Lösungen) als Folge natürlicher physikalischer Kräfte entlang eines Konzentrationsgradienten.

Direkte Lymphographie: Ölhaltiges Röntgen-Kontrastmittel wird direkt in eine freigelegtes Lymphgefäß eingespritzt. Gedacht zur intraoperativen Diagnostik. Zur primären Diagnostik kontraindiziert.

Distaler Insuffizienzpunkt: Das peripher gelegene Ende der Refluxstrecke bei Stamm-

veneninsuffizienz; s.a. proximaler Insuffizienzpunkt.
DOAK: Direkte orale Antikoagulanzien. Direkte Hemmstoffe für bestimmte Gerinnungsfaktoren.
Dokumentation: Erfassung und Fixierung von Information durch Schrift oder andere Methoden zu deren Erhalt und weiterer Nutzungsmöglichkeit.

Qualitätsmerkmale für Dokumentation: Objektivität, Vollständigkeit, Übersichtlichkeit, Verständlichkeit, Strukturiertheit, Korrektheit, Editierbarkeit, Nachvollziehbarkeit, Integrität/Authentizität (z. B. Änderungshistorie).

Die Nachvollziehbarkeit von Dokumentationen ist an eine vereinbarte und eindeutige Formalisierung (Sprachregelung) gebunden. Subjektive Prosa ist immer interpretationsfähig und nie eindeutig und damit nicht zwangsläufig nachvollziehbar. Die Eindeutigkeit und damit Nachvollziehbarkeit von Dokumentationen kann gesteigert und gesichert werden durch die Verwendung normierter Kriterien in der Dokumentation (Klassifikationen, Stadieneinteilungen, Graduierungen, Scores etc.) (s.a. ▶ Abschn. 6.4).

Die Klassifikation von Krankheitsstadien, Diagnosen und Prozeduren hat in diesem Sinne insbesondere an medikolegaler Bedeutung gewonnen.

Viele Klassifikationen werden zwar z. B. in Leitlinien gefordert, sind allerdings in Deutschland nicht rechtlich verbindlich vorgeschrieben (Ausnahme: ICD; OPS im Rahmen von Abrechnungssystemen).
Dopplerprinzip: (beim cw-USD): Emittierte Ultraschallwellen einer definierten Frequenz, die an in Bewegung befindlichen Oberflächen reflektiert werden, z. B. Erythrozyten, zeigen eine Veränderung der reflektierten Frequenz. Die Frequenzverschiebung (Dopplersignal) liegt im hörbaren Bereich. Die Frequenzänderung (Dopplersignal) ist dabei der Geschwindigkeit des bewegten Reflektors (z. B. Erythrozyt) proportional. Über diese Beziehung lassen sich Strömungsgeschwindigkeiten berechnen und registrieren. Die bei allen dopplersonographischen Untersuchungen gemessene physikalische Größe ist also immer und nur ein Maß für Geschwindigkeit (!).
Druckarten: in der Kompressionstherapie: Gemeint ist jeweils der Druck unter dem angelegten Kompressionsmaterial:
- Anpressdruck: Kraft/Fläche; Abhängig von Vorspannung, Materialeigenschaften und Funktionszustand.
- Ruhedruck: Druck bei körperlicher Inaktivität.
- Arbeitsdruck: Druck bei körperlicher Aktivität

E
EHIT: Endovenöse hitzeinduzierte Thrombose. Komplikation bei endovenöser thermischer Ablation.
Endstrombahn: Die Endstrombahn umfasst die Strecke aus Kapillaren plus Arteriolen und Venolen.
Entität: In der Philosophie bezeichnet Entität ein „Seiendes" und unterscheidet zwischen einem konkreten und einem abstrakten Seienden.

In der Informatik versteht man unter einer Entität ein eindeutig identifizierbares, einzelnes Informationsobjekt.

In der Medizin ein definiertes und identifizierbares Element oder Phänomen.

In der Nosologie eine eindeutig definierte und bestimmte Krankheit.
Epidemiologie: (griech. νόσος ἐπιδήμιος, *nósos epidēmios,* Epidemie, Volkskrankheit, und *-logie;*): Wissenschaft von der Häufigkeit und der Verteilung von Krankheiten in einer definierten Population.
Evidenz: (lat. evidentia, Einsichtigkeit): Die Evidenz beschreibt eine unmittelbare und vollständige Einsichtigkeit bzw. Gewissheit.
Extrazelluläre Grundsubstanz: s. Extrazelluläre Matrix.
Extrazelluläre Matrix (EZM): Im Körper allgegenwärtiger Gewebeanteil im Bindegewebe und insbesondere zwischen den Zellen

(Interzellularraum), bestehend aus Grundsubstanz (Glykoproteine, Polysaccharide, Aminosäuren, Glukose, Gewebshormone, Botenstoffe, Elektrolyte) und Fasern (Kollagene, Elastin). Dient zur Fixation von Zellverbänden und wirkt so formgebend und stabilisierend für Gewebe und Organe. Die EZM ist mehr als nur ein Fixateur oder Leim, sie ist nicht statisch, sondern befindet sich in einem Fließgleichgewicht und interagiert vielfältig mit den umgebenden Zellen. Auch die Basalmembranen gehören zur EZM.

F

Fluoreszenz-Mikrolymphographie: Setzen eines subkutanen Depots von Fluorescein-Isothiocyanat-Dextran (FITC-Dextran). Die Substanz wird über die Lymphsinus abtransportiert. Unter Fluoreszenzanregung mit Licht (495 nm) fluoresziert die Substanz (521 nm). Betrachtung mittels speziellem Auflichtmikroskop.

Funktionslymphszintigraphie: Injektion eines radioaktiven Tracers, der ausschließlich über das Lymphsystem abtransportiert wird. Gemessen wird der quantitative Uptake.

G

Gamaschenulkus: Gamaschenulkus ist ein Ulcus cruris venosum, das sich gamaschenartig, also ringförmig oder zirkulär, am distalen Unterschenkel ausbreitet.

Genetische Diagnostik: Die im Rahmen der Abklärung von hereditären Thrombophilien ggf. erforderlichen genetischen Untersuchungen fallen unter die Bestimmungen des Gendiagnostikgesetzes

► (https://www.bundesgesundheitsministerium.de/service/begriffe-von-a-z/g/gendiagnostikgesetz).

Besonderes Augenmerk ist zu richten auf:
- Qualifikation des Arztes,
- Aufklärung des Patienten,
- Einwilligung des Patienten,

- Eröffnung und Dokumentation des Befundes.

Glykokalyx: Komplex strukturierte, netzartige Schicht von Glykosaminoglykanketten (Syndecan-1, Glypican und Hyaluronan) und Sialoglykoproteinen, die als „Schleimschicht" vielfach die äußere Oberfläche von (Zell-)Membranen überziehen. Auch die lumenseitige Endothelmembran von Blutgefäßen und Kapillaren einschließlich der Interzellularspalten und der Endothelkanäle wird von einer an Membranproteine und -lipide fixierte Glykokalyx (Dicke ca. 60–570 nm) überzogen. Man geht davon aus, dass diese Schicht die eigentliche Semipermeabilität bewirkt und der Reflexionskoeffizient σ der modifizierten Starling-Gleichung eine Eigenschaft der Glykokalyx darstellt.

Goldstandard: Medizinisches Verfahren, das allgemein als das Beste anerkannt ist und an dem sich neue Verfahren messen lassen müssen.

H

Häkelmethode: Extraktion von Varizen durch Miniinzisionen mittels Häkchen, die an Häkelnadeln erinnern.

Hämangiom: (syn. Blutschwämmchen, Erdbeerfleck): Benigner embryonaler Tumor mit Endothelproliferation und sekundärer Ausbildung von Gefäßlumen. Bei Geburt meist minimal ausgeprägt, dann an Größe zunehmend. Bildet sich meist spontan zurück.

Hämodynamik: Teilbereich der Physiologie, der sich mit der Strömungsphysik des Blutes und den relevanten Einflussfaktoren auf den Blutfluss beschäftigt.

Heilungsverlauf Ulcus cruris: Heilungsrate unter Kompressionstherapie >80 %; ~Heilungsdauer 5,9 Monate; 1/3–2/3 Heilungsdauer > 1 Jahr; 8 % bis 5 Jahre. Abhängigkeit der Heilungsdauer von Größe, Anamnesedauer, lokalen Gegebenheiten, Konsequenzgrad der Therapie, Compliance.

Überwachung des Heilungsverlaufs:
- regelmäßige Wundflächenbestimmung (WF in mm^2) oder
- $\Delta WF = $ Änderung der Wundfläche oder
- Wundheilungsrate WFR, d. h. Fläche bei Therapiebeginn WF_0 minus Fläche zum jeweiligen Kontrollzeitpunkt WF_x dividiert durch Wochen ab Therapiebeginn: $WHR = WF_0 - WF_x/t_{wo}$.

Hydrostatischer Druck: (griech. ὕδωρ hýdor, Wasser): Druck in einer ruhenden Flüssigkeit, einem Gas oder in Plasma (Fluid). Es sind verschiedene Druckursachen zu unterscheiden wie Gravitations- oder Schweredruck, Trägheitsdruck (Zentrifuge), Kompressionsdruck, Betriebsdruck etc. Der hydrostatische Druck breitet sich im Fluid in alle Richtungen gleichmäßig aus, aber immer senkrecht auf Begrenzungen (Wände).

Hygienemanagement: Verfahrens- und Arbeitsanweisungen zum Umgang und Management mit Problemen der Hygiene und der speziellen Infektiologie in medizinischen Institutionen.

Hypodermitis: (syn. Hypodermitis sclerodermaformis): Abakterielle subakute bis chronische Entzündung der Haut und der Unterhautschichten (Pannikulitis), i. d. R. auf der US-Innenseite: umschriebenes Erythem, Schmerzen, Druckempfindlichkeit. Im Verlauf erythematös-bräunliche Induration. Keine allgemeinen Entzündungszeichen wie Fieber, Leukozytose etc. gilt als Begleitsymptom der CVI.

DD: Erysipel, Erythema nodosum, Erythema induratum, Pannikulitis anderer Ursache.

I

ICD: International Classification of Disease. In Deutschland adaptiert ICD-G. Klassifikationssystem der Krankheiten.

Impedanz: (lat. impedire, hemmen, hindern): Widerstand. Unterscheide: Wechselstromwiderstand, Wellenimpedanz, akustische Impedanz.

Indocyaningrün-(ICG-)Lymphographie: ICG wird subkutan eingespritzt. ICD bindet an Albumin an und wird über die Lymphgefäße abtransportiert. Beobachtung und Dokumentation mittels Infrarotkamera.

Indirekte Lymphangiographie: Injektion eines wasserlöslichen, nichtionischen Röntgenkontrastmittels subepidermal (KM-Depot), Abtransport über die Lymphbahnen. Verfolgung und Dokumentation durch Röntgenaufnahme.

Infektiologie: Lehre von den Infektionen und den Infektionskrankheiten. Beachte spezielle Terminologie:

Eradikation: Ausrottung, Tilgung, Ausmerzung einer Krankheit. Fälschlich manchmal als Beseitigung der Keimbesiedlung von Personen verwendet.

Infektion: (syn. Ansteckung): Eindringung und Vermehrung von Keimen in einen Organismus.

Lokale Infektion: Keime verbleiben nahe dem Eintrittsort, z. B. Wundinfektion.

Generalisierte Infektion: Keime überschreiten lokale Grenzen und breiten sich im Gesamtorganismus aus.

Kontamination: Verunreinigung von Gegenständen aller Art durch pathogene Keime.

Dekontamination: Gezielte Beseitigung von infektiösem Material von Gegenständen, auch Personen.

Kolonisation: Klinisch stumme (ohne akute Krankheitszeichen) Besiedlung von Oberflächen eines Organismus oder von Wunden.

Dekolonisation: Maßnahmen zur Beseitigung eine Kolonisation.

Inzidenz: (lat. incidere, vorfallen): Epidemiologische Maßzahl; Anteil der Neuerkrankten in einer Population während eines bestimmten Zeitraumes (z. B. pro Jahr), angegeben meist als Inzidenzrate, z. B. in Prozent.

Inzidente Fälle: Neuerkrankungen bzw. neu diagnostizierte Erkrankungsfälle (in einem definierten Zeitraum) im Gegensatz zu bereits existierenden, d. h. prävalenten Fällen.

K

Kandidatengene: Als Kandidatengene („candidate gene" oder „candidate marker") werden Gene bezeichnet, die im Verdacht stehen, Verbindungen („associations") aufzuweisen zu genetisch bedingten Krankheiten. Kandidatengene werden z. B. in Familienstudien oder in Fall-Kontroll-Studien mittels Gentypisierungen, SNP-Analysen oder Linkage-Analysen etc. identifiziert. Danach können z. B. in Expressions-Untersuchungen und anderen biochemischen Untersuchungen die evtl. Beteiligungen der Produkte dieser Genkonstellation an der getesteten Erkrankung überprüft werden.

Kapazitätsgefäße: Gefäße, die aufgrund ihrer hohen Dehnbarkeit (Compliance) größere Mengen Blut speichern können (venöses Pooling).

Kapillarpermeabilität: (lat. permeare. durchgehen, passieren): Permeabel bedeutet „durchlässig" und bezieht sich in der Physiologie auf die Eigenschaft von biologischen Membranen, Stoffe durchzulassen oder zurückzuhalten. Die Permeabilität ist eine Maß für die Durchlässigkeit z. B. der Kapillaren und Blutgefäße für Wasser und darin gelöste Stoffe und Zellen. Sie reguliert den selektiven Stoffaustausch zwischen Intra- und Extravasalraum.

Klassifikation: (syn. Typifikation, Systematik): Unter Klassifikation versteht man die systematische Sammlung von gegeneinander abgegrenzten Klassen/Kategorien in einem Sachgebiet anhand von übereinstimmenden und unterscheidenden Kriterien, die geeignet sind, eine reproduzierbare Ordnung in dem bestimmten Sachbereich zu gewährleisten. Die Klassifikationen sind meist hierarchisch in Ebenen mit unterschiedlicher Differenzierung (Trennkriterien) strukturiert.

Klassifikationen in der Medizin dienen der zuverlässigen Vergleichbarkeit von unterschiedlichen Stadien und Schweregraden einer Erkrankung sowie von klinischen Verläufen sowohl in der täglichen Praxis als auch in wissenschaftlichen Publikationen und in der Medizinalstatistik. Die Klassen/Kategorien werden zur Vereinfachung der

Handhabung meist mit einem alphanumerischen Code belegt, dies führt zu einer Verkürzung und Präzisierung der Aussage (s.a. ▶ Kap. 5 und ▶ Abschn. 6.4).

Die Bemühungen um eine umfassende Klassifizierungspraxis in der Gefäßmedizin sind eine Entwicklung der letzten Jahrzehnte. In den älteren angiologisch-phlebologischen Lehrbüchern (Ratschow 1959, Heberer, Rau, Schoop 1974, Bollinger 1979, Ehringer, Fischer, Netzer 1979, Alexander 1994) finden sich keine Ansätze zu einer Systematisierung und Klassifikation. Wem die Ehre der ersten Bemühungen um eine Klassifikation in der Phlebologie zukommt, ist unbekannt. Ein Bewerber ist sicher L.K. Widmer.

Die immer noch gelegentlich in Anwendung zu findende Klassifikation der CVI n. Widmer wurde im Zusammenhang mit dem Venenprojekt der sog. Baseler Studie (1959–1978) entwickelt. Ein genauer Zeitpunkt ist nicht belegt. Die Erfassung von Daten im Rahmen dieser Studie umfasste Anamnese, klinische Untersuchung und standardisierte Fotografie der Beine. Die Kriterien für die Klassifikation wurden aus der klinischen Untersuchung abgeleitet. Die eigentlichen zugrundeliegenden Überlegungen für die Abfassung der Kriterien sind nicht bekannt. Die damalige Ausgestaltung entspricht heute nicht mehr den Erwartungen an eine Klassifikation. Die CVI wird heute allgemein den Stadien C3–C6 der CEAP-Klassifikation zugeordnet.

CVI n. L. K. Widmer:
- Grad I: Kölbchenvenen. „Corona phlebectatica" van der Molen.
- Grad II: Hyper- oder Depigmentierungen mit oder ohne „Corona phlebectatica".
- Grad III: Florides oder abgeheiltes Ulkus.

Man unterscheidet:
- Codierte Klassifikationen (z. B. ICD, OPS, CEAP etc.): enthalten i. d. R. nur Statusangaben.
- Scoring-Systeme (z. B. Wells-Score, Villalta-Score etc.):

- Aus Scoring-Systemen können über Summenbildung aus den bewerteten Einzelkriterien anhand einer definierten Statusliste weitergehende Aussagen generiert werden (Diagnosesicherung, aktuelle pathophysiologische Zustände, Therapieempfehlungen, Prognosestellung etc.).

In Abrechnungsverfahren etc. empfohlene bzw. verpflichtend vorgeschriebene Klassifikationen:
- ICD – International Classification of Disease (in der Form des ICD-10-GM oder Folgeausgaben).
- OPS-Code – Operationen- und Prozedurenschlüssel.

Klassische Varizenoperation (KVO): Kombination von Krossektomie, Stripping, SA-Exstirpation und ggf. Perforansdissektion, gelegentlich auch als Babcock-Operation bezeichnet. Die Bezeichnung ist allgemein akzeptiert, jedoch sachlich und historisch falsch. W. W. Babcock (1872–1963) hat 1907 ein Stripping der VSM von der Leiste bis zum Knöchel beschrieben. Zuvor hatte W. Keller (1905) bereits ein segmentales Stripping der VSM mittels eines eingeschobenen Kupferdrahtes durchgeführt. Die ersten Krossektomien wurden 1901 von Wanscher durchgeführt und nachfolgend 1910 auch von G. Moro publiziert.

Kompartmentsyndrom: Zustand, in welchem es durch einen erhöhten Druck in einem geschlossenen Haut-, Weichteil- oder Faszienmantel (Kompartment) zu einer Minderdurchblutung sowie zu Druckschädigung von inliegenden Gewebestrukturen (Muskulatur, Nerven, Organe) kommt.

Kompression (K.) in der Medizin: Ausübung von Druck auf ein in der Wirkrichtung des Druckes gelegenes Gewebe. Man unterscheidet:
- *Konzentrische K.:* Die Kompression wird zirkulär auf gleicher Höhe mit gleicher Spannung um einen Körperteil angelegt. Der resultierende Druck (Anpressdruck) ist abhängig von der Form des Körperteils, d. h. vom unterhalb des Kompressionsmaterials wirksamen Krümmungsradius (Gleichung von Laplace).
- *Exzentrische K.:* Durch manipulative Maßnahmen wird der Radius des behandelten Körperteils in bestimmten Abschnitten verändert, um die Druckübertragung auf den ausgewählten Ort bzw. Abschnitt zu steuern und zu beeinflussen.
- *Positiv exzentrische K.:* Durch das Unterlegen von mehr oder weniger komprimierbaren Materialien an den Stellen, an welchen eine höhere Druckapplikation gewünscht ist, wird der Radius in diesem Bereich verkleinert. Der Druck steigt an (z. B. Ulkusbehandlung, Ödembehandlung der retromalleolären Kulissen, Kompression einer V. perforans, Lymphfistel etc.).
- *Negativ exzentrische K:* Durch das Auflegen von breitflächigem Polstermaterial wird der überpolsterte Radius vergrößert. Der Druck wird abgesenkt (Fußrücken, Knöchel).

Kompressionsklasse MKS: s. Kompressionsstrumpfanpassung.

Kompressionsmaterial:
- KV; Kurzzugbinden
- MKS: Flach oder Rundgestrickt, ggf. Materialangabe „Baumwollumspinnung" etc.

Kompressionsstrumpf und Kompressionsstrumpfanpassung:
Die Wahl der Kompressionsklasse (ccl) ist abhängig vom Schweregrad der Erkrankung bzw. der Indikation zur Anwendung (◘ Abb. 31.1, ◘ Tab. 31.1 und 31.2).
Verordnung: MKS sind Hilfsmittel und können im Rahmen der GKV durch Vertragsärzte verordnet werden. Mindestangaben auf einem entsprechenden MKS-Rezeptes:
- Diagnose
- Ausstellungsdatum

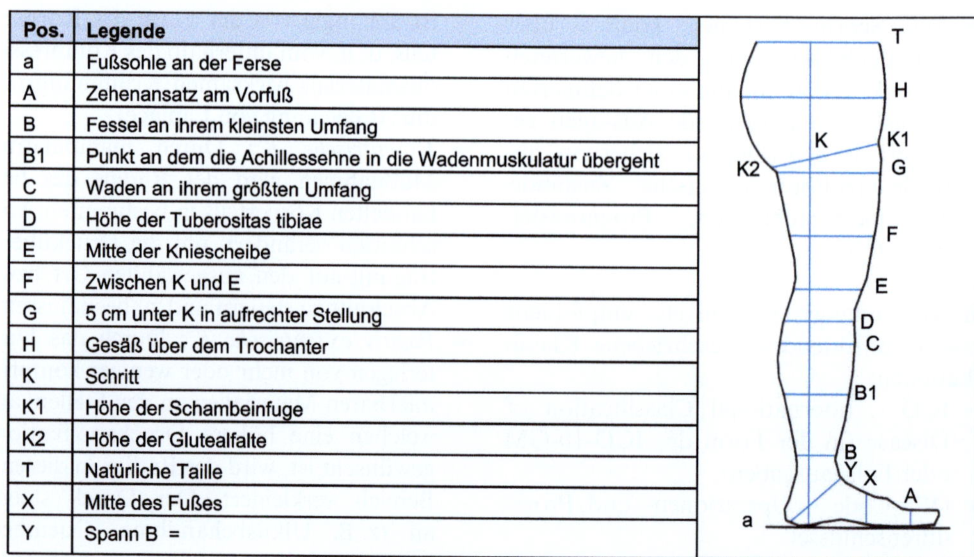

Pos.	Legende
a	Fußsohle an der Ferse
A	Zehenansatz am Vorfuß
B	Fessel an ihrem kleinsten Umfang
B1	Punkt an dem die Achillessehne in die Wadenmuskulatur übergeht
C	Waden an ihrem größten Umfang
D	Höhe der Tuberositas tibiae
E	Mitte der Kniescheibe
F	Zwischen K und E
G	5 cm unter K in aufrechter Stellung
H	Gesäß über dem Trochanter
K	Schritt
K1	Höhe der Schambeinfuge
K2	Höhe der Glutealfalte
T	Natürliche Taille
X	Mitte des Fußes
Y	Spann B =

◘ **Abb. 31.1** Messstellen zur Anpassung von Kompressionsstrümpfen (MKS). (Noppeney/Nüllen 2021)

31

◘ **Tab. 31.1** Indikation und Kompressionsklasse. (Partsch 1999, adaptiert) (Aus Noppeney/Nüllen 2021)

Klasse 1	Klasse 3
Risikopatienten	CVI Stadium 3; TVT
Schwere Beine	PTS; Ulcus cruris
Besenreiser/Retikuläre Varizen	Posttraumatisches Syndrom
Geringe Ödeme	Angiodysplasien (ggf. 4)
Akrozyanose	Tiefe Leitveneninsuffizienz (ggf. 4)
	Reversibles Lymphödem, Lipödem
Klasse 2	**Klasse 4**
Vereinzelte Varizen	Verhärtete Ödeme
Stammvarizen ohne CVI	Chronische Hypodermitis
CVI Stadium 1 und 2	Irreversibles Lymphödem
Schwangerschaftsvarizen + Ödem (ggf 3)	
Varizen-OP (ggf. 3)	
Varizenverödung	
Fuß- und Kniearthrosen	

CVI chronische venöse Insuffizienz, *MKS* modizinischer Kompressionsstrumpf, *PTS* Posttraumatisches Syndrom

◻ Tab. 31.2   Kompressionsklassen (MKS)

ccl	Intensität	Druck mmHg
1	Leicht	18–21
2	Mittel	23–32
3	Kräftig	34–46
4	Sehr kräftig	49 und höher

- Hilfsmittel (ggf. Spezifikation)
- Rund- oder flach gestrickt
- Strumpflänge
- Konfektion oder Maßanfertigung
- Ggf. Art der Befestigung
- Anzahl
- Unterschrift des Arztes

Konfidenzintervall (engl. Confidence Interval, CI); auch Vertrauensintervall, Vertrauensbereich oder Erwartungsbereich genannt: Begriff aus der Statistik, der angibt, innerhalb welcher Grenzen der beobachtete Parameter zu finden ist.

Krosse (franz. crosse):
Der letzte bogenförmige Abschnitt der VSM vor der Einmündung in die V. femoralis. Der Begriff steht für „Bischofsstab", „Krummstab" oder „Hirtenstab" mit dem Bogen am oberen Ende, der als analoge Form für die Mündung der VSM in die V. femoralis hergeleitet wurde. Die Wortwurzel liegt wahrscheinlich im germanischen „krutja" (Stock mit Krümmung im Griffbereich). Wird gelegentlich auch für den saphenopoplitealen Übergang der VSP angewendet. Gilt aber streng genommen nur für die VSM-Mündung, da die Parvamündung aufgrund der Tatsache, dass sie fehlen kann, auch als popliteale Parva-Perforans interpretiert wird.

Krossektomie: Operative, niveaugleiche Abtrennung der VSM von der V. femoralis.

Kurzzugverband: Kompressionsverband unter Verwendung von Kurzugbinden.

L
Lebensqualität, LQ (Quality of Life, QoL):
Der Begriff kommt ursprünglich aus der Soziologie (USA, 1920er Jahre), wurde dann von der Politik übernommen (L.B. Johnson, W. Brandt) und seit den 1980er-Jahren auch in der Medizin verwendet.
Lebensqualität ist ein Maß für die subjektive Lebenswirklichkeit und deren Bewertung durch das Individuum. Es handelt sich um ein „multidimensionales Konstrukt", das durch mindestens 4 Komponenten zu operationalisieren ist:
- psychisches Befinden,
- körperliche Verfassung,
- soziale Beziehungen und
- funktionale Kompetenz (Bullinger 1998).

Leitlinie: Die „Leitlinien" der Wissenschaftlichen Medizinischen Fachgesellschaften (AWMF) sind systematisch entwickelte Hilfen für Ärzte zur Entscheidungsfindung in spezifischen Situationen. Sie beruhen auf aktuellen wissenschaftlichen Erkenntnissen und in der Praxis bewährten Verfahren und sorgen für mehr Sicherheit in der Medizin, sollen aber auch ökonomische Aspekte berücksichtigen. Die „Leitlinien" sind für Ärzte rechtlich nicht bindend und haben daher weder haftungsbegründende noch haftungsbefreiende Wirkung. (AWMF).

Leitlinien: Methodische Grundlagen; Die S-Klassifikation der AWMF		
S3	Evidenz- und konsensbasierte Leitlinie	Repräsentatives Gremium, Systematische Recherche, Auswahl, Bewertung der Literatur, Strukturierte Konsensfindung
S2e	Evidenzbasierte Leitlinie	Systematische Recherche, Auswahl, Bewertung der Literatur
S2k	Konsensbasierte Leitlinie	Repräsentatives Gremium, Strukturierte Konsensfindung

Leitlinien: Methodische Grundlagen; Die S-Klassifikation der AWMF		
S1	Handlungsempfehlungen von Expertengruppen	Eine repräsentativ zusammengesetzte Expertengruppe der Fachgesellschaft(en) erarbeitet im informellen Konsens eine Empfehlung, die final vom Vorstand der Fachgesellschaft(en) und der ggf. weiteren beteiligten Organisationen verabschiedet wird

Leitveneninsuffizienz: Funktionsstörung (Insuffizienz) der tiefen Beinvenen (Leitvenen), bedingt durch eine partielle oder komplette Verschlussunfähigkeit der Venenklappen und/oder Formveränderungen der Venen, z. B. Dilatation.

Letalität: Letalität ist ein Maß für die Schwere einer Krankheit, das angibt, wie viele Personen, die an der Krankheit erkrankt sind, tatsächlich sterben. Sie wird normalerweise als Prozentsatz ausgedrückt und bezieht sich nur auf die Sterblichkeitsrate unter den Personen, die tatsächlich an der Krankheit leiden (s.a. Mortalität).
Merke:
- Letalität: Todesfälle bezogen auf die Zahl der tatsächlich Erkrankten
- Mortalität: Todesfälle bezogen auf die Gesamtbevölkerung

Löfqvist-Manschette: Aufblasbare, sterilisierbare Gummi-Roll-Manschette zur Herstellung einer relativen Blutleere bei Varizen-OP.

M

Mapping: Abbildung oder Kartierung. In der Phlebologie verwendet für die sonographische Kartierung von Venenverläufen.

Matting: Feinste, flächenhafte Teleangiektasien als unerwünschte Nebenwirkung bei Venensklerosierung oder nach Operationen.

May-Thurner-Syndrom: Venöse Abflussbehinderung im Bereich der linken Beckenstrombahn, bedingt durch die komprimierende Wirkung der kreuzenden rechten A. iliaca auf die linke V. iliaca com.

Meshgraft: Spalthaut mit maschinell angebrachten systematischen Stichinzisionen. Hierdurch entsteht eine Netzstruktur. Beim Ausbreiten des Präparates entsteht eine Flächenvergrößerung von 1:3 und mehr.

Metaanalyse: Sammelbegriff für ein Studienverfahren, bei dem nach festgelegten strengen Verfahrensanweisungen und statistischen Regeln die Daten verschiedener Studien zu einer neuen Gesamtaussage zusammengefasst werden.

Mikrozirkulation: Durchblutung und Stoffaustausch in den kleinsten Blutgefäßen mit einer Größe unter 100 μm (z. B. Kapillaren, Arteriolen, Venolen), den sogenannten Mikrogefäßen.

Miniphlebektomie: Exstirpation eines Venensegmentes durch ein kleine (Stich-)Inzision.

Molekulargenetische Diagnostik: Gennachweis durch Sequenzanalyse der DNA. Anwendung zum Beweis für hereditäre, durch Genmutation bedingte Erkrankungen wie z. B. hereditäre Thrombophilie.
   Die Molekulardiagnostik steht in Deutschland unter den Vorbehalten des Gendiagnostikgesetzes (s.a. Genetische Diagnostik).

Morbidität (lat. morbidus; krank): Statistische Größe aus der Epidemiologie. Krankheitszahl bzw. Krankheitshäufigkeit bezogen auf eine bestimmte Bevölkerungsgruppe.

Morbus Ormond: s. Retroperitoneale Fibrose.

Morphologie (altgriech. *morphé,* Gestalt, Form und *lógos,* Wort, Lehre, Vernunft, Sinn): Lehre von der äußeren Form und Gestalt. In Biologie und Medizin: Lehre von der Struktur und Form von Organismen, Organen und Geweben.

Mortalität: Mortalität bezieht sich auf die Anzahl der Todesfälle aufgrund einer bestimmten Krankheit oder eines bestimmten Gesundheitszustands innerhalb einer definierten Bevölkerung und eines definierten Zeitraums. Sie misst also die Gesamtanzahl der Todesfälle im Verhältnis zur Gesamtanzahl der Personen in der Bevölkerung, unabhängig davon, ob sie an der Krankheit leiden oder nicht.

Merke:

- Mortalität: Todesfälle bezogen auf die Gesamtbevölkerung
- Letalität: Todesfälle bezogen auf die Zahl der tatsächlich Erkrankten

N

Neovaskularisation (syn. Neovaskularisierung, NV): Gefäßneubildung im erwachsenen Organismus.

Nervenläsion: Verletzung von Nervengewebe, z. B. durch Druck, Zug, Quetschung, Durchtrennung, Hitzeschädigung, chemische Noxen.

Nosologie (altgriech. νόσος *nosos,* Krankheit und -λογος *-logos,* Wort, Lehre): Krankheitslehre. Die Nosologie befasst sich mit der systematischen Sammlung und Bewertung von Krankheitszeichen (Symptomen und Befunden), um nach einem kritischen Ordnungs- und Bewertungsprozess zu einer detaillierten Beschreibung valider Krankheitseinheiten (Entitäten) zu gelangen, diese zu normieren und zu benennen (Terminologie). Durch Abgleich mit den im Rahmen des Erkenntnisprozesses eines ärztlichen Untersuchers gewonnenen Daten kann es zu einer eindeutigen Diagnose kommen.

Nussknacker-Syndrom: Vaskuläres Kompressionssyndrom mit Kompression der linken V. renalis zwischen der Aorta und der A. mesenterica sup.

Pathophysiologie: Durch die Kompression der Nierenvene kommt es zum venösen Rückstau, ggf. mit Hypertonie, Hämaturie, Insuffizienz der V. ovarica etc,

O

Objektive Symptome: Anhand klinischer Untersuchung gesicherte pathologische Befunde (s. Subjektive Symptome).

Odds (Chance): Das Wahrscheinlichkeitsverhältnis von einander ausschließenden Ereignissen. Das Verhältnis (Ratio) der Wahrscheinlichkeit, dass ein Ereignis eintritt, zur Wahrscheinlichkeit, dass dieses Ereignis nicht eintritt.

Odds Ratio (OR) (Chancenverhältnis, relative Chance): Das Verhältnis (Ratio) von zwei Odds (Chancen) zueinander. Eine Odds Ratio von

- genau 1 bedeutet, dass es keinen Unterschied in den Chancen gibt,
- > 1 bedeutet, dass die Chancen der ersten Gruppe größer sind,
- < 1 bedeutet, dass die Chancen der ersten Gruppe kleiner sind.

Z. B. gilt für das TBVT-Risiko „Fraktur der unteren Extremität" eine OR von > 10, d. h. der Betroffene hat eine mehr als 10-mal höhere Chance, eine TVT zu erleiden als derjenige, der keine Fraktur der unteren Extremität erlitten hat.

Onkotischer Druck: Druckdifferenz (Gradient), die zwischen zwei durch eine semipermeable Membran getrennten Flüssigkeitskompartimenten mit unterschiedlichen Konzentrationen gelöster Stoffe herrscht und den Konzentrationsausgleich antreibt.

Durch eine semipermeable Membran getrennte Flüssigkeitskompartimente (z. B. Wasser [niedriger osmotischer Druck] vs. Wasser-Zucker-Lösung [hoher osmotischer Druck] streben physikalisch nach einem Konzentrationsausgleich (Osmose = Diffusion durch eine semipermeable Membran). Wasser diffundiert aus dem Wasserkompartiment in das Wasser-Zucker-Kompartiment; dort erhöht sich dadurch der hydrostatische Druck, und der osmotische Druck sinkt. Die Diffusion endet mit Erreichen des Druckausgleiches, d. h.

hydrostatischer Druckunterschied und onkotischer Druckunterschied sind gleich groß (es besteht kein Gradient).

Unter physiologischen Bedingungen wird der effektive onkotische Druck wesentlich bestimmt durch den Anteil gelöster Stoffe, die die semipermeable Membran z. B. aufgrund ihrer Molekülgröße nicht passieren können. Dies sind i. d. R. die kolloidalen Bestandteile (Proteine). Diese bedingen den sog. kolloidosmotischen Druck im intravasalen Kompartiment und so unter physiologischen Bedingungen den nach intravasal gerichteten Flüssigkeitsaustausch.

Orphanet: Orphanet wurde 1997 von INSERM (Französisches nationales Institut für Gesundheit und medizinische Forschung) gegründet; seit 2000 ist Orphanet europaweit tätig und wird von der EU gefördert und finanziert. Orphanet verfolgt das Ziel, das Wissen über seltene Krankheiten zu sammeln und zu erweitern, um so die Diagnose, Versorgung und Behandlung von Patienten mit seltenen Krankheiten zu verbessern. Orphanet stellt diese Informationen über seltene Krankheiten zur Verfügung und gewährt Zugriff auf diese Informationen für alle Interessengruppen. Orphanet entwickelt und pflegt darüber hinaus die Orphanet-Nomenklatur der seltenen Krankheiten (ORPHAcode).

P

Patientenrechtegesetz: Gesetz zur Verbesserung der Rechte von Patientinnen und Patienten (20.02.2013). Änderung des Bürgerlichen Gesetzbuches im Wesentlichen durch Einfügen der §§ 630a–h.

▶ (https://www.bundesaerztekammer.de/fileadmin/user_upload/downloads/Patientenrechtegesetz_BGBl.pdf)

Phlebologie: Bezeichnung für die Lehre von den Erkrankungen der Venen. Der Begriff geht zurück auf Raymond Tournay (1893–1984), dem Gründer der Französischen Gesellschaft für Phlebologie (Société Francaise de Phlébologie) 1947.

Phlebologie ist ein Kunstwort, entlehnt aus den Griechischen über den Wortstamm *phleb* von griech. φλέψ *phléps,* „Blutgefäß", „Blutader", „Vene" und logie „Lehre". Die Lehre von den Venen geht zurück bis in die Antike. Die organisierte Phlebologie in Deutschland begann mit den „Spezialärzten für Beinleiden" (1909–1934) gefolgt von der „Arbeitsgemeinschaft für Phlebologie (1957–1969). Die Deutsche Gesellschaft für Phlebologie (DPG) entstand 1970 durch Umbenennung der „Arbeitsgemeinschaft für Phlebologie" in „Deutsche Gesellschaft für Phlebologie und Proktologie".

Planimetrie: Verfahren zur technischen Größenbestimmung von Flächen (z. B. Wunden). Methoden:

Geometrische Berechnung: Ellipsenflächen-Formel ($F = r_1 \times r_2 \times \pi$); r steht für Längs- bzw. Querdurchmesser.

Planimetrie-Treffermethode: Auflegen einer Rasterfolie (1 cm × 1 cm); Bestimmung der Anzahl der Schnittpunkte der Rasterlinien innerhalb der Wundgrenzen und Multiplikation mit 1 cm^2.

Digitale Planimetrie: Elektronisches Berechnungstool verbunden mit einer digitalen Fotografie mit eingeblendetem Maßstab.

Polidocanol: Pharmakon mit schmerzstillender Wirkung. Nutzung in extern anwendbaren Dermatologika. In alkoholischer Lösung hat es eine endothelschädigende Wirkung und kann zur Sklerosierung von Venen eingesetzt werden. Polidocanol ist z.Z. das einzige in Deutschland zugelassene Venen-Sklerosierungsmittel (s.a. ▶ www.kreussler-pharma.de).

Maximale Tagesdosis für Polidocanol beträgt 2mg/Kg Körpergewicht. Für eine Person mit 70 kg Gewicht entspricht dies 140 mg/die.

Je nach Konzentration von Polidocanol in der Lösung: 0,25 % = 56 ml; 0,5 % = 28 ml; 1 % = 14 ml; 2 % = 7 ml, 3 % = 4,6 ml.

Prävalenz (lat. praevalere, sehr stark sein): Epidemiologische Maßzahl; die gesamte Anzahl der Fälle einer bestimmten Erkrankung in der Grundgesamtheit einer bestimmten Population zu einem bestimmten Zeitpunkt oder während eines bestimmten Zeitraums. Meist angegeben als Prozentsatz.

PRO (Patient Reported Outcome): Im Instrument des PRO findet sich die Tendenz des VVSymQ fortgesetzt, nämlich aus den Fragen und Bewertungskriterien die psychosozialen Kriterien und Elemente zu entfernen. Damit ist die Frage aufgeworfen, ob QoL und PRO nur zwei unterschiedliche Bezeichnungen für die gleiche Sache sind, oder besteht zwischen beiden ein essenzieller Unterschied?

Der Begriff „PRO" wurde 2001 aus der Taufe gehoben anlässlich des Treffens einer internationalen Harmonierungsgruppe (Regulierungsbehörden, wissenschaftliche Fachgesellschaften, Verbände der pharmazeutischen und medizintechnischen Industrie, Qualitätsforschungsgesellschaften, FDA etc.).

Die bei dieser Veranstaltung geprägte Definition besagt, dass PRO der Oberbegriff aller patientenberichteter Endpunkte sein soll. PRO dient demnach der Messung von festgelegten Zielgrößen ausschließlich mittels direktem Patientenbericht.

Die inhaltliche Füllung der PRO erfolgt über spezielle, allerdings untergeordnete Konstrukte. In einem FDA-Papier wird diese Definition weiter geschärft, indem bestimmt wird, dass der definierte Outcome-Report („about how they function or feel in relation to a health condition and its therapy") direkt vom Patienten kommen muss, ohne jegliche Beeinflussung oder Interpretation durch Ärzte oder andere Personen.

Lebensqualität (QoL) ist dann eine den PROs untergeordnete Definition eines Konstruktes, das nach vorherrschender Ansicht in der einschlägigen Literatur, ohne dass hier allerdings von einem Konsens gesprochen werden könnte, die Erfassung weiterer Faktoren wie z. B. Wohlstand, Arbeitszufriedenheit, Freiheit, Bildung, Kultur und Religion beinhalten kann. Ein solches Konstrukt unter Einschluss psychosozialer und soziologischer Parameter wird jedoch als ungeeignet angesehen für die Bewertung der Wirksamkeit medizinischer Interventionen.

Es wird also notwendig sein, in Zukunft PROs zu verwenden und alte QoL-Instrumente auf den Einschluss psychosozialer und/oder soziologischer Parameter zu überprüfen und ggf. zu bereinigen.

Proximaler Insuffizienzpunkt: Der zentral gelegene Beginn der Refluxstrecke bei der Stammveneninsuffizienz (s.a. distaler Insuffizienzpunkt).

Postthrombotisches Syndrom (PTS): Krankheitsbild der chronischen Folgen einer tiefen Beinvenenthrombose (TBVT). Schweregefühl, Schwellneigung, Hautveränderungen (Pigmentierungen, Dermitis, d. h. chronische Entzündungen, juckende Ekzeme), Sklerose (Dermatosklerose, Dermatoliposklerose), Ulzerationen.

R

Reflux, venöser: Pathologischer, entgegen der physiologischen Strömungsrichtung nach distal gerichteter Blutfluss.

Refluxstrecke: Strecke des venösen Refluxes zwischen proximalem und distalem Insuffizienzpunkt.

Repetitorium (lat. repetere, wiederholen): Der Begriff wird verwendet für didaktisch speziell ausgerichtete Lehrveranstaltungen oder auch Bücher, die der Wiederholung von erlerntem Wissen und Kenntnissen dienen, meist zur speziellen Vorbereitung auf eine Prüfung.

Retroperitoneale Fibrose (syn. M. Ormond, Ormonds Disease): Vermehrung von festem, teils narbigem Bindegewebe im Retroperitoneum, verbunden mit der Einmauerung der dort gelegenen anatomischen Strukturen. Ursache wahrscheinlich autoimmunologisch.

Rezidivvarikose: Wiederauftreten von Varizen in einem vorbehandelten Stromgebiet. Man unterscheidet echte Rezidive von unechten Rezidiven. Hinter dem unglücklichen Begriff der unechten Rezidive verbergen sich die residualen Varizen bzw. die Varizen im Rahmen der Progression der Grunderkrankung.

Risikofaktoren, Risikofaktorenmodell: Epidemiologisch selektierte und mittels deskriptiver Statistik dargelegte Faktoren, welche für die Gruppe der Betroffenen die Wahrscheinlichkeit erhöhen, eine bestimmte Gesundheitsstörung zu akquirieren oder vorzeitig zu versterben.
Spezielle Risikofaktoren sind z. B.: thrombophile Risikofaktoren; exogene Risikofaktoren; hereditäre Risikofaktoren etc.

S

Saphenopoplitealer Übergang (SPÜ): Einmündung der V. saphena parva in die V. poplitea. Der Begriff „Krosse" soll nur für die Mündung der VSM angewendet werden. Die Frage, ob der saphenopopliteale Übergang überhaupt einer Mündung gleichgesetzt werden kann, ist durchaus strittig. Der Bereich der Mündung kann auch als Ast der V. femoropoplitea aufgefasst werden. Es sind Verläufe der V. femoropoplitea bekannt, die im Kniebereich keine Verbindung zur V. poplitea aufweisen. In diesem Fall fehlt der saphenopopliteale Übergang (ca. 10 %).

Schmerzmanagement: Systematische Erfassung von Umständen einer Schmerzsituation. Daraus resultierend: Schmerzeinschätzung, Therapieplanung (Schmerzmittel; Dosierung, ggf. Stufenplan; Schmerztherapie, d. h. Aufklärung, Durchführung, ggf. Anleitung des Betroffenen), Verlaufskontrolle und Dokumentation.

Sekundäre Leitveneninsuffizienz: Insuffizienz der Leitvenen in der Folge einer abgelaufenen tiefen Beinvenenthrombose. Man spricht im Gegensatz dazu von einer primären Leitveneninsuffizienz, wenn eine Ursache nicht zweifelsfrei zugeordnet werden kann.

Semipermeable Membran (lat. semi, halb, teilweise und permeare, durchgehen, durchwandern, passieren): Eigenschaft von Grenzflächen, z. B. Membranen, semidurchlässig oder selektiv durchlässig zu sein. Semipermeabilität von technischen oder biologischen Membranen (z. B. Zellwände etc.) ist die Grundlage für die Osmose.

Sensitivität: Maß für die Fähigkeit eines Tests, eines Verfahrens etc., die Kranken in einer Gruppe als krank zu erkennen.

SEPS (engl. Subfascial Endoscopic Perforator Surgery; dt. endoskopische subfasziale Diszision von Perforansvenen [ESPD]) n. Hauer: Hohes Maß an Invasivität; hohe Komplikationsrate; mäßige bis schlechte Langzeitergebnisse. „Die Indikation SEPS ist nur noch in Ausnahmefällen gegeben." Kontraindikationen: Primäre Varikose C3 oder besser, AVK, vor oder bei Ulkuschirurgie (Shaving, Fasziektomie etc.).

Shave-Therapie: Form der chirurgischen Ulkusversorgung, bei der die Ulkusfläche systematisch mit einem Dermatom gesäubert wird, bis eine stabile Tranplantatfläche gegeben ist, gefolgt von einer Spalthauttransplantation.

Sklerotherapie (griech. σκληρός sklēros, hart; θεραπεία therapeia, Heilung) (syn. Veröbung): Ausschaltung von Venen durch Einspritzung eines gewebetoxischen Veröbungsmittels, welches zu einem Verschluss und strangförmiger Vernarbung der Vene führt.

Sonderformen der Varikose: Die Zuordnung der Schwangerschaftsvarikose zur zweigeteilten Klassifikation primäre und sekundäre Varikose ist unklar, weshalb sie meist gesondert abgehandelt wird. Eine Sonderstellung nehmen auch die Varikose bei Angiodysplasie und die posttraumatische Varikose ein. Das tatsächliche Vorkommen einer posttraumatischen Varikose ist umstritten. Ösophagusvarizen und Hämorrhoiden gehören nicht zum Bereich der Phlebologie.

Spezifität: Maß für die Fähigkeit eines Tests, eines Verfahrens etc., die Gesunden in einer Gruppe als gesund zu erkennen.

Stadiengerechtes Operieren: Forderung bei der Anwendung invasiver Maßnahmen bei der Behandlung der Varikose, sich auf die tatsächlich insuffizienten Anteile des epifaszialen Venensystems zu beschränken.

Stemmer-Zeichen: Durch Umfassen und Zug an der Haut der dorsalen Fläche der 2. Zehe soll eine Hautfalte abgehoben werden. Gelingt dies nicht, ist das Stemmer-Zeichen positiv und spricht für das Vorliegen eines Lymphödems. „Stemmer negativ" schließt eine Lymphödem nicht sicher aus.

Stripping (engl. „to strip", abstreifen): Subkutanes Herausziehen von Venen mittels einer Sonde bei Varizenoperationen.

Stripping-Methodik:
- Durchzugsmethode
- Rückzugsmethode
- Kopfstripping
- Invaginations-Stripping
- PIN-Stripping
- Kryostripping

Syndrom (griech. συνδρομή syndromḗ, Zusammenlaufen, Zusammentreffen): Gesundheitsstörung bzw. Krankheit, charakterisiert bzw. gekennzeichnet durch eine typische oder feste Kombination verschiedener Symptome. Der Syndrombegriff ist als Gegenentwurf zur nosologischen Entität zu sehen.

Systemic Inflammatory Response Syndrome (SIRS): Systemische Entzündungsreaktion im Sinne einer progedienten und entgleisten Abwehrreaktion des Körpers auf eine intern oder extern akquirierte Noxe (z. B. Trauma, Operation, Autoimmunreaktion, akute Entzündung, Ischämie, Reperfusion oder Infektion). SIRS ist der Oberbegriff für die nichtinfektiös ausgelöste systemische Entzündungsreaktion und die infektiöse Allgemeinreaktion (Sepsis).

T

Thoracic-outlet-Syndrom (TOS):
Definition: Oberbegriff für nervale und vaskuläre Kompressionssyndrome im Bereich der oberen Thoraxapertur und Sammelbegriff für Halsrippen-, Scalenus-anterior-, Pectoralis-minor-, kostoklavikuläres und Hyperabduktionssyndrom.

Bei isoliertem oder vorherrschendem venösen Kompressionssyndrom spricht man von einem Thoracic-Inlet-Syndrom (TIS). Kommt es beim TIS zu einer Thrombose der V. axillaris, spricht am von einem Paget-von-Schroetter-Syndrom.

Epidemiologie: Prävalenz unklar; Angaben zwischen 0,1 pro Million bis zu 1 %.

Klassifikation und Typen: neurologischer Typ 70–80 %; arterieller Typ 3–5 %; venöser Typ 5–7 %; Mischformen 15–20 %.

Region of Interest: Scalenus-Dreieck (vorherrschend neurogenes TOS); kostoklavikulärer Raum (alle Strukturen); Pectoralis-minor-Region, streng genommen außerhalb der Thoraxapertur (alle Strukturen). Aufgrund der anatomischen Gegebenheiten und Beziehungen kann die Entfernung der 1. Rippe die Kompression in allen Fällen beseitigen.

Ursachen: Anlagebedingte Enge; zusätzlich; Haltungsschäden, Muskelhypertrophie, Halsrippe, Unfallfolgen.

Diagnostik: Funktionsteste n. Roos, Adson, Ratschow etc.; FKDS, Röntgen-Thorax, Phlebographie (Funktionsstellung), CT, MRT.

Therapie: Dekompression durch Resektion der 1. Rippe. Zusatzmaßnahmen je nach betroffenem Gefäß.

TNM-System: Klassifikationssystem zur Codierung der Ausdehnung von Malignomen.

T = Primärtumor, N = Lymphknotenmetastasen, M = Fernmetastasen.

Topographie: Teilbereich der Landvermessung bzw. Kartographie. Beschreibung der genauen Maße und Lage geographischer Bezirke in Relation zu natürlichen und künstlichen Objekten. In der Anatomie: Beschreibung der räumlichen Beziehungen von Organen und Leitungssystemen zueinander.

Tourniquet (frz. Drehkreuz): In der Medizin Umschlingung von Körperteilen oder anatomischer Strukturen, z. B. Gefäßen, mit

Gummizügeln, Gummibinden (Esmarch) oder Blutdruckmanschetten zur temporären Kompression.

Tourniquet-Test (frz. Tourniquet, Drehkreuz, Aderpresse): Unterbindung des Blutflusses in Arterien oder Venen durch Anlage eines zirkulären Stausystems bzw. einer Staubinde (s.a. LRR/PPG).

Trendelenburg-Test: Historischer, auf F. Trendelenburg (1844–1924) zurückgehender klinischer Test zur Prüfung des Ausmaßes der epifaszialen Veneninsuffizienz.

Trendelenburg I: Funktionsprüfung der Perforansvenen. Anlegen einer Staubinde zur Kompression der epifaszialen Venen am Bein bei erhobenem Bein und entleerten Venen. Aufrichten des Patienten. Auffüllung der epifaszialen Venen durch ggf. insuffiziente Perforantes.

Trendelenburg II: Anlegen einer Staubinde zur Kompression der epifaszialen Venen am Bein bei erhobenem Bein im Leistenniveau und entleerten Venen. Aufrichten des Patienten und Öffnen der Staubinde. Auffüllung der VSM bei Magnainsuffizienz.

Trendelenburg-Lagerung: Ursprünglich von Trendelenburg entwickelte Kopf-tief-Becken-hoch-Lagerung bei Bauchoperationen. Heute bei bestimmten Operationen milde Kopftieflagerung 10–20 Grad zum Erreichen eines vermehrten venösen Rückflusses aus den Beinen, z. B. bei klassischer Varizen-OP während des Stripping-Manövers oder bei endovenöser RFA.

Thromboseprophylaxe-Strumpf (medizinischer Thrombose-Prophylaxestrumpf MTS): Aus synthetischen Elastomeren gefertigter, einfacher wasch- und sterilisierbarer, leichter Kompressionsstrumpf (13–18 mmHg), angesiedelt unterhalb einem MKS ccl1, offene Fußspitze, ausgeformte Ferse; keine anatomische Passform; i. d. R. drei Standardgrößen. Anwendung bei immobilisierten Patienten (z. B. postoperativ).

Die Wirksamkeit der MTS ist vielfach belegt. Die Problematik liegt in der exakten Anpassung und Anwendung. Die Bedeutung hat im Zusammenhang mit Frühmobilisation und medikamentöser Thromboseprophylaxe abgenommen.

Tübinger Studie „Venenleiden": Eine repräsentative Untersuchung in der Bevölkerung der Bundesrepublik Deutschland (Tübinger Studie) von F. Fischer et al. 1981. Standardisierte Befragung zu Venenerkrankungen und Fotografie bei 4530 Teilnehmern der damals gesetzlich vorgeschriebenen Röntgenreihenuntersuchungen (1939–1983) in Baden-Württemberg wegen Tbc und anderen Erkrankungen der Lunge.

Tumeszenz: Anschwellen von Geweben und Organen. Anwendung bei endovenös thermischer Ablation zum Hitzeschutz der Haut durch Einspritzen von isotoner Flüssigkeit, idealerweise in die Saphenusloge. Anwendung auch im Rahmen der Liposuktion.

U

Ultrafiltration: Filtrationsverfahren, durch welches sich mithilfe definierter Membranleistungen Substanzen unterschiedlicher Art und Partikelgröße aus einem Medium abtrennen lassen. Man unterscheidet je nach Cut-off Mikrofiltration (> 100 nm) von Ultrafiltration (100 bis 2 nm) und Nanofiltration (< 2 nm).

V

Varikose, syn. Varikosis: Die beiden Begriffe sind gleichbedeutend und können gleichwertig verwendet werden. Die jeweils gewählte Form sollte jedoch durchgehend verwendet werden.

Die beiden Suffixe (Nachsilben) „-ose" und „-osis" gehen auf die altgriechische substantivierende, unbetonte Endung „-ωσις" zurück, diese bedeutet soviel wie „-heit" oder „keit".

Das Suffix „-ose" gilt im wissenschaftlichen Sprachgebrauch als Hinweis auf den griechischen Ursprung des jeweiligen Substantivs. In der Medizin steht die Endung für nichtentzündliche Erkrankungen und Zustände sowie parasitäre Erkrankungen (Quelle: Wortbedeutung.info).

Varize: Der Begriff geht zurück auf die lateinische Wortwurzel „Varix" = „Knoten" und beschreibt das morphologische Korrelat der Varikose: knotenförmig, dilatativ veränderte Venen.

Valsalva-Versuch (syn. Valsalva-Manöver): Kräftiges Ausatmen gegen verschlossenen Mund und Nase oder gegen verschlossene Stimmritze unter Anspannung der Atemmuskulatur und der Bauchpresse (A. M. Valsalva 1666–1723). Anwendung zur Auslösung des Barorezeptorenreflexes oder zur Belüftung des Mittelohres oder im Zusammenhang mit einer US-Untersuchung der Beinvenen der Provokation von Reflux. Die abdominelle Druckerhöhung führt zum Sistieren der orthogeraden Strömung in den Beinvenen und zur Provokation des Venenklappenschlusses bzw. einer retrograden Strömung in den Beinvenen bei Vorliegen einer Insuffizienz.

VEIN-TERM consensus:
Consensus-Dokument des AVF zur phlebologischen Terminologie (Eklöf et al. 2009; AVF: Updated terminology of chronic venous disorders: The VEIN-TERM transatlantic interdisciplinary consensus document).

Clinical Venous Terms
1. **Chronic Venous Disorder:** This term includes the full spectrum of morphological and functional abnormalities of the venous system.
2. **Chronic venous disease:** (Any) Morphological and functional abnormalities of the venous system of long duration manifested either by symptoms and/or signs indicating the need for investigation and/or care.
3. **Chronic Venous Insufficiency** (C3*–C6): A term reserved for advanced CVD, which is applied to functional abnormalities of the venous system producing edema, skin changes, or venous ulcers.
(Explanation: It was unanimously accepted that the term „chronic venous disorder" would encompass the full spectrum of venous abnormalities, and after much deliberation, it was further agreed that „chronic venous disease" would represent that major subset of individuals with venous complaints and/or manifestations requiring investigation and/or care. The term „chronic venous insufficiency" was then reserved for those with advanced signs and/or symptoms).
4. **Venous Symptoms:** Complaints related to venous disease, which may include tingling, aching, burning, pain, muscle cramps, swelling, sensations of throbbing or heaviness, itching skin, restless legs, leg-tiredness and/or fatigue. Although not pathognomonic, these may be suggestive of chronic venous disease, particularly if they are exacerbated by heat or dependency in the day's course, and relieved with leg rest and/or elevation. Existing venous signs and/or (non invasive) laboratory evidence are crucial in associating these symptoms with CVD.
5. **Venous Signs:** Visible manifestations of venous disorders, which include dilated veins (telangiectasia, reticular veins, varicose veins), leg edema, skin changes, ulcers, as included in the CEAP classification.
6. **Recurrent Varices:** Reappearance of varicose veins in an area previously treated successfully.
7. **Residual Varices:** Varicose veins remaining after treatment.
8. **PREVAIT:** This acronym means *PRE*sence of *V*arices (residual or recurrent) *A*fter *In*Tervention.
(Explanation: Although recurrent varices, taken as those reappearing in an area previously treated successfully, and residual varices, taken as those remaining after treatment, were both felt to be clearly defined, the difficulty in correctly classifying the results of initial procedures done by others prompted

the need for an all-inclusive term for varices presenting for treatment after prior intervention. The acronym PREVAIT, which was introduced to facilitate reporting in clinical scenarios where varices could not be definitely classified as recurrent or residual, was therefore accepted.)

9. **Post-thrombotic Syndrome:** Chronic venous symptoms and/or signs secondary to deep vein thrombosis and its sequelae.
10. **Pelvic Congestion Syndrome:** Chronic symptoms, which may include pelvic pain, perineal heaviness, urgency of micturition, and post-coital pain, caused by ovarian and/or pelvic vein reflux and/or obstruction, and which may be associated with vulvar, perineal, and/or lower extremity varices.
11. **Varicocele:** Presence of scrotal varicose veins.
12. **Venous Aneurysm:** Localized saccular or fusiform dilatation of a venous segment with a caliber at least 50 % greater than the normal trunk.

Physiological Venous Terms

1. **Venous Valvular Incompetence:** Venous valve dysfunction resulting in retrograde venous flow of abnormal duration.
2. **Venous Reflux:** Retrograde venous flow of abnormal duration in any venous segment.
   Primary: Caused by idiopathic venous valve dysfunction.
   Secondary: Caused by thrombosis, trauma, or mechanical, thermal, or chemical etiologies.
   Congenital: Caused by the absence or abnormal development of venous valves.
3. **Axial Reflux:** Uninterrupted retrograde venous flow from the groin to the calf.
   Superficial: Confined to the superficial venous system.
   Deep: Confined to the deep venous system.

Combined: Involving any combination of the three venous systems (superficial, deep, perforating).

4. **Segmental Reflux:** Localized retrograde flow in venous segments of any of the three venous systems (superficial, deep, perforating) in any combination in the thigh and/or the calf, but NOT in continuity from the groin to calf.
   (Explanation: The now recognized significance of axial reflux in the pathophysiology of venous leg ulcers justified distinctions made to clarify the definitions of different types of lower extremity venous reflux with axial reflux defined as uninterrupted retrograde venous flow from the groin to the calf in continuity. It was accepted that axial reflux might be confined to the superficial or the deep systems, but could also involve any combination of the superficial, deep, and the perforator systems. This is in contradistinction to „segmental reflux", defined as localized retrograde flow in any of the three venous systems, **but without continuity** from the groin to the calf.)
5. **Perforator Incompetence:** Perforating veins with outward flow of abnormal duration.
6. **Neovascularization:** Presence of multiple new small tortuous veins in anatomic proximity to a previous venous intervention.
7. **Venous Occlusion:** Total obliteration of the venous lumen.
8. **Venous Obstruction:** Partial or total blockage to venous flow.
9. **Venous Compression:** Narrowing or occlusion of the venous lumen as a result of extra-luminal pressure.
10. **Recanalization:** Development of a new lumen in a previously obstructed vein.
11. **Iliac Vein Obstruction Syndrome:** Venous symptoms and signs caused by narrowing or occlusion of the common or external iliac vein.
12. **May-Thurner Syndrome:** Venous symptoms and signs caused by obstruction of

the left common iliac vein due to external compression at its crossing posterior to the right common iliac artery.

(Explanation: Venous symptoms and signs may be caused by narrowing or occlusion of the common or external iliac vein, yet not be due to the May-Thurner syndrome, as described. The term Iliac Vein Obstruction syndrome is, thus, an all-inclusive term, and the May-Thurner syndrome is a specific variant of this, capable of producing those symptoms and signs.)

Descriptive Venous Terms

1. **High Ligation and Division:** Ligation and division of the great saphenous vein (GSV) at its confluence with the common femoral vein, including ligation and division of all upper GSV tributaries.

   (Explanation: This is still the gold standard against which new endovenous and surgical methods which may preserve the upper tributaries should be compared. Partial or complete preservation of the upper GSV tributaries, when the GSV is ligated, stripped, or ablated, must be clearly stated.)

2. **Stripping:** Removal of a long vein segment, usually most of the GSV or the small saphenous vein (SSV) by means of a device.

3. **Venous Ablation:** Removal or destruction of a vein by mechanical, thermal, or chemical means.

4. **Perforating Vein Interruption:** Disconnection of a perforating vein by mechanical, chemical, or thermal means.

5. **Perforating Vein Ligation:** Interruption of a perforating vein by mechanical means.

6. **Perforating Vein Ablation:** Disconnection or destruction of a perforating vein by mechanical, chemical, or thermal means.

   (Explanation: The introduction of „standards for endovenous ablation for the treatment of venous insufficiency" in 2007, and the increased use of minimally invasive and/or endovenous procedures underscores the need for uniform nomenclature regarding such procedures. The loose application of the term „venous ablation" has been particularly problematic. For the most part, the terms „ligation" and „ablation" adequately define the range of interventions, however, it must be emphasized that ablation literally means „destruction or removal", whereas interruption implies a more localized occlusion or luminal obliteration, such as by ligation, cautery, or clipping.)

7. **Mini-phlebectomy:** Removal of a vein segment through a small skin incision.

8. **Sclerotherapy:** Obliteration of a vein by chemical introduction (liquid or foam).

9. **Endophlebectomy:** Removal of post-thrombotic residue from the venous lumen.

Vena ovarica: Bildet sich aus dem Zusammenfluss der venösen Drainage des Plexus venosus ovaricus über das Ligamentum suspensorium ovarii zur seitlichen Beckenwand. Verläuft dann retroperitoneal, überkreuzt den Ureter und drainiert in die V. cava inf., rechts direkt und links aufsteigend zur linken V. renalis.

Venenwinkel: Der lateralwärts liegende Mündungswinkel zwischen der V. subclavia und der V. jugularis interna; topographisch hinter dem Sternoklavikulargelenk. Im linken Venenwinkel mündet der Ductus thoracicus und im rechten der Ductus lymphaticus dexter.

Venöser Abstrom (VO = Venous Outflow): Bezeichnet die Menge an Blut, die nach Lösen einer definierten venösen Sperre pro Zeiteinheit über die Oberschenkelvenen in die Beckenvenen abfließt.

Venöse Insuffizienz: Funktionsstörung der Venen, die zu einer Verminderung oder Fehlleitung der venösen Drainage führt.

Die Gefäße sind insuffizient, d. h. leistungsgemindert.

Venöse Kapazität (VC = Venous Capacity): Bezeichnet die Menge an Blut, die das periphere Venensystem unter definierten Bedingungen maximal aufnehmen kann.

Verödungstherapie: s. Sklerosierungstherapie.

Verödungsmittel: In Deutschland ist z. Z. nur ein Pharmakon zur Verödungstherapie zugelassen: Polidocanol in den Konzentrationen 0,25 %, 0,5 %, 1,0 %, 2,0 % und 3,0 %. Maximale Tagesdosis 2 mg Polidocanol / KG Körpergewicht.

Verödungsschaum: Aufschäumen des Verödungsmittels zu einem feinporigen, festen und stabilen Schaum. Je fester und feinporiger, umso länger ist der Schaum stabil, umso besser ist die Wirkung.

Verschiedene Herstellungsmöglichkeiten. Durchgesetzt hat sich die Methode nach Tessari. Mit zwei durch eine feste Luer-Lock-Verbindung gekoppelten Spritzen, die mit je 1 Teil Polidocanol und je 4 Teilen Luft gefüllt sind, wird der Inhalt mehrfach kräftig hin und her gepumpt. Je höher die Konzentration des Polidocanols, umso fester wird der Schaum.

Virchow-Trias: Von Rudolf Virchow (1821–1902) postulierte drei wesentliche Ursachen für eine TVT:
- Stase
- Gefäßwandläsionen
- Hyperkoagulabilität

Wahrscheinlich wurde die Trias nicht von R. Virchow selbst formuliert, sondern ihm später durch seine Schüler ihm zugeschrieben.

W

Weiterbildungsordnung (WBO): Die ärztliche Weiterbildung (Facharztausbildung) ist nicht staatlich geregelt, sondern sie ist im Rahmen der berufsständischen Selbstbestimmung durch die jeweilige Landesärzteordnung geregelt. Zur bundesweiten Vereinheitlichung beschließt der Bundesärztetag unter Federführung der Bundesärztekammer eine Muster-Weiterbildungsordnung.

Wundmanagement: Systematik der interdisziplinären, strukturierten standardisierten Diagnostik, Therapie und Versorgung von chronischen Wunden. Grundlagen: Wundanamnese, Wundinspektion, Wundbehandlung, Schmerztherapie und Dokumentation.

Serviceteil

© Der/die Herausgeber bzw. der/die Autor(en), exklusiv lizenziert an Springer-Verlag GmbH, DE, ein Teil von Springer Nature 2025
H. Nüllen und T. Noppeney, *Repetitorium Phlebologie*,
https://doi.org/10.1007/978-3-662-68385-9

Internet

DGA
► https://www.dga-gefaessmedizin.de/startseite.html
DGG
► https://www.gefaesschirurgie.de/
DGP
► https://www.phlebology.de/
Gesundheitsberichterstattung Bund (GBE Bund)
► https://www.bundesgesundheitsministerium.de/themen/gesundheitswesen/gesundheitsberichterstattung
ISSVA International Society for the Study of Vascular Anomalies
► https://www.issva.org/UserFiles/file/ISSVA-Classification-2018.pdf

RKI Wörterbuch Infektiologie
► https://www.rki.de/DE/Content/Service/Publikationen/Fachwoerterbuch_Infektionsschutz.pdf?__blob=publicationFile
VersMedV
► https://www.gesetze-im-internet.de/versmedv/BJNR241200008.html
Arbeitsgemeinschaft der Wissenschaftlichen Medizinischen Fachgesellschaften e. V.
► https://www.awmf.org/
AWMF aktuelle Leitlinien
► https://register.awmf.org/de/leitlinien/aktuelle-leitlinien
american venous forum
► https://www.venousforum.org/

Leitlinien

Allgemeine Grundlagen der Begutachtung
► https://register.awmf.org/assets/guidelines/094-001l_S2k_Allgemeine_Grundlagen_der_medizinischen_Begutachtung_2019-04.pdf

Kompression: Intermittierende pneumatische Kompression (IPK, AIK)
► https://register.awmf.org/assets/guidelines/037-007l_S1_Intermittierende-pneumatische-Kompression-IPK-AIK_2018-07-abgelaufen.pdf
abgelaufen

Kompressionstherapie der Extremitäten mit Medizinischem Kompressionsstrumpf (MKS), Phlebologischem Kompressionsverband (PKV) und Medizinischen adaptiven Kompressionssystemen (MAK) Kompressionsstrumpf
► https://register.awmf.org/assets/guidelines/037-005l_S3k_Medizinische-Kompressionstherapie-MKS-PKV_2019-05.pdf
abgelaufen

Lipödem, LL
► https://register.awmf.org/assets/guidelines/037-012l_S2k_Lipoedem_2024-01_01.pdf

Lokaltherapie chronischer Wunden LL
► https://register.awmf.org/assets/guidelines/091-001l_S3_Lokaltherapie-schwerheilender-chronischer-Wunden_2023-11.pdf

Lymphödeme: Diagnostik und Therapie der Lymphödeme
► https://register.awmf.org/assets/guidelines/058-001l_S2k_Diagnostik_und_Therapie_der_Lymphoedeme_2019-07-abgelaufen.pdf
abgelaufen

Management of chronic venous disease. Clinical practice Guidelines ESVS, LL
► https://www.ejves.com/action/showPdf?pii=S1078-5884%2821%2900979-5

Prophylaxe der Thromboembolie
► https://register.awmf.org/assets/guidelines/003-001l_S3_VTE-Prophylaxe_2015-10-abgelaufen_01.pdf
abgelaufen, neue LL in Bearbeitung

Sklerosierungsbehandlung
► https://register.awmf.org/assets/guidelines/037-015l_S2k_Sklerosierungsbehandlung-Varikose_2019-05.pdf
abgelaufen

TVT: Diagnostik und Therapie der Venenthrombose und Lungenembolie, LL
► https://register.awmf.org/assets/guidelines/065-002l_S2k_Venenthrombose-Lungenembolie_2023-09.pdf

Ulkus: Diagnostik und Therapie des Ulcus cruris venosum, LL
► https://register.awmf.org/assets/guidelines/037-009l_S2k_Diagnostik-Therapie-Ulcus-cruris-venosum__2024-01_1.pdf

Varikose: Diagnostik und Therapie der Varikose, LL
► https://register.awmf.org/assets/guidelines/037-018l_S2k_Varikose_Diagnostik-Therapie_2019-07.pdf

Weiterführende Literatur

Lehrbücher/Standardwerke

Alexander K (Hrsg) (1993) Gefäßkrankheiten. Urban & Schwarzenberg

Berlitt P (Hrsg) (1999) Klinische Neurologie. Springer, Heidelberg

Bringezu S (2014) Lehrbuch der Entstauungstherapie. Grundlagen, Beschreibung und Bewertung der Verfahren, Behandlungskonzepte für die Praxis. 4. Aufl. Springer, Heidelberg

Brunner U (1969) Das Lymphödem der unteren Extremitäten. Huber Verlag, Bern

Debus ES, Gross-Fengels W (Hrsg) (2012) Operative und interventionelle Gefäßmedizin, Bd 2, 2. Aufl. Springer, Heidelberg

Rentenversicherung D (2011) Sozialmedizinische Begutachtung für die gesetzliche Rentenversicherung, 7. Aufl. Springer, Heidelberg

Dierk F. Hollo, Peter W, Gaidzik (Hrsg) (2014) Rechtliche Rahmenbedingungen für die ärztliche Beratung und Begutachtung. 2. Aufl. Thieme Verlag, Stuttgart

Földi M, Kubik S (Hrsg) (1999) Lehrbuch der Lymphologie, 4. Aufl. Gustav Fischer, Stuttgart

Fritze M (Hrsg) (2012) Die ärztliche Begutachtung, 8. Aufl. Springer, Heidelberg

Gloviczki P (Hrsg) (2017) Handbook of Venous and Lymphatic Disorders, 4. Aufl. CRC Press, Boca Raton, London, New York

Goldman MP, Weiss RA, Bergan JJ. Varicose Veins and Telangiectasias. Diagnosis and Treatment. QMP St. Louis 1999

Hach W, Hach-Wunderle V (1996) Phlebographie der Bein- und Beckenvenen. 4. Aufl. Schnetztor-Verlag Konstanz

Hach W (2006) VenenChirurgie. Schattauer, Stuttgart

Hach W, Mumme et al (2013) VenenChirurgie. 3. Aufl., Schattauer, Stuttgart

Hübner K (Hrsg) (2008) Praktische Sklerotherapie. Viavital, Essen

Klyscz T (2000) Stellenwert physikalischer Therapieverfahren bei chronischer Veneninsuffizienz (CVI) und arthrogenem Stauungssyndrom. Viavital Verlag, Köln

Kröger K, Gröchenig E (Hrsg) (2007) Nicht invasive Diagnostik angiologischer Krankheitsbilder. ABW-Wissenschaftsverlag, Berlin

Luther B (Hrsg) (2014) Techniken der offenen Gefäßchirurgie. Springer, Heidelberg

Luther K, Katoh, (Hrsg) (2021) Kompaktwissen Gefäßmedizin. Gefäßchirurgie, Angiologie und endovaskuläre Medizin, 3. Aufl. Springer, Heidelberg

Matassi R, Loose DA, Vaghi M (Hrsg) (2009) Hemangiomas and Vascular Malformations. Springer, Heidelberg

May R, Nißl R (1973) Die Phlebographie der unteren Extremität, 2. Aufl. Thieme, Stuttgart

Mendoza E (2017) Duplexsonographie der oberflächlichen Beinvenen. Steinkopff, Darmstadt

Mumenthaler M et al (2003) Läsionen peripherer Nerven, 8. Aufl. Thieme, Stuttgart

Noppeney T, Nüllen H (Hrsg) (2010) Varikose – Diagnostik, Therapie, Begutachtung, 1. Aufl. Springer, Heidelberg

Noppeney T, Nüllen H (Hrsg) (2021) Varikose – Diagnostik, Therapie, Begutachtung, 2. Aufl. Springer, Heidelberg

Nüllen H, Noppeney T, Diehm C (Hrsg) (2014) VTE – Venöse Thromboembolien. Springer, Heidelberg

Pötsch, Madlener (Hrsg) (2010) Hämostaeologie, Grundlagen, Diagnostik, Therapie. Springer Heidelberg

Partsch H, Rabe E, Stemmer R (1999) Kompressionstherapie der Extremitäten. Editions Phlebologiques Francaises, Paris (ISBN 2.85480.770.7)

Rabe E (Hrsg) (2003) Apparative intermittierende Kompressionstherapie (AIK) Viavital Verlag, Köln

Rabe E (Hrsg) (2003b) Grundlagen der Phlebologie. Viavital-Verlag, Köln

Rieger S (Hrsg) (1998) Klinische Angiologie. Springer, Heidelberg

Schäberle W (2016) Ultraschall in der Gefäßdiagnostik, 4. Aufl. Springer, Heidelberg

Sigg K (1958, 1962) Varicen, Ulcus cruris und Thrombose. Springer, Heidelberg

Siegenthaler W, Blum HE (Hrsg) (2020) Klinische Pathophysiologie, 11. Aufl. Thieme, Stuttgart

Schmidt L, Heckmann (Hrsg) (2017) Physiologie des Menschen, 31. Aufl. Springer, Heidelberg

Stöhr M (1996) Iatrogene Nervenläsionen, 2. Aufl. Thieme, Stuttgart

Stößenreuther RHK (Hrsg) (2001) Lipödem und Cellulitis sowie andere Erkrankungen des Fettgewebes. Viavital Verlag, Köln

Thiel W (2009) Photographischer Atlas der Praktischen Anatomie, 2. Aufl. Springer, Heidelberg

Weber J, May R (1990) Funktionelle Phlebologie. Thieme, Stuttgart

Weisleder H, Schuchhardt C (Hrsg) (1996) Erkrankungen des Lymphgefäßsystems. 6. Aufl. Karger Kommunikation, Bonn
Wienert V (1999) Die medizinische Kompressionstherapie. Blackwell Wissenschaftsverlag Berlin, Wien

Literatur zu Leitlinien

Bundesärztekammer und Kassenärztlichen Bundesvereinigung (2000) Checkliste Methodische Qualität von Leitlinien. Dt Ärztebl 97:1170–1172
Gerlach FM, Beyer M, Szecsenyi J, Fischer GC (1998) Leitlinien in Klinik und Praxis. Dt. Ärztebl 95:1014–1021
Kakkos S et al (2021) European society for vascular surgery (ESVS) 2021 Clinical practice guidelines on the mangement of venous thrombosis. Eur J Vasc Endovasc Surg 61:9–82
Laufs A (2006) Zur haftungsrechtlichen Relevanz medizinischer Leitlinien (Thesen). In: Berg, U. (Hrsg) Patientensicherheit, Arzthaftung, Praxis- und Krankenhausorganisation. Springer, Heidelberg
Nüllen H, Noppeney T (1998) Primäre Varikose. In: Allenberg JR, Zehle A (Hrsg) Leitlinien zu Diagnostik und Therapie in der Gefäßchirurgie. Deutscher Ärzteverlag, Köln
Ollenschläger G, Helou A, Lorenz W (2000) Kritische Bewertung von Leitlinien. In: Kunz R, Ollenschläger G, Raspe H, Jonitz G, Kolkmann F-W (Hrsg) Lehrbuch Evidenzbasierte Medizin in Klinik und Praxis. Deutscher Ärzte-Verlag, Köln

Stichwortverzeichnis

Inspektion 66
Insuffizienz, chronisch venöse 80
Insuffizienz, venöse 46
Insuffizienzpunkt, oberer 52
Insuffizienzpunkt, unterer 52
Intrinsisches System 47
Inzidenz, Ulcus cruris 15
Inzidenz, VTE 9
IPK, Indikation 162

K

Kandidatengene 84
Kapazität, venöse 69
Kapazitätsgefäße 20
Kapillarpermeabilität 144
Kaskaden-Modell 46
Klassifikation 52
Klassifikation der CVI 80
Klassifikationen, VM 130
Klinische Wahrscheinlichkeit 94
Klinische Zeichen, LE 112
Knochenbildung, heterotope 90
Kolonisation 125
Kompartimente 144
Kompartmentsyndrom 124
Komplexe physikalische Entstau-
   ungstherapie 216
Kompression, apparative 162
Kompression, Druckarten 160
Kompression, Druckvertei-
   lung 160
Kompression, exzentrische 160
Kompression, konzentrische 160
Kompression, Materialeigenschaf-
   ten 161
Kompression, Ziele 160
Kompressionsklasse 161
Kompressionsmittel 160
Kompressionssonographie 74
Kompressionsstrümpfe 160
Kompressionstherapie, exzentri-
   sche 188
Kompressionstherapie 160, 166
Kompressions-Ultraschall 95
Kompressionsverband 160
Konservative Therapie 166
Kontrolluntersuchungen 75
Kragenknopf-Phlebitis 89
Krampfader 84
Krankheitskosten, Venenerkran-
   kungen 195
Krossektomie 170
Kurzzugbinden 161

Kurzzugverband 161
KVO, Ergebnisse 171
KVO, Komplikationsraten 171
KW, LE 112
KW n. Wells 94

L

Laplace'sche Gleichung 160
Lappenplastik 188
Läsionen peripherer Nerven 172
Läsionen von Lymphbahnen 173
Lateral subfasziale Rekrossekto-
   mie n. Junod 179
LE, Antikoagulation 114
LE, Inzidenz 112
LE, risikoadaptierte Therapie 114
LE, Therapie 114
Lebenserwartung, n. VTE 93
Lebensqualität 55, 84
Leckagepunkte 30
Leistungsbild 200
Lemierre-Syndrom 106, 140
LE-Risiko 93
Lichtreflexions-Rheographie 68
Lipödem, Epidemiologie 224
Lipödem, Therapie 226
Lipödem 224
Lungenembolie 112
Lymphangiologie 208
Lymphangitis 221
Lymphbahnen, des Beines 35
Lymphbahnen, Topographie 212
Lymphbahnen 34
Lymphdrainage, manuelle 164
Lymphfistel 220
Lymphgefäße, initiale 212
Lymphgefäßerkrankungen, ma-
   ligne 221
Lymphgefäßsystem 212
Lymphkollektoren 173
Lymph-Kollektoren 212
Lymphödem, invasive Thera-
   pie 217
Lymphödem, Kennzahlen sozi-
   oökonomische 197
Lymphödem, primäres 208
Lymphödem, sekundäres 208, 224
Lymphödem. Diagnostik 216
Lymphödeme, Stadien 216
Lymphödeme, Therapie 216
Lymphödeme 148, 216
Lymphologie 208
Lymphostase 148

Lymphozele 220
Lymphstämme 212
Lymphstrombahn 212
Lymphzyste 220
Lyse, kathetergesteuerte 185
Lyse, systemische 184
Lyse 184

M

M. Ormond 106
Malformationen, vaskuläre 130
Matrix, extrazelluläre 80
May-Husni-OP 186
May-Thurner-Syndrom 88, 93,
   186
Mechano-chemische Ablataion
   (MOCA) 167
Mehretagenthrombose 93
Membran, semipermeable 144
Meshgraft 189
Mikrozirkualtion 144
Mikrozirkulation 80
Minderung d. Erwerbsfähigkeit
   (MdE) 200
Miniphlebektomie 170
MKS, bei PTS 125
Modell der Blutgerinnung, zellba-
   siert 47
Moderates Rezidivrisiko für
   TBVT 101
Molekulare Pathophysiologie 81
Mondor-Syndrom 140
Morbus Ormond 88
MRE-Verdachtsfall 126
MRSA 125
Multipel Restistente Erreger
   (MRE) 125
Muskel- und Gelenkpumpe 43
Muskel- und Gelenkpumpen 44
Muskelvenenthrombose 93, 98

N

Nachsorge, UCV 125
Nachsorge 75
Nährvene 21, 87
Neovaskularisation 33
Nerven, periphere 35
Niederdrucksystem 42
Niedermolekulare Heparine 157
Niedriges Rezidivrisiko für
   TBVT 101

FSC
www.fsc.org
MIX
Papier aus verantwortungsvollen Quellen
Paper from responsible sources
FSC® C105338